高职高专食品类专业规划教材

食品营养与卫生

（第4版）

主　编	林　海	杨玉红
副主编	刘宏伟	陈　芬
	胡瑞君	张阳迪
参　编	张　涛	武玉涛
	刘佳佳	马艳华
主　审	徐忠传	

武汉理工大学出版社

·武　汉·

内 容 提 要

本教材主要讲述了营养学基础、膳食指南与合理营养、各类食物的营养、特定生理时期及特定环境人群的营养与膳食、常见疾病与膳食、营养配餐、食品污染及其预防、食物中毒及其预防、各类食品的卫生管理等内容。

本教材可作为高职高专智能食品加工技术、食品营养与健康、食品检验检测技术、绿色食品生产与检验、食品贮运与营销、食品生物技术、食品质量与安全等专业的教学用书,同时也可供食品企业、质量管理部门的人员参考。

图书在版编目(CIP)数据

食品营养与卫生/林海,杨玉红主编.—4版.—武汉:武汉理工大学出版社,2023.1
ISBN 978-7-5629-6767-5

Ⅰ.①食… Ⅱ.①林… ②杨… Ⅲ.①食品营养-高等职业教育-教材 ②食品卫生-高等职业教育-教材 Ⅳ.①R15

中国版本图书馆 CIP 数据核字(2023)第 002100 号

项 目 负 责 人:楼燕芳   责 任 编 辑:楼燕芳
责 任 校 对:向玉露   版 面 设 计:天成图文
出 版 发 行:武汉理工大学出版社
社　　　　址:武汉市洪山区珞狮路 122 号
邮　　　　编:430070
网　　　　址:http://www.wutp.com.cn
经　　　　销:各地新华书店
印　　　　刷:武汉市籍缘印刷厂
开　　　　本:787×1092　1/16
印　　　　张:16.75
字　　　　数:429 千字
版　　　　次:2023 年 1 月第 4 版
印　　　　次:2023 年 1 月第 1 次印刷
定　　　　价:42.00 元

凡使用本教材的教师,可通过 E-mail 索取教学参考资料。
E-mail:10124159@qq.com
本社购书热线电话:027-87384729　87391631　87165708(传真)
凡购本书,如有缺页、倒页、脱页等印装质量问题,请向出版社发行部调换。

前　言

为了落实教育部《职业院校教材管理办法》文件精神,我们依据职业教育国家教学标准及教材对接职业标准和岗位(群)能力的要求,同时结合专业教学实际情况,对《食品营养与卫生》(第3版)进行了全面修订。

《食品营养与卫生》(第4版)主要在以下几个方面进行了修改:一是贯彻习近平新时代中国特色社会主义思想,发挥教材的铸魂育人作用,深入挖掘本课程内容中蕴含的思想政治教育资源,结合教学内容及技能要求,在每章开篇明确提出了本章的课程思政目标;二是根据食品产业发展动态、食品法律法规及标准更新状态,对教材内容进行了相应的补充和更新;三是删除了与现行食品法律法规及食品标准不吻合的内容,新增和更新了部分实训内容;四是参考《中国居民膳食指南(2022)》,对膳食指南与合理营养、不同人群的营养与膳食等内容作了全面修改。修订后的教材具有内容新颖、时效性和实用性强等特点。

《食品营养与卫生》(第4版)可作为高职高专智能食品加工技术、食品营养与健康、食品检验检测技术、绿色食品生产与检验、食品贮运与营销、食品生物技术、食品质量与安全等专业的教学用书,同时也可供食品企业、质量管理部门的人员参考。

本教材由林海和杨玉红任主编,刘宏伟、陈芬、胡瑞君、张阳迪任副主编。编写分工为:绪论由马艳华(濮阳职业技术学院)编写,第一章、第二章由杨玉红(鹤壁职业技术学院)编写;第三章由陈芬(武汉职业技术学院)编写,第四章、第十一章由张阳迪(鹤壁职业技术学院)编写,第五章由张涛(湖南生物机电职业技术学院)编写,第六章由胡瑞君、刘佳佳(黑龙江生物科技职业学院)编写,第七章由武玉涛(邯郸职业技术学院)编写,第八章、第九章、第十章由刘宏伟(鹤壁市农产品检验检测中心)编写。全书由杨玉红整理并统稿。

在编写过程中,编者得到了国内各有关高等院校、企业领导、多位食品专家的热情帮助和武汉理工大学出版社的大力支持,在此谨致以诚挚的谢意。同时,编者参考了许多国内同行的论著及部分网上资料,材料来源未能一一注明,在此向原作者表示诚挚的感谢。由于编者知识水平和条件有限,书中错误在所难免,恳请同仁和读者批评指正,以便进一步修改与完善。

编　者
2022年9月

目　　录

绪　论

知识目标
1. 掌握食品营养与卫生的基本概念、食品营养与卫生学的研究内容及研究方法。
2. 了解国内外食品营养与卫生的概况。
思政目标
结合食品营养学的发展历史背景，将中国源远流长的饮食文化和博大精深的食疗文化融入课程中，加强中华民族传统文化知识的渗透，弘扬爱国情怀，培养民族自豪感。

第一节　食品营养与卫生概述

一、食品营养与卫生的基本概念

食品营养与卫生学是研究食物、营养与人体健康关系的一门学科。本学科具有很强的科学性、社会性和应用性，与国计民生的关系密切，它在增进我国人民体质、预防疾病、保护和提高健康水平等方面起着重要作用。营养学与食品卫生学的研究对象、内容、理论体系、工作和研究方法各不相同，但又都涉及食物和饮食，故这两门学科又是密切联系的。

人体吸收、利用食物或营养物质的过程，也是人类通过摄取食物以满足机体生理需要的生物学过程。研究人体营养规律及其改善措施的科学叫营养学。有关营养素的研究是营养学的重要内容。营养素是指食物中对机体有生理功效且为机体正常代谢所需的成分，是保证人体健康的物质基础，可概括为蛋白质、脂类、糖类、矿物质、维生素和水六大类。营养素来自食物，人体需要从多种食物中获取足够而又平衡的营养素与能量来维持生命活动。人类是通过合理的膳食和科学的烹调加工获得营养素的。通过合理的膳食和科学的烹调加工，向机体提供足够数量的热能和各种营养素，并保持各营养素之间的数量平衡，以满足人体的正常生理需要，保持人体的健康，这一过程称为合理营养。

食品是人体生命活动所需物质和能量的来源，也是人体健康的保障。食品首先必须具备的条件是安全性，它直接关系到食用者的健康与生命安全。食品卫生学是研究食品中可能存在的、威胁人体健康的有害因素及其预防措施，提高食品卫生质量、保证食用者安全的科学。根据世界卫生组织（WHO）的定义，食品卫生是指从生产、加工、储藏、运输、销售、烹调直到最后食用的各个环节中均能保持良好、完整和安全的状况。

二、食品营养与卫生学的研究内容

营养学的主要研究内容包括人体对营养的需要，即营养学基础、食物在体内的过程、各类食物的营养价值、不同人群的营养、营养与疾病、社区营养等。食品卫生学的主要研究内容包括食品污染及其预防,即污染的种类与来源、性质与作用、含量水平、监测管理以及预防措施;各类食品的主要卫生问题;食品添加剂;食物中毒及其预防以及食品安全监督管理等。

三、食品营养与卫生学的研究方法

食品营养与卫生学和生理学、生物学、微生物学、生物化学、食品化学、食品科学、农业科学、临床医学、预防医学、卫生毒理学、卫生法学都有密切的联系,可涉及多学科的研究手段与方法。

其主要研究方法有实验研究和人群研究。实验研究可分为离体实验和整体实验。离体实验以组织或细胞为实验对象;整体实验指动物试验,是一种直观而有效的研究手段。人群研究包括三个方面:一是志愿者的试验研究,如对人体热能的测定;二是人群流行病学调查,如对两广肝癌高发地区的流行病学调查;三是意外事故或突发事件的人群研究,如对食物中毒事件进行调查,研究中毒的机制、临床表现和预防措施等。

第二节　国内外食品营养与卫生概况

一、营养及营养学

营养学的形成和发展与国民经济和科学技术水平紧密相连。我国是最早记录营养缺乏病症的国家。早在公元前 2600 年,我国已有脚气病和夜盲症症状和治疗的记载。公元前1046 年—公元前 771 年的西周时期,官方已建立了完善的医政制度,并将医分为四大类,即食医、疾医、疡医和兽医。其中,食医排在诸医之首,"掌和王之六食、六饮、六膳、百羞、百酱、八珍之齐"(《周礼·天官·食医》)。现在来看,食医是专事饮食营养的医生,也可以说是有记载的最早的营养师。产生于战国至西汉时期的中医经典著作《黄帝内经》,对膳食平衡的概念进行了精辟的论述,对人们由摄取食物获得营养以维持正常生命活动有了明确的认识,强调"五谷为养,五果为助,五畜为益,五菜为充,气味合而服之,以补精益气"的原则,这是对人们多年的实践经验加以总结而形成的古代朴素的营养学说,可以说是世界上最早的"膳食指南"。

人类为了维持正常的生理功能和满足劳动及工作的需要,每日必须从外界摄入必要的物质,除空气和水外,还要通过各种食物组成的膳食获得人体需要的各种营养物质,以满足机体的正常生长发育、新陈代谢和工作、劳动的需要,这些营养物质称为营养素,是保证人体健康的物质基础。

二、食品卫生及食品安全

食品卫生学也经历了较长的历史发展过程。3000 多年前的周朝就设置了"凌人",专司食品冷藏防腐。唐律规定了处理腐败食品的法律准则。在古医籍中,对于鱼类引起的组胺中毒,有很深刻且准确的描述。这些均体现出了预防食物中毒的思想。

现代食品卫生学起源于 19 世纪,首先提出的是微生物引起食品变质的看法和巴氏消毒的理论及应用。随着商品经济的发展,食品掺假、伪造现象越来越严重,法国、英国和美国先后颁布了关于取缔食品伪造的法律、防止饮品掺伪的法律和食品、药品、化妆品的相关法律,为食品卫生管理奠定了基础。

20世纪中叶,由于现代食品的出现和环境污染的日趋严重,发现了各种来源不同、种类各异的食品污染因素,如黄曲霉毒素、多环芳烃化合物、N-亚硝基化合物、化学农药、食品容器及包装材料等高分子物质的单体及加工中所用的助剂、食品添加剂等,从而使食品毒理学的理论与方法得到了进一步发展。随着科学的进步、社会的发展和人们生活水平的不断提高,食品的安全和卫生显得越来越重要。为了保证食品安全,保障公众身体健康和生命安全,2009年,《中华人民共和国食品安全法》(以下简称《食品安全法》)发布实施,2015年对《食品安全法》进行修订,2018年和2021年又先后两次进行修正。《食品安全法》四个“最严”即用“最严谨的标准、最严格的监管、最严厉的处罚、最严肃的问责”,保障食品和农产品质量安全,确保广大人民群众“舌尖上的安全”。

近年来,环境污染对食物链造成的污染问题研究,如工业生产及食品包装材料和垃圾焚烧中产生的二噁英、杂环胺等污染物对人体的生物作用,已取得了可喜的进展。

保健食品或功能性食品的安全性以及功能的评价和研究开发已成为食品卫生学中的一个新兴领域。越来越多的研究表明,营养素的功能不仅仅是预防营养缺乏病,而且在慢性病的预防中也有着重要的作用。

食品卫生学科的另一个新的、十分重要的动向是它在日益频繁的国际食品贸易中显示出重要的作用。食品安全和卫生已成为世界贸易组织(WTO)的重要议题。在联合国粮食及农业组织(FAO)和WHO的积极支持和推动下,由危险性评估、危险管理和危险性交流组成的危险性分析技术在解决重大食品问题和制定食品卫生标准方面得到了越来越广泛的应用。

第三节 食品营养与卫生今后面临的任务

食品营养与卫生今后面临的重要任务有:以现代食品卫生监督管理的最新理论和成就为基础,不断制定和修订各项食品卫生技术规范,并落实各项技术规范;不断完善法律法规;研究引起食物中毒的新病原物质,提高预防食物中毒的科学管理水平;提高食品合格率;进一步以危害性分析的理论与方法和质量控制体系完善各种食品污染物安全性评价,制定相应的标准;进一步扩大研究新的食品污染因素,采用良好生产工艺和危害分析关键控制点管理体系,提高各种监测分析方法的水平,加强食品安全和食品质量管理与控制。

本章小结

食品营养与卫生学是研究食物、营养与人体健康关系的一门学科。营养学的主要研究内容包括人体对营养的需要,即营养学基础、食物在体内的过程、各类食物的营养价值、不同人群的营养、营养与疾病、社区营养等。食品卫生学的主要研究内容包括食品污染及其预防等。食品营养与卫生学的研究方法有实验研究和人群研究。国内外食品营养与卫生经历了漫长的历史发展过程。食品营养与卫生今后面临着复杂而艰巨的任务。

复习思考题

一、名词解释

营养学　　食品卫生学　　食品营养与卫生学

二、填空题

1. 人类是通过＿＿＿＿＿＿＿和＿＿＿＿＿＿＿获得营养素的。

2. 根据世界卫生组织（WHO）的定义，食品卫生是指从＿＿＿＿＿、＿＿＿＿＿、＿＿＿＿＿、＿＿＿＿＿、＿＿＿＿＿、烹调直到最后食用的各个环节中均能保持良好、完整和安全的状况。

第一章 营养学基础

第一节 蛋白质与氨基酸

蛋白质是化学结构复杂的一大类有机物质,主要由碳(50%～55%)、氢(6.7%～7.3%)、氧(19%～24%)、氮(13%～19%)四种元素构成,一部分蛋白质含有硫、磷、铁和铜等元素。在人体内只有蛋白质含有氮元素,其他营养素不含氮元素。氮元素在各种蛋白质中的含量是最稳定的,平均含量约为16%。蛋白质是人体氮的唯一来源,常以食物中的氮含量来测定体内蛋白质的含量。

每克氮相当于6.25g蛋白质,由氮计算蛋白质的折换系数即6.25。所以,只要测出生物样品的含氮量,就可以计算出其中蛋白质的大致含量。用公式可表示为:

$$蛋白质的含量(g)＝每克样品中的含氮量(g)×6.25$$

一、蛋白质的生理功能

(一)构成和修复机体的组织

正常成人体内含蛋白质16%～19%。蛋白质是组成机体所有组织和细胞的主要成分,人体的一切组织、器官等都含有蛋白质。

人体内各种组织细胞的蛋白质始终在不断更新。成人体内每天约有3%的蛋白质更新,借此完成组织的修复更新。例如人血浆蛋白质的半寿期约为10d,肝中大部分蛋白质的半寿期为1～8d,还有一些蛋白质的半寿期很短,只有数秒。

(二)构成体内各种重要的生理活性物质

生命活动有条不紊地进行,有赖于机体中多种生理活性物质的调节。如绝大多数酶是蛋白酶;有些激素是蛋白质,如胰岛素、生长激素、甲状腺激素等;有些可溶性蛋白质可维持体液和电解质平衡,调节酸碱平衡;蛋白质可作为运输物质的载体,如血红蛋白运输氧,脂蛋白运输脂类,有些蛋白质运输维生素和矿物质;包括抗体和细胞因子的各种免疫物质可以抵御外来微生物和其他有害物质的入侵;血液凝固和视觉形成等重要的生理活动,都与蛋白质密切相关。

(三)供给能量

蛋白质作为三大产能营养素之一,在体内降解成氨基酸后,经脱氨基作用生成 α-酮酸,当机体需要时,可以经三羧酸循环氧化分解,释放能量。1g 蛋白质在体内约产生 16.7kJ (4.0kcal)能量,人体每天所需要的能量有 10%～15% 来自蛋白质。

一般情况下,人体主要利用脂肪和糖类氧化供能,但当机体所需能源物质供能不足,如长期不能进食或消耗量过大时,体内的糖原和储存脂肪已大量消耗之后,将依靠组织蛋白质分解产生氨基酸来获得能量,以维持必要的生理功能。

二、氮平衡

正常成年人体内的蛋白质含量相对稳定,当膳食蛋白质来源适宜时,机体蛋白质代谢处于动态平衡,一部分被分解,同时一部分又合成。由于直接测定食物中所含的蛋白质和体内消耗的蛋白质比较困难,而蛋白质是人体氮的唯一来源,因此常以氮平衡表示蛋白质的平衡情况。氮平衡是指氮的摄入量与排出量之间的平衡状态,表示机体摄入氮(食物蛋白质含氮量约为 16%)和排出氮的关系,是描述机体蛋白质代谢及营养状况的重要指标。通过氮平衡可了解机体对特定蛋白质的消化吸收情况、蛋白质的总代谢状况以及机体对蛋白质的需要量。

食物蛋白质中所含的氮,称之为膳食氮(摄入氮),体内蛋白质的分解产物主要是通过尿液、粪便、皮肤或其他途径排出,这些氮分别称为尿氮、粪氮、通过皮肤或其他途径排出的氮。尿氮主要包括尿素、氨、尿酸和肌酐等;粪氮主要包括食物中未被吸收的氮、肠道分泌物及肠道脱落细胞中的氮;通过皮肤或其他途径排出的氮包括表皮细胞、毛发、指甲、分泌物中的氮。

氮平衡的表示方法为:

$$B = I - (U + F + S)$$

式中　B——氮平衡;

　　　I——摄入氮的量;

　　　U——尿氮的量;

　　　F——粪氮的量;

　　　S——从皮肤或其他途径排出的氮的量。

$B > 0$,摄入量＞排出量,为正氮平衡。这表明体内蛋白质的合成量大于分解量。生长期的儿童、少年,孕妇和恢复期的伤病员等就属于需要正氮平衡的人群。所以,在这些人的饮食中,应该尽量提供含蛋白质丰富的食物,保持正氮平衡。

$B < 0$,摄入量＜排出量,为负氮平衡。这表明体内蛋白质的合成量小于分解量。慢性消耗性疾病、组织创伤和饥饿等就属于这种情况。蛋白质摄入不足,就会导致身体消瘦,对疾病的抵抗力降低,患者的伤口难以愈合等。应注意尽可能减轻或改变负氮平衡。

$B = 0$,摄入量＝排出量,为零氮平衡。这表明体内蛋白质的合成量和分解量处于动态平衡。一般营养正常的健康成年人就属于这种情况。

实际上,摄入氮应比排出氮多5%,才可以认为确实处于氮平衡状态。

机体在完全不摄入蛋白质(无蛋白膳)的情况下,处于负氮平衡状态。这种状态持续几天之后,氮的排出将维持在一个较恒定的低水平,此时机体通过粪、尿及皮肤等途径所损失的氮,是机体不可避免的氮消耗,称为必要的氮损失。在正常情况下,理论上只要从膳食中获得相当于必要的氮损失的量,即可满足人体对蛋白质的需要。

例如,一般成年人每千克体重每日通过尿液、粪便、皮肤等途径分别排出氮37mg、12mg、3mg,即一般成年人每日损失的总氮量为52mg/kg体重。一般食物蛋白质的平均含氮量为16%,蛋白质换算系数为6.25,则一个体重为70kg的成年男性每日排出的氮为:52×70=3640(mg),换算成蛋白质为:6.25×3640=22750(mg)。由此可见,一般成年人为了维持氮平衡,每日至少应从膳食中摄取22.75g蛋白质。实际上成人摄入22.75g食物蛋白质还不足以维持氮平衡,因为食物蛋白质的氨基酸模式与人体蛋白质的氨基酸模式不完全相同,消化吸收率也有一定的影响。根据实验,成人每日约需摄入45g蛋白质才能补偿机体蛋白质的分解损失。

人体蛋白质缺乏的可能原因大致有以下几种:①膳食中蛋白质供给不足。如膳食中蛋白质的量不足或质量太差。②生理需要量增加,但膳食中的供给没有增加。如生长发育期的儿童、青春发育期的青少年以及孕妇或乳母、疾病恢复者以及劳动量增加者。③饮食习惯不好。如因偏食、挑食而不吃一些蛋白质含量较高且质优的肉、鱼和蛋等,或者长期酗酒造成酒精中毒。④患某些疾病使蛋白质不能被很好地吸收。如肾脏疾病使氮的排出率增加,肝脏合成蛋白质机能出现障碍等。

三、氨基酸和必需氨基酸

(一)氨基酸

氨基酸是组成蛋白质的基本单位,体内氨基酸有两个来源:一是来自食物蛋白质消化所产生的氨基酸,由小肠吸收入血;二是在机体代谢过程中,组织细胞蛋白质分解产生的氨基酸。这两部分氨基酸主要用于组成细胞成分以实现自我更新,也用于合成酶、激素等生物活性物质,还可以作为能源物质。

一般情况下,食物蛋白质需在消化道经消化酶水解成氨基酸和小分子的肽后方能被人体吸收,通过血液循环送到身体各组织去,再在组织中为机体所利用,合成所需的各种蛋白质。有时某些抗原、毒素蛋白可少量通过黏膜细胞进入体内,会产生过敏反应、毒性反应。

(二)必需氨基酸和非必需氨基酸

组成蛋白质的氨基酸有20多种,但绝大多数蛋白质只由20种氨基酸(不包括胱氨酸)组成。营养学上将氨基酸分为必需氨基酸和非必需氨基酸两类。

必需氨基酸指的是人体自身不能合成或合成速度不能满足人体需要,必须从食物中摄取的氨基酸。已知人体的必需氨基酸有9种,包括赖氨酸、蛋氨酸、亮氨酸、异亮氨酸、苏氨酸、缬氨酸、色氨酸、苯丙氨酸和组氨酸。必需氨基酸是决定食物蛋白质营养价值高低的关键。人体对必需氨基酸的需要量随年龄的增长而不断下降,婴儿和儿童对蛋白质和必需氨基酸的需要量比成人的要高,主要用以满足其生长发育的需要。

人体可以自身合成或由其他氨基酸转化而得到非必需氨基酸,不一定非从食物中直接摄取不可。这类氨基酸包括谷氨酸、谷氨酰胺、丙氨酸、精氨酸、甘氨酸、天门冬氨酸、天门冬酰胺、胱氨酸、脯氨酸、丝氨酸等。

另外，半胱氨酸和酪氨酸在体内可分别由蛋氨酸和苯丙氨酸转变而成，如果膳食中能直接提供半胱氨酸和酪氨酸，则人体对蛋氨酸和苯丙氨酸的需要量可分别减少30％和50％。所以半胱氨酸和酪氨酸被称为条件必需氨基酸和条件半必需氨基酸。在计算食物必需氨基酸的组成时，往往将半胱氨酸和蛋氨酸、酪氨酸和苯丙氨酸合并计算。

(三)氨基酸模式

某种蛋白质中各种必需氨基酸的含量和构成比例称为氨基酸模式。以含量最少的色氨酸的含量为1，其他必需氨基酸的含量与色氨酸的含量的相应比值就是构成比例。人体部分年龄段每日必需氨基酸的需要量及氨基酸模式见表1-1。

表1-1 人体部分年龄段每日必需氨基酸的需要量及氨基酸模式

氨基酸 名称	需要量[mg/(kg·d)]				氨基酸模式	
	3～4月 龄婴儿	2岁幼儿	10～12岁 学龄儿童	成人	含量(mg/g)	构成比例
异亮氨酸	70	31	30	10	40	4.0
亮氨酸	161	73	45	14	70	7.0
赖氨酸	103	64	60	12	55	5.5
蛋氨酸＋半胱氨酸	58	27	27	13	35	3.5
苯丙氨酸＋酪氨酸	125	69	27	14	60	6.0
苏氨酸	87	37	35	7	40	4.0
缬氨酸	93	38	33	10	50	5.0
组氨酸	28	—	—	—	—	—
色氨酸	17	12.5	4	3.5	10	1.0

从食物中摄入的蛋白质经消化吸收后的必需氨基酸的模式越接近机体蛋白质的模式，即越接近人体的需要，其蛋白质实际被利用的效率越高，营养价值也就相对越高。而如果食物蛋白质中的一种或几种必需氨基酸数量不足，在合成人体组织蛋白时，只能进行到这一氨基酸用完为止，即使其他氨基酸含量非常丰富，其利用也被限制。必需氨基酸数量过多，同样也会影响氨基酸间的平衡。所以，食物蛋白质中的必需氨基酸必须种类齐全、数量充足、比例适当才能维持人体健康，才具有较高的营养价值。

食物蛋白质的营养价值取决于其所含蛋白质的氨基酸模式，所以在营养学上可根据食物蛋白质中必需氨基酸的种类和数量将其分为完全蛋白质、半完全蛋白质和不完全蛋白质三类。

1. 完全蛋白质

这是一类优质蛋白质。它们所含的必需氨基酸种类齐全、数量充足、彼此比例适当。这一类蛋白质不但可以维持成人的健康，还可以促进儿童的生长发育。如乳中的酪蛋白和乳白蛋白、蛋类中的卵白蛋白和卵黄蛋白、肉类中的白蛋白和肌蛋白、大豆中的大豆蛋白、小麦中的麦谷蛋白以及玉米中的谷蛋白等，都是完全蛋白质。

2. 半完全蛋白质

这类蛋白质所含的氨基酸虽然种类齐全，但其中某些氨基酸的数量不能满足人体的需要或比例不适当，它们作为膳食中唯一的蛋白质来源时可以维持生命，但不能促进生长发育。例如,小麦中的麦胶蛋白便是半完全蛋白质,含赖氨酸很少。

3.不完全蛋白质

这类蛋白质所含的氨基酸种类不齐全,若作为膳食中唯一的蛋白质来源,既不能维持生命,又不能促进生长发育,如玉米中的玉米胶蛋白、动物结缔组织和肉皮中的胶原蛋白、豌豆中的豆球蛋白等。

鸡蛋蛋白质和人乳蛋白质的氨基酸模式与人体氨基酸模式最为接近,在比较食物蛋白质的营养价值时常用来作为参考蛋白质。参考蛋白质是指蛋白质氨基酸模式较好,可用来测定其他蛋白质质量的标准蛋白质。食物蛋白质中一种或几种必需氨基酸含量相对降低,会导致其他的必需氨基酸在体内不能被充分利用而使蛋白质营养价值降低,这些含量相对较低的氨基酸被称为限制氨基酸。即由于这些必需氨基酸的不足,从而限制了其他氨基酸的利用。其中,含量最低的称为第一限制氨基酸,余者类推,以其不足程度大小可依次称为第一限制氨基酸、第二限制氨基酸、第三限制氨基酸。在植物蛋白质中,赖氨酸、蛋氨酸、苏氨酸和色氨酸的含量往往相对较低,所以营养价值也相对较低。在谷类蛋白质中,赖氨酸含量多半较少,所以,它们的第一限制氨基酸是赖氨酸;小麦、大麦、燕麦和大米中苏氨酸的量也较低,为第二限制氨基酸,而玉米的第二限制氨基酸是色氨酸。蛋氨酸则是大豆、花生、牛乳和肉类蛋白质的第一限制氨基酸。几种常见植物性食物的限制氨基酸如表1-2所示。

表 1-2　常见植物性食物的限制氨基酸

食物名称	第一限制氨基酸	第二限制氨基酸	第三限制氨基酸
小麦	赖氨酸	苏氨酸	缬氨酸
大麦	赖氨酸	苏氨酸	蛋氨酸
大米	赖氨酸	苏氨酸	—
玉米	赖氨酸	色氨酸	苏氨酸
花生	蛋氨酸	—	
大豆	蛋氨酸	—	

四、食物蛋白质的营养评价

食物蛋白质的营养价值都是从"量"和"质"两个方面来综合评价的。"量"即食物中蛋白质含量的多少,"质"即食物蛋白质的营养价值,可以通过人体代谢来观察,但为了慎重和方便,往往采用动物试验的方法进行。食物蛋白质的营养价值通常是从食物蛋白质的含量以及被人体消化、吸收和利用的程度等多方面进行全面评价的。

(一)蛋白质的含量

食物中蛋白质的含量是评价其营养价值的基础,如果某食物蛋白质的含量甚低,即使食物蛋白质中必需氨基酸的模式好,仍难以满足机体蛋白质的需要,无法发挥蛋白质应有的作用。

蛋白质中的含氮量比较恒定,所以可通过测定食物中的总氮量,再乘以蛋白质折算系数6.25,得到粗蛋白的含量。在各类食物中,动物性食物蛋白质的含量较高,可达到20%左右,而植物性食物蛋白质,除大豆类含量较高外,其他含量较低。

(二)蛋白质的消化率

蛋白质的消化率是指蛋白质在消化道内被蛋白酶分解的程度,同时反映蛋白质被消化后氨基酸和短肽被吸收的程度,通常以蛋白质中被消化吸收的氮的数量与该种蛋白质的含氮总量的比值来表示。根据是否考虑粪代谢氮因素，可将消化率分为真消化率和表观消化率两种。

氮摄入量是指从食物中摄入的氮的量；粪氮是指随粪便排出的氮，包括肠道中不能被消化吸收的氮和粪代谢氮；粪代谢氮是指机体不摄入氮时粪便中所含有的氮，主要来自消化道脱落的上皮细胞、消化液和肠道中死亡的微生物所含的氮。当受试人完全不摄入含蛋白质的食物时，粪便中所测的氮即为粪代谢氮。

$$蛋白质消化率 = \frac{氮吸收量}{氮摄入量} \times 100\%$$

$$= \frac{I - (F - F_K)}{I} \times 100\% \tag{1-1}$$

式中 I——氮摄入量；

F——粪氮的量；

F_K——粪代谢氮的量。

上式计算结果是蛋白质的真消化率。由于粪代谢氮的测定十分烦琐，且难以准确测定，故在实际应用中往往不考虑粪代谢氮，而是计算表观消化率。由于表观消化率比真消化率低，对蛋白质的消化吸收作了较低的估计，应用时安全系数较大，且易于测定，故较多采用。

$$蛋白质表观消化率 = \frac{I - F}{I} \times 100\% \tag{1-2}$$

式中各字母的意义同前。

蛋白质的消化率越高，则被机体吸收利用的可能性越大，其营养价值也就越高。但由于蛋白质在食物中的存在形式、结构各不相同，食物中还有不利于蛋白质吸收的其他因素的影响等，不同的食物或同一种食物的不同加工方式，其蛋白质的消化率都有差异。食物中蛋白质的消化率受到蛋白质性质、膳食纤维、多酚类物质和酶反应等因素的影响。一般来说，植物性食物蛋白质由于被纤维素包围，因此比动物性蛋白质的消化率低。如大豆整粒食用时，消化率仅为60%，而加工成豆腐后，消化率可提高到90%以上。按照普通方法烹调，动物蛋白质的平均消化率高于植物蛋白质。常用食物的蛋白质消化率为：乳类97%～98%，肉类92%～94%，蛋类98%，馒头79%，米饭82%，马铃薯74%，玉米面窝头66%，大豆60%，豆腐90%。

一般烹调方法（如蒸、煮）对蛋白质的消化率影响不大，但温度过高或时间太久的煎、炸等，可破坏部分氨基酸，影响其消化率，降低其营养价值。

(三)蛋白质的利用率

蛋白质的利用率是指食物蛋白质在体内被利用的程度。衡量蛋白质利用率的指标有很多，各指标分别从不同角度反映蛋白质在体内被利用的程度。其测定方法大体上可以分为两大类：一类是以氮在体内的储留为基础的方法；另一类是以体重增加为基础的方法。以下介绍几种常用的指标。

1.蛋白质生物价

蛋白质生物价，即蛋白质的生物学价值，是反映食物蛋白质在体内消化吸收后，在机体内可储留并加以利用的程度，以食物蛋白质在机体内吸收后被储留的氮与被吸收的氮的比值来表示。被机体利用的程度越高，蛋白质生物价的值越大，则该蛋白质的利用率越高。氮储留量与氮吸收量的计算公式为：

氮储留量＝氮吸收量－（尿氮的量－尿内源氮的量）

$$氮吸收量＝氮摄入量－（粪氮的量－粪代谢氮的量）$$

则　　　　　　　　$$蛋白质生物价＝\frac{氮储留量}{氮吸收量}\times100$$

$$=\frac{I-(F-F_K)-(U-U_m)}{I-(F-F_K)}\times100 \qquad (1\text{-}3)$$

式中　U——尿氮的量；

　　　U_m——尿内源氮的量；

　　　其他字母的意义同前。

尿内源氮是指无蛋白膳(即试验对象摄入足够的热量但完全不摄入蛋白质)时尿液中的含氮量,同粪代谢氮,都属于必要的氮损失。

蛋白质的生物价越高,说明蛋白质被机体利用的程度越高,即蛋白质的营养价值越高。生物价的最高值为100。常见食物蛋白质的生物价见表1-3。

表1-3　常见食物蛋白质的生物价

蛋白质	生物价	蛋白质	生物价	蛋白质	生物价
鸡蛋蛋白质	94	大米	77	小米	57
鸡蛋白质	83	小麦	67	玉米	60
鸡蛋黄	96	生大豆	57	白菜	76
脱脂牛乳	85	熟大豆	64	红薯	72
鱼	83	扁豆	72	马铃薯	67
牛肉	76	蚕豆	58	花生	59
猪肉	74	白面粉	52		

2.蛋白质净利用率

蛋白质净利用率反映食物中的蛋白质实际被利用的程度,以体内储留的氮量与氮摄入量的比值来表示。蛋白质净利用率包括食物蛋白质的消化和利用两个方面,因此评价更加全面。

$$蛋白质净利用率＝\frac{氮储留量}{氮摄入量}\times100\%$$

$$=\frac{I-(F-F_K)-(U-U_m)}{I}\times100\%$$

$$=生物价\times消化率 \qquad (1\text{-}4)$$

式中各字母的意义同前。

3.蛋白质功效比值

蛋白质功效比值是以体重增加为基础的指标,是测定蛋白质利用率的另一种简便方法。它是指实验期内,处于生长阶段的幼年动物平均每摄入1g蛋白质所增加的体重(g)。

$$蛋白质功效比值＝\frac{动物增加的体重（g）}{摄入的食物蛋白质的量（g）}\times100\% \qquad (1\text{-}5)$$

蛋白蛋的功效比值反映蛋白质用于机体生长的效率。摄入同样质量不同食物的蛋白质时,凡体重增加越多者,表明此蛋白质的营养价值越高。

由于同一种食物蛋白质在不同实验室所测得的功效比值往往有明显差异,为了使实验结果具有一致性和可比性,通常将酪蛋白设为对照组,并将酪蛋白对照组的功效比值换算为

2.5，然后校正被测蛋白质的功效比值。

$$被测蛋白质的功效比值=\frac{实验组的蛋白质功效比值}{对照组的蛋白质功效比值}×2.5 \qquad (1-6)$$

4.氨基酸评分

氨基酸评分也称蛋白质化学评分，由食物蛋白质中必需氨基酸的模式决定，是目前广为应用的一种食物蛋白质营养价值评价方法，不仅适用于单一食物蛋白质的评价，而且可用于混合食物蛋白质的评价。通常将鸡蛋蛋白质或人乳蛋白质作为参考蛋白质，因为这两种蛋白质是食物营养价值最高的蛋白质，它们的生物价接近100，即在体内将近100％被利用。将每克待评蛋白质（或氮）中相应的必需氨基酸逐一进行比较，依据下式算出氨基酸评分：

$$氨基酸评分=\frac{每克被测食物蛋白质（或每克氮）中必需氨基酸的含量(mg)}{每克参考蛋白质（或每克氮）中必需氨基酸的含量(mg)}×100 \qquad (1-7)$$

在实际计算某种氨基酸评分时，首先将被测食物蛋白质中的必需氨基酸与参考蛋白质中的必需氨基酸进行比较，计算出被测蛋白质中必需氨基酸的评分值，然后再在各评分值中找出比值较低者，即分值小于100的氨基酸，为限制氨基酸。分值最低的为第一限制氨基酸，依此类推，依分值从小到大依次为第一限制氨基酸、第二限制氨基酸、第三限制氨基酸。被测食物蛋白质的第一限制氨基酸的评分，即为该种蛋白质的氨基酸评分。

氨基酸评分的方法比较简单，有许多可取之处，因为它可以明确食物的限制氨基酸，也可以看出其他氨基酸的不足，对于应当补充或强化的氨基酸也比较清楚。

例如，面粉蛋白质中的限制氨基酸为异亮氨酸、赖氨酸、苏氨酸和缬氨酸，其中赖氨酸的比值最低，为第一限制氨基酸。面粉中每克氮的赖氨酸含量为150mg，而参考蛋白质中赖氨酸的含量为340mg，故面粉蛋白质的氨基酸评分大约为：(150/340)×100＝44。

五、蛋白质的互补作用

为了提高食物蛋白质的营养价值，往往将两种或两种以上的食物混合食用，以相互补充其必需氨基酸的不足，达到以多补少、提高膳食蛋白质营养价值的目的，这称为蛋白质的互补作用。蛋白质的互补作用在蛋白质生物价的提高、膳食调配等方面有着重要的实际意义。

例如，大豆的蛋白质中富含赖氨酸，而蛋氨酸含量较低；玉米、小米的蛋白质中赖氨酸含量较低，而蛋氨酸含量相对较高。熟大豆、玉米、小米分别单独食用时，其生物价分别为64、60、57，若将它们按52％、23％、25％的比例混合食用，使赖氨酸和蛋氨酸两者相互补充，则蛋白质的生物价可提高到73。若在植物性食物的基础上再添加少量动物性食物，蛋白质的生物价还会提高，如小麦、小米、熟大豆、牛肉分别单独食用时，其蛋白质的生物价分别为67、57、64、76，若将它们按39％、13％、22％、26％的比例混合食用，蛋白质的生物价可提高到89。由此可见，动物性食物与植物性食物混合后的互补作用比单纯的植物性食物之间的互补作用更好。

为充分发挥食物蛋白质的互补作用，在进行膳食调配时，应遵循三个方面的原则：①食物的生物学种属越远越好，可将动物性食物与植物性食物进行混合；②搭配的种类越多越好；③食用时间越近越好，同时食用最好，时间间隔不要超过5h，因其互补作用随着时间的延长而逐渐减弱，如超过8h，食物之间便不再起互补作用。这是因为单个氨基酸先在血液中停留约4h，然后到达组织器官，再合成组织器官的蛋白质，而合成组织器官蛋白质的氨基酸必须同时到达才能发挥互补作用。

六、蛋白质的供给量及食物来源

成人以每日按 80g 的量摄入蛋白质为宜。1 岁以内的婴儿每千克体重每日需要摄入蛋白质 1.5～3g;14 岁的男性青少年每日需要蛋白质的量较多,应达到 85g;孕妇和乳母每日需要摄入 100g 蛋白质。

人体每日必须摄入一定量的蛋白质才能维持机体的氮平衡。如果摄入蛋白质过少,会产生蛋白质缺乏症。蛋白质的缺乏有两种形式:一种是单纯的蛋白质缺乏,主要是饮食中缺乏蛋白质而其他营养素并不缺乏所致;另一种是蛋白质-能量营养不良,是蛋白质和能量摄入均不足而引起的营养缺乏病。蛋白质-能量营养不良患者摄入的蛋白质和能量应比正常人高,干瘦型的应多补充蛋白质,水肿型的应多补充能量。

但是,蛋白质(尤其是动物蛋白质)摄入过多对人体同样有害。首先,随着过多的动物性蛋白质的摄入,必然会摄入较多的动物脂肪和胆固醇。其次,由于在正常情况下人体并不储存蛋白质,蛋白质摄入过多,就必须将过多的蛋白质脱氨分解为含氮废物以尿的形式排出,这一过程需要大量水分,从而增加了肾脏的负担。同时也会使体内氮含量过多而造成蛋白质中毒症。另外,过多地摄入动物蛋白质,还会造成含硫氨基酸摄入过多,这样会加速骨骼中钙的丢失,易产生骨质疏松症。

蛋白质广泛存在于动植物性食物之中。动物性蛋白质质量好、利用率高,但同时富含饱和脂肪酸和胆固醇,而植物性蛋白质利用率较低,因此,注意蛋白质互补,适当进行搭配是非常重要的。大豆可提供丰富的优质蛋白质,其保健功能越来越被世界所认识。牛奶是富含多种营养素的优质蛋白质食物来源,我国的人均牛奶年消费量很低,应大力提倡我国各类人群增加牛奶和大豆及其制品的消费。

第二节 脂 类

一、脂类的分类

脂类包括脂肪和类脂两大类。

脂肪是由甘油和脂肪酸组成的三酰甘油酯,其中甘油的分子比较简单,而脂肪酸的种类和分子长短却不相同,因此脂肪的性质和特点主要取决于脂肪酸。不同食物中的脂肪所含有的脂肪酸的种类和含量也不同。自然界有 40 多种脂肪酸,可形成多种脂肪酸甘油三酯。通常所说的脂肪主要是油和脂,一般把常温下是液体的称作油,而把常温下是固体的称作脂。

类脂是一种在某些理化性质上与脂肪相似的物质,种类很多,主要包括:①磷脂,由脂肪酸、磷酸和含氮有机物组成,如卵磷脂、脑磷脂、肌醇磷脂。②糖脂,含有糖类、脂肪酸及氨基乙醇,如脑苷脂类、神经节苷脂。③脂蛋白,为脂和蛋白质的结合物,如乳糜微粒、极低密度脂蛋白、低密度脂蛋白、高密度脂蛋白。④固醇类,都是相对分子质量较大的化合物,是一些类固醇激素的前体,如胆固醇、麦角固醇、皮质甾醇等。

营养学上重要的脂类主要有甘油三酯、磷脂和固醇类物质。食物中的脂类 95% 是甘油三酯,5％是其他脂类。人体储存的脂类中甘油三酯的含量高达99％。

二、脂肪酸和必需脂肪酸

(一)脂肪酸

脂肪酸按碳链长度(链上所含碳原子数目)不同,可分成短链(含4～6个碳原子)脂肪酸、中链(含8～14个碳原子)脂肪酸、长链(含16～18个碳原子)脂肪酸和超长链(含20个或更多碳原子)脂肪酸四类。人体内主要含有长链脂肪酸组成的脂类。自然界中的脂肪酸几乎都是偶数碳原子脂肪酸,奇数碳原子脂肪酸是由微生物产生的,一般很少见。能被人体吸收的只有偶数碳原子脂肪酸。

脂肪酸按饱和度分类可分为饱和脂肪酸与不饱和脂肪酸两大类。饱和脂肪酸的分子结构中不含双键,动植物脂肪中所含的饱和脂肪酸主要有硬脂酸、软脂酸、花生酸和月桂酸等。不饱和脂肪酸按不饱和程度可分为单不饱和脂肪酸与多不饱和脂肪酸。单不饱和脂肪酸在分子结构中仅有一个双键,如油酸,普遍存在于动植物脂肪中,没有气味和滋味,但容易与空气中的氧作用发生氧化酸败而引起食物的变质。多不饱和脂肪酸在分子结构中含两个或两个以上的双键,主要有亚油酸、亚麻酸、花生四烯酸等。

血浆中胆固醇的含量可受食物中饱和脂肪酸的影响。饱和脂肪酸可增加肝脏合成胆固醇的速度,提高血浆中胆固醇的浓度。饱和脂肪酸摄入量高是导致血胆固醇、甘油三酯和低密度脂蛋白胆固醇升高的主要原因,过多摄入增大了患动脉粥样硬化和冠心病的概率。单不饱和脂肪酸和多不饱和脂肪酸可使血清胆固醇和低密度脂蛋白胆固醇下降。多不饱和脂肪酸在体内可转变为重要衍生物,几乎参与所有的细胞代谢活动,具有特殊的营养功能。因此,在考虑脂肪需要量时,必须同时考虑饱和脂肪酸、单不饱和脂肪酸和多不饱和脂肪酸三者之间的比例。不饱和脂肪酸含量高的油脂,其营养价值相对较高。最理想的膳食构成中饱和脂肪酸、单不饱和脂肪酸和多不饱和脂肪酸三者之间的比例为1∶1∶1。

天然食物中含有各种脂肪酸,多以甘油三酯的形式存在。脂肪酸的饱和程度越高、碳链越长,其熔点也越高。一般地说,动物性脂肪(如牛油、奶油和猪油)比植物性脂肪含饱和脂肪酸多,一般含40％～60％的饱和脂肪酸、30％～50％的单不饱和脂肪酸,多不饱和脂肪酸的含量极少,在常温下呈固态,酶解的速度慢,消化吸收的速度较慢。植物油含10％～20％的饱和脂肪酸和80％～90％的不饱和脂肪酸,而多数含多不饱和脂肪酸比较多,在常温下呈液态,酶解的速度快,消化吸收的速度较快。但椰子油仅含5％的单不饱和脂肪酸和1％～2％的多不饱和脂肪酸,这种情况较少。

(二)必需脂肪酸

一类维持生命活动所必需的、体内不能合成或合成速度不能满足需要而必须从外界摄取的脂肪酸,称为必需脂肪酸。亚油酸和α-亚麻酸是人体必需脂肪酸,这两种必需脂肪酸还可在体内分别合成花生四烯酸、二十碳五烯酸(EPA)、二十二碳六烯酸(DHA)等人体不可缺少的脂肪酸。花生四烯酸由亚油酸衍生而来,当合成不足时,必须由食物供给,也可列入必需脂肪酸。花生四烯酸对预防心血管疾病、糖尿病和肿瘤等具有重要功效。EPA有助于降低胆固醇和甘油三酯的含量,促进体内饱和脂肪酸的代谢,从而起到降低血液黏稠度,增进血液循环,提高组织供氧而消除疲劳,防止脂肪在血管壁的沉积,预防动脉粥样硬化的形成和发展,预防脑血栓、脑出血、高血压等心血管疾病的作用。DHA能影响胎儿大脑发育以及促进视网膜光感细胞的成熟。

必需脂肪酸在人体内具有重要的生理功能,主要表现为:①构成人体组织。脂肪中的磷脂和胆固醇是人体细胞的主要成分,脑细胞和神经细胞中含量最多。一些胆固醇则是制造体内固醇类激素的必需物质,如肾上腺皮质激素、性激素等。②与胆固醇代谢有密切关系。胆固醇只有与必需脂肪酸结合后,才能在体内转运,进行正常的代谢,防止动脉粥样硬化。③具抗氧化作用,对射线引起的一些皮肤损害有保护作用。④是前列腺素在体内合成的原料。前列腺素广泛存在于许多组织中,由花生四烯酸转化而成。⑤维持正常的视觉功能。亚麻酸可在体内转变成DHA,DHA在视网膜光受体中含量丰富,是维持视紫红质正常功能的必需物质。⑥动物精子的形成也与必需脂肪酸有关。膳食中长期缺乏必需脂肪酸,动物可出现不育症。

必需脂肪酸最好的食物来源是植物油类,特别是棉籽油、大豆油、玉米油和芝麻油。小麦胚芽油中亚油酸的含量很高。豆油和紫苏籽油中含有较多亚麻酸。动物油脂中必需脂肪酸的含量比一般植物油中的要低。一般认为必需脂肪酸应占每日膳食能量的3%～5%。婴儿对必需脂肪酸的需求较成人迫切,对它的缺乏也较敏感。

三、磷脂与胆固醇

磷脂不仅是生物膜的重要组成成分,而且对脂肪的吸收和转运以及储存脂肪酸、特别是不饱和脂肪酸起着重要作用。磷脂主要含于蛋黄、瘦肉、脑、肝和肾中,机体自身也能合成所需要的磷脂。磷脂按其组成结构可以分为两类:磷酸甘油酯和神经鞘磷脂。前者以甘油为基础,后者以神经鞘氨醇为基础。人体除自身能合成磷脂外,每天从食物中也可以得到一定量的磷脂。磷脂的缺乏会造成细胞膜结构受损,使毛细血管的脆性和通透性增加,皮肤细胞对水的通透性增高,引起水代谢紊乱,产生皮疹等。

胆固醇是人体中主要的固醇类化合物。人体各组织中皆含有胆固醇,它是许多生物膜的重要组成成分(在细胞内除线粒体膜及内质网膜中含量较少)。人体内90%的胆固醇存在于细胞之中。胆固醇还是维生素D、肾上腺皮质激素、性激素等重要活性物质的前体,是制造体内固醇类激素的必需物质。肝脏是胆固醇代谢的中心,合成胆固醇的能力最强,人体每天合成胆固醇1～1.2g,而在肝脏中合成的量则占总合成量的80%。同时,肝脏还能促使胆固醇形成胆汁酸,人体内约有80%的胆固醇是在肝脏内转变成胆汁酸的。植物中不含胆固醇,但存在与胆固醇十分相似的物质——植物固醇。植物固醇不但不被人体吸收,还有抑制小肠吸收胆固醇的作用,而且还可在人体内转变成胆汁酸和性激素,参与人体代谢。胆固醇广泛存在于动物性食物之中,如肉类、内脏、脑、蛋黄和奶油等,人体自身也可以利用内源性胆固醇,所以一般不存在胆固醇缺乏。相反,由于它与高脂血症、动脉粥样硬化、心脏病等相关,人们往往关注体内过多胆固醇的危害性。

胆固醇可直接被人体吸收。如果食物中的胆固醇和其他脂类呈结合状态,则先被胆固醇酯酶水解成游离的胆固醇,再被吸收。体内胆固醇由肝脏排出胆汁,随胆汁进入肠道,一部分在小肠被重新吸收,未吸收的部分在小肠下段经细菌作用后转变为粪固醇,随粪便排出体外。影响胆固醇吸收的因素有:①胆汁酸是促进胆固醇吸收的重要因素,胆汁酸缺乏时,会明显降低胆固醇的吸收;②食物中脂肪不足时,也会影响胆固醇的吸收;③胆固醇在肠道中的吸收率随食物胆固醇含量的增加而下降;④膳食中含饱和脂肪酸过高,可使血浆胆固醇升高,摄入较多不饱和脂肪酸,如亚油酸,血浆胆固醇即降低;⑤植物性食物中的谷固醇和膳食纤维可减少胆固醇的吸收,从而可降低血胆固醇。

四、脂类的生理功能

(一)供给与储存能量

一般合理膳食的总能量有 20%～30% 由脂肪提供。储存脂肪常处于分解(供能)与合成(储能)的动态平衡中。当摄入的能量超过消耗的能量时,能量以脂肪的形式在体内储存;当能量摄入不足时,储存的脂肪可释放出能量供机体消耗。哺乳类动物一般含有两种脂肪组织:一种是含储存脂肪较多的白色脂肪组织;另一种是含线粒体、细胞色素较多的褐色脂肪组织,后者较前者更容易分解供能。1g 脂肪在体内氧化可产生 37.56kJ 热量,相当于 9kcal 能量。

(二)构成身体成分

正常人按体重计算含脂类 14%～19%,胖人约含 32%,过胖的人可高达 60%左右。脂类绝大部分以甘油三酯的形式储存于脂肪组织内。脂肪组织所含的脂肪细胞多分布于腹腔、皮下、肌纤维间。类脂包括磷脂和固醇类物质,是组织结构的组成成分。脂类特别是磷脂和胆固醇,是所有生物膜的重要组成成分,也是构成脑组织的主要成分。

(三)供给必需脂肪酸

必需脂肪酸是磷脂的重要成分,而磷脂又是细胞膜的主要结构成分,故必需氨基酸与细胞的结构和功能密切相关;亚油酸是合成前列腺素的前体,前列腺素在体内有多种生理功能;必需脂肪酸还与胆固醇代谢有密切关系。

(四)提供脂溶性维生素

脂肪还可提供脂溶性维生素,并对食物的营养价值有一定的保护作用。如果食物中缺少脂肪,将影响脂溶性维生素的吸收和利用。

(五)调节体温和保护内脏器官

脂肪大部分贮存在皮下,用于调节体温,保护对温度敏感的组织,防止热能散失。

(六)增加饱腹感及摄食的口感

由于脂肪在人体胃内停留的时间较长,因此摄入含脂肪高的食物,可使人有饱腹感,不易饥饿。另外,脂肪可以增加摄入食物的烹饪效果,增加食物的香味,使人感到可口。脂肪还能刺激消化液的分泌。

五、脂肪营养价值的评价

在营养学上,主要通过脂肪的消化率、脂肪酸的种类与含量、脂溶性维生素的含量三个方面对脂肪的营养价值进行评价。

(一)脂肪的消化率

食物脂肪的消化率与熔点成反比,熔点在 50℃ 以上的脂肪不易消化吸收,熔点接近体温或低于体温的脂肪的消化率则较高。食物脂肪的消化率还与其所含的不饱和脂肪酸有关,双键数目越多,消化率也就越高。人体对动物脂肪的消化吸收较差,而对植物油的消化吸收较好;在畜肉中饱和脂肪酸含量多,而鱼油中不饱和脂肪酸多,因此鱼油的营养价值大于畜肉脂肪的营养价值。

(二)脂肪酸的种类和含量

不饱和脂肪酸含量较高的油脂,必需脂肪酸的含量也较高,营养价值相对较高。因此植物油的营养价值高。

(三)脂溶性维生素的含量

脂溶性维生素包括维生素 A、D、E 和 K,脂溶性维生素含量高的脂肪,营养价值也高。肝脏中的维生素 A 和维生素 D 含量丰富,特别是某些海产鱼的肝脏中含量较高;乳、蛋黄中维生素 A 和维生素 D 的含量比较丰富;植物油中含有丰富的维生素 E,特别是谷类种子的胚油中维生素 E 更多,所以这些食物脂肪的营养价值高。

六、脂类的供给量及食物来源

在一般情况下,脂肪的摄入量以占总热能的 20％～30％为宜,儿童、青少年则应高于此比例。一般认为,必需脂肪酸的摄入量应不少于总热能的 3％,饱和脂肪酸在热能当中的比例不超过 10％,胆固醇每日的摄入量在 300mg 以下。

膳食中的脂肪主要来源于食用油脂、动物性食物和坚果类食物。食用油脂中含有约 100％的脂肪,日常膳食中的植物油主要有豆油、花生油、菜籽油、芝麻油、玉米油、棉籽油等,主要含不饱和脂肪酸,并且是人体必需脂肪酸的良好来源。动物性食物中以畜肉类脂肪含量最为丰富,在水产品、奶油等中也较多,动物脂肪相对含饱和脂肪酸和单不饱和脂肪酸多,多不饱和脂肪酸含量较少。猪肉的脂肪含量在 30％～90％之间,但不同部位中的含量差异很大(只在腿肉和瘦肉中脂肪含量较少,约 10％)。牛肉、羊肉中的脂肪含量要比猪肉低很多,如瘦牛肉中的脂肪含量仅为 2％～5％,瘦羊肉中的脂肪含量只有 2％～4％。动物内脏(除大肠外)的脂肪含量皆较低,但胆固醇的含量较高。禽肉一般含脂肪量较低,大多在 10％以下。鱼类的脂肪含量也基本低于 10％,多数在 5％左右,且其脂肪含不饱和脂肪酸多。蛋类以蛋黄中的脂肪含量为高,约占 30％,胆固醇的含量也高,全蛋中的脂肪含量仅为 10％左右,其组成以单不饱和脂肪酸为多。

除动物性食物外,植物性食物中的坚果类(如花生、核桃、瓜子、榛子等)的脂肪含量较高,最高可达 50％以上,不过其脂肪的组成大多以亚油酸为主,所以是多不饱和脂肪酸的重要来源。

另外,含磷脂丰富的食品有蛋黄、瘦肉、脑、肝脏、大豆、麦胚和花生等。含胆固醇丰富的食物是动物的内脏、脑、蟹黄和蛋黄,肉类和乳类中也含有一定量的胆固醇。

第三节　碳水化合物

一、碳水化合物的分类

碳水化合物,也称糖类,是由碳、氢、氧三种元素组成的一类多羟基醛或多羟基酮类化合物。在营养学上一般将糖类分为单糖、双糖、寡糖、多糖四类。

(一)单糖

单糖是指分子结构中含有 3～6 个碳原子的糖,如三碳糖的甘油醛,四碳糖的赤藓糖、苏力糖,五碳糖的阿拉伯糖、核糖,六碳糖的甘露糖、果糖、半乳糖等。食物中的单糖以六碳糖为主,最常见的有葡萄糖、果糖、半乳糖。食物中还有少量的核糖、脱氧核糖、阿拉伯糖和木糖等。核糖、脱氧核糖可以在动物体内合成,阿拉伯糖和木糖主要存在于水果和根、茎类蔬菜之中。

在天然的水果、蔬菜之中,还存在少量的糖醇类物质。糖醇是单糖的重要衍生物,在营养上具有独特的作用。因其在体内消化、吸收速度慢,且提供的热能要比葡萄糖少,已被广泛应用于食品加工业,常用来代替蔗糖作为甜味剂使用。食品中的糖醇主要有:①山梨醇。存在于许多植物的果实中,其主要特点是在体内代谢时可转化为果糖而不是葡萄糖,不受胰岛素的控制,食用后不会引起血糖浓度的迅速上升,因而适于在糖尿病患者的专用食品中作为甜味剂使用。②木糖醇。存在于多种水果、蔬菜中,如南瓜、香蕉等。木糖醇的甜度及供热量与蔗糖相似,但其代谢也不受胰岛素的控制,且在糖果中作为甜味剂,具有预防和控制龋齿的作用,目前在口香糖生产中被广泛应用。③麦芽糖醇。由麦芽糖氢化而来,为非能源物质,不会使血糖升高,也不会增加胆固醇和脂肪的含量,可作为功能性甜味剂用于心血管疾病、糖尿病等患者的保健食品中。麦芽糖醇不能被口腔中的微生物利用,有防龋齿的作用。

(二)双糖

双糖是由两个单糖分子脱水缩合而形成的化合物。天然食品中最常见的双糖有蔗糖、麦芽糖、乳糖。

(三)寡糖

寡糖又称低聚糖,是指由3～10个单糖以糖苷键聚合而成的糖类。目前已知的几种重要寡糖有低聚果糖、低聚乳糖、低聚半乳糖、低聚异麦芽糖、低聚甘露糖、大豆低聚糖等,其甜度通常只有蔗糖的30%～60%。大多数低聚糖不能被人体消化酶分解,人体难以消化吸收,是理想的功能性甜味剂,对心血管疾病、糖尿病患者有重要的意义。有些低聚糖还可被肠道有益菌——双歧杆菌所利用,有利于双歧杆菌的活化和增殖,有利于肠道的健康。另外,有些低聚糖还具有某些食用纤维的生理功能,如降低血清胆固醇和预防肠癌;不易或难以为龋齿所利用,不易形成齿垢和龋变,可以预防口腔疾病等。由于功能性低聚糖具有营养和生理方面的重要意义,目前已被广泛应用于食品工业中,它们在食品加工中可代替或部分代替甜味剂。

(四)多糖

多糖是由10个以上的单糖分子脱水缩合并以糖苷键连接而成的高分子聚合物。根据营养学上新的分类方法,多糖可分为淀粉多糖和非淀粉多糖。

二、膳食纤维

膳食纤维也称食物纤维,是植物性食物中含有的不能被人体消化吸收的多糖。膳食纤维可分为不溶性纤维与可溶性纤维。不溶性纤维包括纤维素、半纤维、木纤维(不是多糖);可溶性纤维包括果胶物质、树胶、黏胶(存在于柑橘类和燕麦类制品中)以及某些半纤维素(存在于豆类中)。人体不能消化吸收膳食纤维。

(一)膳食纤维的生理功能

膳食纤维是平衡膳食结构的必需营养素之一,是继蛋白质、脂肪、糖类、维生素、矿物质和水之后的"第七大营养素"。膳食纤维的生理功能主要表现在以下几个方面:

（1）增强肠道功能，有利于粪便排出　膳食纤维在肠道中能吸收和保留水分，可增加粪便体积，使粪便柔软，有利于正常消化排便。

（2）刺激消化液的分泌与肠道的蠕动　由于膳食纤维的刺激作用，可缩短食物通过肠道的时间，有利于消化、吸收和排便，还可减少促癌物质与肠黏膜的接触时间，防止发生癌变，因此，有人称膳食纤维为肠道的"清道夫"。

（3）防止动脉硬化　膳食纤维可以吸附胆汁酸、脂肪等而使其吸收率下降，并促进肝脏进一步分解胆固醇，使血浆中的胆固醇水平受到影响。

（4）防治糖尿病　膳食纤维可降低小肠对糖的消化吸收，使血糖不致因进食而快速升高，从而抑制血糖的上升。

（5）预防肥胖　膳食纤维易吸水膨胀，可增加胃内的填充物，减缓食物由胃进入肠道的速度，增加饱腹感，因而可以减少食物的摄入。另外，膳食纤维还能抑制人体对食物中淀粉、蛋白质、脂肪的吸收。

但应注意的是，对于消化不良等疾病的患者，则应适当限制膳食纤维的摄入。

（二）膳食纤维的供给量及食物来源

一般认为，低能量膳食摄入者（7531kJ/d）每天应摄入膳食纤维 25g，中等能量膳食摄入者（10042kJ/d）每天应摄入膳食纤维 30g，高能量膳食摄入者（11715kJ/d）每天应摄入膳食纤维 35g。

食物中的膳食纤维来自植物性食物，如水果、蔬菜、豆类、坚果和各种谷类。蔬菜和水果中的水分含量较高，所含膳食纤维的量相对减少，在膳食中膳食纤维的主要来源是谷类。全谷粒和麦麸等食物中富含膳食纤维，而在精加工的谷类食品中则含量较少。

三、碳水化合物的生理功能

（一）提供和储存能量

糖类的主要生理功能是提供能量。1g 糖类在体内氧化可以产生 16.7kJ（4.0kcal）热能。在三大产热营养素中，糖类比蛋白质和脂肪易消化吸收，且热量产生的速度较快，能在较短的时间内满足人体对热能的需求。

（二）构成组织及重要生命物质

糖类是构成机体组织并参与细胞的组成和多种活动的重要物质。糖类是机体重要的构成成分之一，如结缔组织中的黏蛋白、神经组织中的糖脂及细胞膜表面具有信息传递功能的糖蛋白。另外，在核糖核酸和脱氧核糖核酸这两种重要生命物质中含有大量的核糖，在遗传中起着重要作用。在每个细胞中都有糖类，其含量为 $2\% \sim 10\%$，主要以糖脂、糖蛋白和蛋白多糖的形式存在。一些具有重要生理功能的物质，如抗体、酶和激素的组成，也需要糖类参与。

（三）节约蛋白质

食物中供给充足的糖类可以免于使过多的蛋白质作为机体的能量来源消耗，使蛋白质用于最适宜发挥其特有生理功能的地方，糖类的这种作用称为节约蛋白质作用（也称为蛋白质的保护作用）。

（四）抗生酮作用

脂肪酸分解所产生的乙酰基需与草酰乙酸结合才能进入三羧酸循环而最终被彻底氧

化,产生能量。若糖类不足,则草酰乙酸生成不足,脂肪酸不能被彻底氧化而产生大量酮体。尽管肌肉和其他组织可利用酮体产生热能,但如果酮体生成过多,可引起酮血症,破坏机体的酸碱平衡,导致酸中毒。故摄入足够的糖类可预防体内酮体生成过多,即起到抗生酮作用。人体每天至少需要50～100g糖类,才可有效预防酮血症的发生。

(五)解毒功能

机体肝糖原丰富时对某些有害物质(如细菌毒素)的解毒作用增强。肝糖原不足时,机体对酒精、砷等有害物的解毒作用显著下降。肝脏中的葡萄糖醛酸具有解毒作用,它能结合一些外来的化合物以及细菌产生的毒素等,共同排出体外,起到解毒作用。

(六)提供膳食纤维

膳食纤维虽然不能为人体消化吸收,却具有特殊的营养功能。而糖类的摄入能提供膳食纤维,有助于人体的健康。

四、碳水化合物的供给量及食物来源

在我国居民每日膳食营养素摄入量的建议中,糖类的摄入量以占膳食总能量的55％～65％为宜,其中精制糖占总能量的10％以下。此外,每天还应摄入一定量的膳食纤维含量丰富的食物,以保障人体能量和营养素的需要及预防龋齿和改善胃肠道健康的需要。

糖类主要来源于植物性食物中的淀粉,如粮谷类、薯类和根茎类食物中都含有丰富的淀粉。粮谷类一般含糖类60％～80％,薯类中糖类的含量为15％～29％,豆类中糖类的含量为40％～60％。单糖和双糖除一部分存在于水果、蔬菜等天然食物中外,绝大部分存在于加工后的食物中,其主要来源有甜味水果、蜂蜜、蔗糖、糖果、甜食、糕点和含糖饮料等。各种乳及乳制品中的乳糖是婴儿最需要的糖类。

第四节　热　　能

一、热能概述

人体在生命活动过程中必须不断地从外界环境中摄取食物,从中获得人体必需的营养物质,其中包括三大产热营养素——蛋白质、脂肪和糖类。它们在体内经过氧化产生热能,用于生命活动的各种过程。

能量在自然界有多种形式,如热能、电能、化学能、机械能等,各种能量之间可以相互转换。在国际单位和我国法定计量单位中,各种形式的能以焦耳(J)为单位来表示,通常多采用千焦(kJ)作为单位。千焦与千卡之间的换算关系如下:

$$1kcal=4.184kJ; \quad 1kJ=0.239kcal$$

二、热能来源

(一)三大产热营养素

1.糖类

糖类是体内的主要供能物质,是为机体提供热能最多的营养素。一般来说,机体所需热能的55％～65％都是由食物中的糖类提供的。

脑组织所需热能的唯一来源是糖类,在通常情况下,脑组织消耗的热能均来自糖类在有氧条件下的氧化,这使糖类在热能供给上更具有其特殊重要性。脑组织消耗的热能相对较多,因而脑组织对缺氧非常敏感。另外,由于脑组织代谢消耗的糖类主要来自血糖,因此脑功能对血糖水平有很大的依赖性。人体虽然可以依靠其他物质供给热能,但必须定时进食一定量的糖,维持正常的血糖水平,以保障大脑的功能。

2.脂肪

脂肪也是人体重要的供能物质,是单位产热量最高的营养素,膳食总能量中20％～30％的热能是由脂肪提供的。脂肪还构成了人体内的储备热能,在体内的全部储备脂肪中,一部分是来自食物的外源性脂肪,另一部分则是来自体内糖类和蛋白质转化成的内源性脂肪。当体内热能不足时,储备脂肪又可被动员释放出热量以满足机体的需要。

3.蛋白质

蛋白质在体内的功能主要是构成体蛋白,而供给热能并不是它的主要生理功能。人体每天所需的热能有10％～15％由蛋白质提供。

(二)热能系数

糖类、脂肪和蛋白质在氧化燃烧生成二氧化碳和水的过程中,释放出大量的热能供机体利用。每克糖类、脂肪、蛋白质在体内氧化所产生的热能值称为热能系数(或能量系数)。

食物可在体内氧化,也可在体外燃烧,体内氧化和体外燃烧的化学本质是一致的。食物及其产热营养素所产生的热能,可利用测热器进行精确的测量。将被测样品放入测热器的燃烧室中完全燃烧使其释放出热能,并用水吸收释放出的全部热能,使水温升高,根据样品的质量、水量和水温上升的度数,即可推算出所产生的热能。

食物中的能量营养素不可能全部被消化吸收,且消化率也各不相同,一般混合膳食中糖类的吸收率为98％,脂肪的吸收率为95％,蛋白质的吸收率为92％。另外,消化吸收后,在体内氧化的过程和体外燃烧的过程不尽相同,不一定会完全被氧化分解产生热能,特别是最终产物也可能存在不同,如蛋白质在体内氧化时可产生一些不能继续被分解利用的尿素、肌酐、尿酸等含氮化合物,所以体内氧化和体外燃烧产生的热能也不完全相同。因此,在实际应用时,糖类、脂肪、蛋白质的热能系数按以下关系换算:

1g 糖类产生的热能为 16.7kJ(4.0kcal);

1g 脂肪产生的热能为 37.6kJ(9.0kcal);

1g 蛋白质产生的热能为 16.7kJ(4.0kcal)。

三、人体需要的热能

人体热能需要量的多少,主要取决于维持基础代谢所需的能量、食物热效应所消耗的能量以及体力活动所消耗的能量三个方面。其中最主要的是体力活动所消耗的能量,其所占的比重较大。另外,对于处于生长发育过程中的儿童、青少年,则应包括生长发育所需的能量,孕妇还包括子宫、乳房、胎盘、胎儿的生长及体脂储备所需的能量,乳母则应包括合成乳汁所需要的能量,情绪、精神状态、身体状态等也会影响到人体对能量的需要。为了达到能量平衡,人体每天摄入的能量应满足人体对能量的需要,这样才能有健康的体质和较高的工作效率。

（一）基础代谢

基础代谢（BM）所需的能量是指人体为了维持生命，各器官进行最基本生理机能的最低能量需要，即机体处于安静和松弛的休息状态下，空腹（进餐后 12～16h）、清醒、静卧于 18～25℃的舒适环境中维持心跳、呼吸、血液循环、某些腺体分泌、肌肉紧张度等基本生命活动时所需的能量。其能量代谢不受精神紧张、肌肉活动、食物和环境温度等因素的影响。

单位时间内的基础代谢称为基础代谢率（BMR），一般以每小时所需要的能量为指标，即指机体处于基础代谢状态下，每小时每平方米体表面积的基础代谢热。

影响基础代谢的因素主要有以下几方面：

1.体表面积

人体的身材不同，基础代谢与人体的体表面积基本上成正比关系。基础代谢率如果以单位体表面积表示，则比较恒定，因此，用每平方米体表面积为标准来衡量基础代谢率是比较合适的。人体的体表面积与体重及身高显著相关，我国成年人的体表面积可以按下式计算：

$$S = 0.00659H + 0.0126m - 0.1603 \tag{1-8}$$

式中 S——体表面积（m²）；

H——身高（cm）；

m——体重（kg）。

根据公式先计算体表面积，再按年龄、性别在表 1-4 中查出相应的基础代谢率，就可计算出基础代谢水平。

表 1-4　中国人正常基础代谢率平均值

年龄（岁）		11～15	16～17	18～19	20～30	31～40	41～50	＞50
基础代谢率 [kJ/(m²·h)]	男	195.5	193.4	166.2	157.8	158.7	154.1	149.1
	女	172.5	181.7	154.1	146.5	146.4	142.4	138.6

基础代谢水平＝体表面积(m²)×基础代谢率[kJ/(m²·h)或 kcal/(m²·h)]　(1-9)

2.年龄

在人的一生中，婴幼儿阶段是整个代谢最活跃的阶段，以后到青春期又出现一个较高代谢率的阶段。成年以后，随着年龄的增加，代谢缓慢地降低，其有一定的个体差异。相对来说，婴幼儿、儿童和青少年的基础代谢率比成人要高。

3.性别

实际测定表明，在同一年龄、同一体表面积的情况下，女性的基础代谢率低于男性。

4.环境温度与气候

环境温度对基础代谢有显著的影响，在舒适的环境（18～25℃）中，代谢率最低；在低温和高温环境中，代谢率会升高。环境温度过低可能引起身体不同程度的颤抖而使代谢率升高；当环境温度较高时，因为散热而需要出汗，呼吸及心跳加快，因而致使代谢率升高。另外，在寒冷气候下的基础代谢率比温热气候下的高。

5.激素

激素对细胞的代谢及调节都有较大的影响，如甲状腺素可以提高所有细胞的全部生化反应的速率，因此，甲状腺素的增多可引起基础代谢率的升高。甲状腺功能亢进者的基础代谢率可比正常平均值高 40%～80%；甲状腺机能低下者的基础代谢率可比正常值低 40%～50%。

6.其他因素

影响人体基础代谢率的因素还有生理状况、病理状况、食物等。在不同劳动强度的人群中，基础代谢率也存在一定的差别。

(二)食物热效应

人体在摄食过程中，由于对食物中的营养素进行消化、吸收、代谢转化等，需要额外消耗能量，同时引起体温升高和散发能量，这种由于进食而引起的能量额外消耗的现象，称为食物热效应(TEF)，也叫食物特殊动力作用(SDA)。

食物热效应与进食的总热量无关，而与食物的种类有关。进食糖类与脂肪对代谢的影响较小，持续时间也只 1h 左右，糖类的食物热效应为其本身所产生热能的 5%～6%，脂肪的食物热效应为其本身所产生热能的 4%～5%。进食蛋白质对代谢的影响则较大，持续时间也长，有的可达 10～12h，蛋白质的食物热效应为其本身所产生热能的 30%～40%。混合膳食的食物热效应约占基础代谢能量的 10%。

(三)体力活动

除了基础代谢外，体力活动是影响人体能量需要的主要因素。生理情况相近的人，基础代谢消耗的热能是相近的，但体力活动情况却相差很大。体力活动的能量消耗也称为运动的生热效应(TEE)，通常各种体力活动所消耗的能量占人体总消耗能量的 15%～30%。随着人体活动量的增加，其需要的能量也将大幅度增加。这是人体热能需要量变化最大，也是人体保持能量平衡、维持健康最重要的部分。

人体从事体力活动所消耗的热能主要与劳动强度和劳动持续时间有关，与工作熟练程度也有一定关系。劳动强度越大，持续时间越长，工作越不熟练，能量消耗越多。人类体力活动的种类很多，一般根据能量消耗水平的不同，即劳动强度的不同分为三个等级：

(1)轻体力劳动　如公务员、电器维修员、超市工作人员、科研人员、教师等从事的劳动。

(2)中等体力劳动　如学生的日常活动、机动车驾驶、电工安装、车床操作、精工切割等。

(3)重体力劳动　如非机械化农业劳动、舞蹈、体育运动、装卸、采矿等。

《中国居民膳食营养素参考摄入量》不仅对各年龄组人群的能量摄入有具体的推荐量，而且根据不同的体力活动等级来推荐能量摄入量。

四、热能的食物来源及供给量

人体所需的热能来源是食物中的糖类、脂肪和蛋白质。粮谷类和薯类食物中含糖类较多，是膳食能量最经济的来源；油料作物富含脂肪；动物性食物一般比植物性食物含有更多的脂肪和蛋白质，但大豆和坚果类除外；蔬菜和水果一般含能量较少。

三大产热营养素在人体代谢过程中既有各自特殊的生理功能，相互之间又有影响。在膳食中，除了总的能量需要以外，对这三种产热营养素都各有一定的需要量，并且它们之间必须保持一定的比例，才能保证膳食平衡及能量平衡。若按其各自提供的能量占总能量的百分比计，则蛋白质占 10%～15%，脂肪占 20%～30%，糖类占 55%～65%。打破这种比例将对人体产生不利的影响。

第五节 矿 物 质

一、矿物质概述

(一)矿物质的分类

矿物质(又称无机盐)可分为常量元素和微量元素两大类。

1. 常量元素

常量元素又称宏量元素,其标准含量占人体质量的 1/1000 以上,每人每日需要量在 100mg 以上。常量元素有钾(K)、钠(Na)、钙(Ca)、镁(Mg)、硫(S)、磷(P)、氯(Cl)七种。

2. 微量元素

微量元素又称痕量元素,其标准含量占人体质量的 1/1000 以下,每人每日需要量在 100mg 以下。微量元素在体内的量极少,有的甚至只有痕量,其在组织中的浓度只能以毫克每千克甚至微克每千克计。1990 年,FAO/WHO 的专家委员会根据 1973 年以来的研究结果和认识,提出了人体必需微量元素的概念:①为人体内的生理活性物质,有机结构中的必需成分;②这种元素必须通过食物摄入,当从膳食中摄入的量减少到某一低限值时,即将导致某一种或某些重要生理功能的损伤。该专家委员会还将"必需微量元素"分为三类:第一类为人体必需的微量元素,有铁(Fe)、碘(I)、锌(Zn)、硒(Se)、铜(Cu)、钼(Mo)、铬(Cr)、钴(Co)等八种;第二类为人体可能必需的微量元素,有锰(Mn)、硅(Si)、镍(Ni)、硼(B)、矾(V)等五种;第三类为具有潜在毒性,但在低剂量时对人体可能具有必需功能的微量元素,包括氟(F)、铅(Pb)、镉(Cd)、汞(Hg)、砷(As)、铝(Al)、锂(Li)、锡(Sn)。

(二)矿物质的特点

矿物质具有如下特点:

(1)矿物质在体内不能合成,必须从食物和饮水中摄取。

(2)矿物质在体内的分布极不均匀,同一元素在不同的机体组织、器官中的含量也有很大差异。

(3)矿物质相互之间存在协同或拮抗作用。

(4)某些微量元素在体内虽需要量很少,但其生理剂量与中毒剂量范围狭窄,摄入过多易产生毒性作用。

(三)矿物质的生理功能

矿物质具有如下生理功能:

(1)是构成人体组织的重要成分　无机盐对组织和细胞的结构很重要,硬组织如骨骼和牙齿,大部分是由钙、磷和镁组成的,而软组织中含钾较多,铁为血红蛋白的组成成分。

(2)调节细胞膜的通透性　体液中的无机盐离子可调节细胞膜的通透性,以保持细胞内外液中酸性和碱性无机离子的浓度,控制水分,维持正常渗透压和酸碱平衡,帮助运输普通元素到全身,参与神经活动和肌肉收缩等。

(3)维持神经和肌肉的兴奋性　如钙为正常神经系统传导兴奋的必需元素,钙、镁、钾对肌肉的收缩和舒张具有重要的调节作用。

(4)组成激素、维生素、蛋白质和多种酶类的成分　有些矿物质是构成酶的辅基、激素、维生素、蛋白质和核酸的成分,或作为多种酶系统的激活剂,参与许多重要的生理功能,例如保持心脏和大脑的活动,帮助抗体的形成等,对人体发挥有益的作用。

二、钙

钙是构成人体的重要组成部分,占人体总质量的 1.5% ~ 2.0%,正常人体内含有 1000 ~ 1200g 的钙。其中大约 99% 的钙是以羟磷灰石结晶的形式集中在骨骼和牙齿内,其余 1% 以游离或结合状态存在于体液和软组织中,这部分钙统称为混溶钙池。混溶钙池中的钙与骨骼钙维持着动态平衡,为维持体内所有细胞正常的生理状态所必需。

(一)生理功能

钙具有如下生理功能:

(1)是构成骨骼和牙齿的主要成分。

(2)维持所有细胞正常的生理功能。

(3)促进体内酶的活动。

(4)调节神经和肌肉的兴奋性。

此外,钙还是血液凝固、激素分泌、维持酸碱平衡等不可缺少的物质。

(二)吸收与代谢

1.吸收

钙的吸收因摄入量的多少与需要量的高低而有两种途径:①主动吸收。当机体对钙的需要量高,或摄入量较低时,肠道对钙的主动吸收机制最活跃,是一个需要能量的主动吸收过程。这一过程需要钙结合蛋白的参与以及维生素 D 的调节。②被动吸收。当钙摄入量较高时,则大部分以被动的离子扩散方式吸收。这一过程也需要维生素 D 的作用。

钙的吸收主要在小肠上端,因为此处有钙结合蛋白,吸收的钙最多。通常膳食中 20% ~ 30% 的钙是由肠道吸收进入血液的。膳食中影响钙吸收的因素很多,有的在肠道中对钙的吸收有促进作用,而有的却会抑制人体对钙的吸收。

(1)促进钙吸收的主要因素　①维生素 D 促进钙的吸收。膳食中维生素 D 的存在与量的多少对钙的吸收有明显影响。尤其是对婴幼儿,可通过定期补充维生素 A、维生素 D 制剂来促进机体对膳食中的钙的吸收。②蛋白质供给充足,可促进钙的吸收。③乳糖可促进钙的吸收。④酸性环境可促进钙的溶解和吸收。

(2)对钙吸收不利的主要因素　①粮食、蔬菜等植物性食物含有的植酸、草酸、磷酸。其与钙结合形成难溶的盐类,使钙难以被吸收。②脂肪消化吸收不良时。未被消化吸收的脂肪酸与钙结合,形成难溶的钙皂,对钙的吸收不利。③过多的膳食纤维。膳食纤维中的糖醛酸残基与钙螯合形成不溶性的物质,从而干扰钙的吸收。

2.代谢

人体营养状况良好时,每天进出的钙大致相等,处于平衡状态。钙的储存量与膳食钙的摄入量成正相关。正常情况下机体根据需要来调节体内钙的吸收、排泄与储存,维持体内钙的内稳态。体内钙的储留随供给量的增多而增加,另外,机体对钙的需要量增多时,储留的量也较多。

(三)缺乏与过量

钙缺乏症是较常见的营养性疾病。人体长期缺钙会导致骨骼、牙齿发育不良,血凝不正常,甲状腺机能减退等。过量的钙摄入可能会增加出现肾结石的概率,持续大量地摄入钙还可导致骨硬化。另外,实验证明,高钙摄入会影响铁、锌、镁、磷的生物利用率。

(四)供给量及食物来源

我国推荐的每日膳食中钙的摄入参考量为:成年人平均为 800mg,50 岁以下的成年人以及儿童、青少年为 1000mg,孕妇和乳母为 1000～2000mg。

乳及乳制品含钙丰富,吸收率高,是钙的重要来源。人体主要还是应从膳食中摄取钙。

三、磷

磷是人体中含量较多的元素之一,在人体中的量居矿物质的第二位。成人体内含磷600～700g,约占体重的 1%,占矿物质总量的 1/4,其中 85%～90% 的磷与钙一起以羟磷灰石结晶的形式储存在骨骼和牙齿中,10% 的磷与蛋白质、脂肪、糖及其他有机物结合构成软组织,其余则分布于骨骼肌、皮肤、神经组织和其他组织及膜的成分中。软组织和细胞膜中的磷,多数是有机磷酸酯,骨中的磷为无机磷酸盐。

细胞中普遍存在磷,因而在动物性食物和植物性食物中均含有丰富的磷,合理的膳食结构中磷的含量往往超过人体的正常需要量,不易引起缺乏。

(一)生理功能

磷具有如下生理功能:

(1)构成骨骼和牙齿的重要成分。

(2)组成生命物质的重要物质。

(3)参与能量代谢。

(4)调节机体的酸碱平衡。

此外,磷酸盐还能调节维生素 D 的代谢,维持钙的内环境稳定。钙和磷的平衡有助于人体对矿物质的吸收和利用。

(二)吸收与代谢

磷的吸收部位在小肠,从膳食摄入的磷 70% 在小肠吸收。正常膳食中磷的吸收率为60%～70%。维生素 D 可促进磷的吸收。

磷的代谢过程与钙相似。体内磷的平衡取决于体内环境和体外环境之间磷的交换,即磷的摄入、吸收和排泄三者之间的相对平衡。磷的储留与钙和磷的摄取量有关。

磷的主要排泄途径是经肾脏排出。

(三)缺乏与过量

磷广泛存在于食物中,几乎所有的食物中均含有磷,一般不会由于膳食引起磷的缺乏,也不易发生由于膳食而引起磷的过量。

(四)供给量及食物来源

通常磷的摄入量大于钙的摄入量,如果食物中钙和蛋白质的含量充足,则磷也能较好地满足人体的需要。我国推荐磷的参考摄入量为成人每日 700mg。

磷在食物中的分布很广,动物性食物和植物性食物都含有丰富的磷,动物的乳汁中也含有磷。

四、铁

铁是人体极为重要的必需微量元素之一,人体内铁的总量为 4～5g,因年龄、性别、营养

状况和健康状况等的不同而有很大的个体差异,如成年男子每千克体重平均含铁约 50mg,
成年女子每千克体重平均含铁则为 35mg。

生物体内的铁都是与蛋白质结合在一起的,没有游离的铁离子存在。人体内的铁有两
种存在形式:一种为"功能性铁",是铁的主要存在形式,占体内铁总量的 70%～75%;另一
种为"储存铁",占体内铁总量的 25%～30%,作为体内的储备铁,以铁蛋白和含铁血黄素的
形式存在于肝、脾与骨髓中。铁在人体器官组织中的分布,以肝、脾中的含量为最高,其次是
肾、心、骨骼肌和脑。

(一)生理功能

铁具有以下生理功能:

(1)参与体内氧的运输、氧与二氧化碳的交换和组织呼吸过程　铁在体内的生理功能主
要是作为血红蛋白、肌红蛋白、细胞色素等的组成部分而参与体内氧的运输、氧与二氧化碳
的交换和组织呼吸过程。

血红蛋白能与氧进行可逆性的结合,当血液流经氧分压较高的肺部时,血红蛋白能与氧
结合成氧合血红蛋白;而当血液流经氧分压较低的组织时,氧合血红蛋白又将离解成血红蛋
白和氧,以供组织利用,并将各组织中的二氧化碳送至肺部而排出体外,从而完成氧与二氧
化碳的运转、交换和组织呼吸的任务。氧合血红蛋白的合成与分解可用下式表示:

$$Hb(血红蛋白) + O_2 \rightleftharpoons HbO_2(氧合血红蛋白)$$

肌红蛋白能在肌肉组织内转运并储存氧。

细胞色素能在细胞呼吸过程中起转运电子的作用,从而对细胞呼吸和能量代谢具有重
要的意义。

(2)维持正常的造血功能　铁在骨髓造血细胞中与卟啉结合形成高铁血红素,再与珠蛋
白合成血红蛋白。

(3)与维持正常的免疫功能有关　免疫功能与体内铁的水平有关。

另外,铁还具有许多其他重要的功能,如催化促进 β-胡萝卜素转化为维生素 A、嘌呤与
胶原的合成、脂类从血液中转运,以及药物在肝脏解毒等方面均需铁的参与。

(二)吸收与代谢

食物中的铁主要是三价铁,需在胃中经过胃酸的作用使之游离出来,并还原成二价铁后
才能被胃肠黏膜所吸收。铁的吸收在小肠的任何一段都可进行,主要是在小肠的上段,且吸
收效率最佳。铁在体内的代谢过程中可反复被机体利用。

人体对食物中的铁的吸收率很低,膳食中的铁的吸收率平均约为 10%。但各种食物间
有很大的差异,一般动物性食物中的铁的吸收率高于植物性食物,例如牛肉中铁的吸收率为
22%;牛肝中铁的吸收率为 14%～16%;鱼肉中铁的吸收率为 11%;而玉米、大米、大豆、小
麦中的铁的吸收率只有 1%～5%。所以,如果膳食中的植物性食物较多,铁的吸收率可能
不到 10%。鸡蛋中的铁的吸收率低于其他动物性食品,在 10% 以下。人乳中的铁的吸收率
最高,可达 49%。

食物中的铁可分为血红素铁和非血红素铁两类,它们以不同的机理被吸收。血红素铁
主要存在于动物性食物中,如动物的肝、肌肉、血液中,是与血红蛋白及肌红蛋白的原卟啉结
合的铁。此种类型的铁不受植酸、磷酸等的影响,而是以卟啉铁的形式直接被肠黏膜上皮细
胞吸收,然后在黏膜细胞内分离出铁,并和脱铁蛋白结合形成铁蛋白,再运转到身体其他部

位被利用。其吸收率较非血红素铁高，且其吸收过程不受其他膳食因素的干扰，吸收率一般是 25%。非血红素铁主要存在于植物性食物中，其吸收经常受到膳食因素如食物中所含的植酸盐、草酸盐、磷酸盐的干扰，故其吸收率很低，约为 3%。非血红素铁在吸收前，必须与结合的有机物，如蛋白质、氨基酸和有机酸等分离，而且必须在转化为亚铁后方可被吸收，因而有很多因素可影响非血红素铁的吸收。

影响铁吸收的主要因素有：①植物性食物中含有较多的植酸盐、草酸盐、碳酸盐、磷酸盐等，可与铁形成难溶性铁盐，降低了铁的吸收率。②维生素 C 有利于铁的吸收。③肉、禽、鱼类食物中的铁的吸收率较高，除了与其中含有一半左右（约 40%）的血红素铁有关外，也与动物肉中的一种叫"肉因子"的物质有关。此种"肉因子"为动物的细胞蛋白质，能显著地促进非血红素铁的吸收，但迄今并未确知"肉因子"的化学构造，促进机理尚不清楚。④食物中的有些成分，如胱氨酸、半胱氨酸、赖氨酸、组氨酸、葡萄糖、果糖、柠檬酸、琥珀酸、脂肪酸、肌苷、山梨酸等能与铁螯合形成小分子可溶性单体，阻止铁的沉淀，因而有利于铁的吸收。⑤食物中的钙的含量充足，可与铁吸收的抑制因素如植酸根、草酸根等结合，利于铁的吸收。但大量的钙不利于铁的吸收，原因尚不明确。⑥蛋黄中含有卵黄磷蛋白，会干扰铁的吸收，其铁的吸收率仅为 35%。⑦食物中另有一些成分可妨碍铁的吸收，如茶叶中所含的鞣酸在肠道内可与铁形成难溶性的复合物，对铁的吸收有明显的抑制作用。

另外，铁的吸收也受体内铁的储存量和需要程度的影响。当铁储存量多时，铁的吸收率降低；储存量减少，需要量增加时，吸收率亦升高。如患缺铁性贫血时铁的吸收率升高，而铁负荷过量和红细胞生成受抑制时则吸收率降低。胃肠吸收不良综合征也会影响铁的吸收。

（三）缺乏与过量

铁是微量元素中最容易缺乏的一种，膳食中铁长期供给不足，可引起体内铁缺乏，严重的可导致缺铁性贫血。缺铁性贫血被 WHO 确定为世界性营养缺乏病之一，也是我国主要的公共营养问题。

体内缺铁可分三个阶段：第一阶段为铁减少期（ID），此时储存铁减少，血清铁蛋白浓度下降，无明显症状。第二阶段为红细胞生成缺铁期（IDE），此时除血清铁蛋白浓度下降外，血清铁（与运铁蛋白结合的铁）也下降，同时铁结合力上升（即运铁蛋白的饱和度下降），游离原卟啉浓度上升，但血红蛋白尚未降到贫血标准。第三阶段为缺铁性贫血期（IDA），此时血红蛋白和红细胞比积下降，红细胞色淡、大小不一，并出现缺铁性贫血的症状。

发生缺铁性贫血时，表现出头晕、气短、心悸、乏力、脸色苍白、指甲脆薄、注意力不集中、抗感染力下降等症状，儿童易烦躁、智能发育差。孕妇缺铁可造成婴儿先天性缺铁，对婴儿的发育和健康会产生长久的不良影响。

通过各种途径进入体内的铁量的增加，可使铁在人体内储存过多，导致铁在体内潜在的有害作用。体内铁的储存过多与多种疾病有关。

（四）供给量及食物来源

我国推荐的膳食中每日铁的参考摄入量为：成年男性 15mg，成年女性 20mg。婴幼儿、青少年、孕妇和乳母应按需要增加，如孕妇每日需铁 15～35mg，在一般膳食中很难满足其需要量，可在医师或营养师的指导下补充铁剂，以预防缺铁性贫血。但人体每日铁的摄入量最好不超过 50mg。

动物性食物中含有丰富的铁，如动物肝脏、瘦猪肉、牛羊肉、禽肉、鱼肉、动物全血等不仅含铁丰富,而且吸收率很高,是膳食中铁的良好来源,但鸡蛋和牛奶中的铁的吸收率低。植物性食物含铁量不高,且吸收率低,但黄豆和小油菜、芹菜、萝卜缨、荠菜、毛豆等铁的含量较高,其中黄豆的铁不仅含量较高且吸收率也较高,是铁的良好来源。在我国的膳食结构中,植物性食物的摄入比例较高,血红素铁的含量低,应注意多从动物性食物中摄取铁。

另外,用铁质烹调用具烹调食物可在一定程度上对膳食起到强化铁的作用。

五、碘

碘是人体必需的微量元素,正常成人体内含碘 $20\sim50mg$,其中 $70\%\sim80\%$ 存在于甲状腺组织内,是甲状腺激素合成的必不可少的成分。其余分布在骨骼肌、肺、卵巢、肾、淋巴结、肝、睾丸和脑组织中。甲状腺中的含碘量随年龄、摄入量及腺体的活动性不同而有差异。

(一)生理功能

碘具有以下生理功能:

(1)参与机体的能量代谢　甲状腺素在蛋白质、脂肪、糖类的代谢中,能促进生物氧化过程,调节能量的转换,使产热增加。碘缺乏引起的甲状腺素合成减少会导致基本生命活动受损和体能下降,这种影响是终身的。

(2)促进机体的物质代谢　甲状腺素有促进蛋白质的合成、调节蛋白质的合成与分解的作用,因此,对人体的生长发育有着重要的生理意义。

在糖类和脂肪代谢中,甲状腺素除能促进生物氧化过程外,还有促进糖类的吸收、加速肝糖原分解、促进周围组织对糖类的利用、促进脂肪的分解和氧化、调节血清中的胆固醇和磷脂的浓度等作用。因此,人体内糖类和脂肪的代谢在甲状腺功能亢进时增强,减退时减弱。

(3)促进生长发育　甲状腺素能调控并维持动物体内细胞的分化与生长。

(4)促进神经系统发育　甲状腺素能促进神经系统的发育、组织的发育和分化、蛋白质的合成,这些作用在胚胎发育期和出生后的早期尤其重要。

(5)垂体的支持作用　甲状腺素对维持垂体正常的形态、功能和代谢是至关重要的。

(二)吸收与代谢

成人每日摄取的碘总量以 $100\sim300\mu g$ 为宜,主要以碘化物的形式由消化道吸收,其中有机碘一部分可被直接吸收,另一部分则需在消化道转化为无机碘后才可被吸收。肺、皮肤及黏膜也可吸收极微量的碘。

食物中的碘离子极易被吸收。在代谢过程中,甲状腺素分解而脱下的碘,一部分可被重新利用。

(三)缺乏与过量

机体因缺碘而导致的一系列障碍统称为碘缺乏病。人体所需碘的 $80\%\sim90\%$ 来自食物,$10\%\sim20\%$ 来自饮水,不到 5% 来自空气。由于环境、食物缺碘造成的碘缺乏病常呈地域性。处于内陆、山区的人群,一般远离海洋,水和土壤中含碘极少,因而食物含碘量也不高,长期生活在缺碘环境中容易发生碘缺乏病。

碘缺乏的典型症状为甲状腺肿大。婴幼儿缺碘可引起生长发育迟缓、智力低下,严重者会发生呆小症。

较长时间的高碘摄入也可导致高碘性甲状腺肿、典型甲状腺功能亢进、乔本氏甲状腺炎等。碘过量通常发生在高碘地区以及在治疗甲状腺肿大等疾病中使用过量的碘剂时。

（四）供给量及食物来源

人维持正常代谢和生命活动所需的甲状腺素是相对稳定的，合成这些激素所需的碘量为 $50\sim75\mu g$。我国推荐的每日膳食中碘的参考摄入量：1 岁为 $50\mu g$，$4\sim11$ 岁为 $90\mu g$，14 岁以上和成人为 $150\mu g$，孕妇和乳母为 $200\mu g$。

人体所需的碘，主要来自食物，其次为饮水与食盐。在碘缺乏区采用碘强化措施是防止碘缺乏的重要途径，如在食盐、食用油及自来水中加碘等。食用碘盐是最方便、有效的防御缺碘的方法。

六、锌

锌是合成主要生命物质必需的矿物质，在人体中发挥着十分重要的作用，承担着监督身体内各种功能有效运转，以及酶系统和细胞的维护作用。人体肌肉的扩张与收缩离不开锌。锌具有促进大脑、生殖器官发育，协助合成胰岛素，维持体内的碱平衡，保持血液的稳定状态等作用。

（一）生理功能

锌具有以下生理功能：

（1）是人体内许多金属酶的组成成分或酶的激活剂　锌是人体 200 多种酶的组成成分。

（2）促进机体的生长发育和组织再生　锌是调节基因表达即 DNA 复制、转译和转录的 DNA 聚合酶的必需组成成分。因此，缺锌动物的突出症状是生长、蛋白质合成、DNA 和 RNA 代谢等发生障碍。缺锌儿童因生长发育受到严重影响而易出现缺锌性侏儒症。

（3）提高机体免疫功能　锌在 DNA 合成中的作用，使得它在参加包括免疫反应细胞在内的细胞复制中起着重要作用。机体缺锌时可削弱免疫机制，降低抵抗力，使机体易受细菌感染。

（4）维持细胞膜的完整性　锌可与细胞膜上的各种基团、受体等作用，增强膜的稳定性和抗氧自由基的能力，防止脂质过氧化，从而保护细胞膜的完整性。

另外，锌还能与唾液蛋白结合成味觉素，对味觉及食欲起促进作用。锌对皮肤的健康有着重要作用，缺锌可引起上皮的角质化和食道的角质化，出现皮肤粗糙、干燥等现象。

（二）吸收与代谢

人们平均每天从膳食中摄入 $10\sim15mg$ 锌。锌主要在小肠内吸收，其吸收率为 $20\%\sim30\%$，仅有小部分在胃和大肠中吸收。

植物性食物中含有的植酸、鞣酸和纤维素等均不利于锌的吸收。植物性食物中锌的吸收率低于动物性食物，这与其含有纤维素和植酸、鞣酸有关。牛乳中锌的吸收率较低。我国居民的膳食以植物性食物为主，含植酸和纤维素较多，锌的生物利用率一般为 $15\%\sim20\%$。另外，铁也可以抑制锌的吸收。铁与锌的吸收有相互竞争的作用，铁锌比为 $1:1$ 时影响不大，在铁锌比太高时则会影响锌的吸收。维生素 D 能促进锌的吸收。锌的营养状况在一定程度上决定锌的吸收率，一般体内锌缺乏时，吸收率增高。

吸收的锌经代谢后主要通过胰脏的分泌而由肠道以粪便的形式排出，约占排出锌的 90%，其余部分由尿、汗、头发中排出或丢失。

研究表明，锌与铁相反，体内储备不易动员。因此，特别需要有规律的外源锌补充，尤其是在生长期。

(三)缺乏与过量

儿童长期缺锌可导致侏儒症,主要表现为生长停滞。青少年缺锌除生长停滞外,还会出现性成熟推迟、性器官发育不全、第二性征发育不全等。不论儿童或成人缺锌,均可引起味觉减退及食欲不振,出现异食癖,还会出现皮肤干燥、免疫功能降低等症状。严重缺锌时,即使肝脏中有一定量的维生素 A 储备,也会出现暗适应能力降低。

人体一般来说不易发生锌中毒,但若盲目过量补锌或食用被镀锌罐头盒污染的食物和饮料等均有可能引起锌过量或锌中毒。成人摄入 2g 以上的锌即可发生锌中毒,引起急性腹痛、腹泻、恶心、呕吐等症状。通常在停止锌的接触或摄入后,锌中毒症状短期内即可消失。

(四)供给量及食物来源

我国推荐的每日膳食中锌的参考摄入量为:成年男性 15.5mg,成年女性 11.5mg。儿童、孕妇、乳母根据需要量的增加而增加。

锌的来源广泛,普遍存在于各种食物中。动物性食物含锌丰富且吸收率高,植物性食物一般含锌较少。

七、硒

硒和维生素 E 都是抗氧化剂,二者相辅相成,是必要的微量矿物质。

(一)生理功能

硒具有以下生理功能:

(1)抗氧化作用　硒作为谷胱甘肽过氧化物酶的成分,在人体内起抗氧化作用,能防止过多的过氧化物损害机体代谢和危及机体的生存,从而延缓衰老乃至预防某些慢性病的发生。

(2)保护心血管和心肌的健康　硒对于保护心血管以及心肌的健康有着重要的作用。在我国,与缺硒有密切关系的克山病是以心肌损害为特征的。

(3)解除体内重金属的毒性作用　硒和金属有很强的亲和力,是一种天然的重金属的解毒剂,在体内与金属相结合,形成金属-硒-蛋白质复合物,起到解毒作用。

(4)保护视器官的健全功能和视力　含有硒的谷胱甘肽过氧化物酶和维生素 E 可使视网膜上的氧化损伤降低。

另外,硒还具有促进生长、调节甲状腺素、维持正常免疫功能、抗肿瘤及抗艾滋病的作用。

(二)吸收与代谢

硒主要是在小肠中被吸收,人体对食物中的硒的吸收率一般为 $60\% \sim 80\%$。硒在人体内主要以两种形式存在:一种是硒蛋氨酸,它在体内不能合成,直接由食物供给,作为机体内硒的储存形式存在,当膳食中缺少硒时,硒蛋氨酸可向机体提供人体所需的硒;另一种是硒中的硒半胱氨酸,为具有生物活性的化合物。

经肠道吸收进入人体内的硒,代谢后大部分经尿液排出,粪便中的硒主要是食物中未被吸收的硒。此外,硒还可通过皮肤和毛发排出。

(三)缺乏与过量

硒在食物中的存在形式不同,其生物利用率也不同。维生素 A、维生素 C、维生素 E 可促进人体对硒的吸收和利用,重金属和铁、铜、锌等会对硒的吸收产生抑制作用。

我国科学家首先证实缺硒是发生克山病的主要病因。缺硒也是发生大骨节病的重要原因。另外，缺硒还可影响机体的抗氧化能力和免疫功能。

人类因食用含硒较高的食物和水，或从事某些常常接触到硒的工作时，可引起硒中毒。

（四）供给量及食物来源

我国推荐的每日膳食中硒的参考摄入量为：成人 $50\mu g$，孕妇早期不需额外补充，产妇在哺乳期时需要量增加，每日需要量为 $65\mu g$，一般每日摄入量不宜超过 $400\mu g$。

食物中硒的含量因受产地土壤中硒含量的影响而有很大的地区差异，同一种食物中硒的含量会由于产地的不同而不同。一般来说，海产品、肝、肾、肉类、大豆和整粒的谷类是硒的良好来源。我国目前食物中的硒供给量一般不存在不足。

第六节　水

一、水的生理功能

1.机体的重要成分

水是人体含量最多和最重要的成分，成人体内的水分含量约占体重的 2/3。水广泛分布在组织细胞内外，构成人体的内环境。

2.促进体内物质代谢

人体内的所有物质代谢过程都有水的参与。水的溶解力很强，并有较大的电解力，可使水溶物质以溶解状态和电解质离子状态存在，并具有较大的流动性；可作为营养素的溶剂，有利于将其吸收和在体内运送；还可作为代谢产物的溶剂，有利于将其及时排出体外；难溶或不溶于水的物质，如脂类及某些蛋白质等分散于水中成为胶体溶液，水作为体内胶态系统的主要成分，有利于它的形成和稳定。所以，水在消化、吸收、循环、排泄过程中，能促进营养物质的运送和废物的排泄，使人体内的新陈代谢和生理化学反应得以顺利进行。此外，水还直接参与体内的水解、氧化剂被还原的过程。

3.调节和维持体温

水对体温的调节和维持，与它的理化性质密切相关。水的比热容高（1g 水升高或降低1℃需要或放出约 4.2J 热量）、流动性大，体液和血液中水的含量也大。大量的水能吸收体内物质代谢过程中产生的热量，从而使体内温度变化不大，并通过体液交换和血液循环，将体内代谢产生的热量运送到体表，散发到环境中，使机体能维持均匀而恒定的温度。水的蒸发热也高（在 37℃时蒸发 1g 水可带走 2.4kJ 热量），所以，体热可随着水分经皮肤的蒸发和排汗而散热，这对在高温环境中的机体具有重要的生理意义。

4.润滑作用

在关节、胸腔、腹腔和胃肠道等部位，都存在一定量的水，对器官、关节、肌肉、组织等起到缓冲、润滑和保护的作用。如关节腔内的滑液能减少活动时的摩擦，口腔中的唾液可使食物容易吞咽，泪液能防止眼球干燥。

二、水的需要量及来源

正常情况下，机体每日水的摄入量和排出量大致相同，约 2500mL。水的出入应保持动态平衡。正常人一般每日每千克体重需水量约为 40mL,即 60kg 体重的成人每天需水量约为 2400mL。婴儿的需水量为成人的 3～4 倍。在夏季或高温作业、剧烈运动等情况下,需水量会有较大的增加。

消化道、吸收道、皮肤和肾脏是机体排水的四条途径,但以肾脏最为重要。肾脏是机体排出水分最重要的途径,一般人每日尿液的排出与饮食情况、生活环境、劳动强度等多种因素密切相关,如饮水过多则排尿增加,出汗过多则尿量减少。正常生理情况下,每日尿量为 1000～1900mL。通过尿液除了可以排出过多的水分外,重要的还在于排出了许多代谢废物。每日约有 50g 的固体物质随尿排出,这就需要 500mL 以上的水才能将这些物质排出体外。若尿量过少,就会使废物储留于体内,从而造成不良后果,称为尿毒症。

饮水、食物中所含的水和体内生物氧化所产生的水为体内水的三个主要来源。普通成人每日饮水和从食物中所获得的水平均约为 2200mL,蛋白质、脂肪、糖类三大产热营养素生物氧化所产生的内水约为 300mL,其中饮水量可因机体需要量及气温等环境的影响而有较大的变动。

机体内应维持正常的水平衡,这种平衡一旦被破坏,就会带来严重的后果。摄入过多的水,会因消化液被稀释而导致消化功能减弱,甚至引起水中毒。但人体也不能缺水,水摄入不足或水丢失过多,可引起人体脱水,影响机体的生理功能。人体失水量占体重的 2％～4％时,就会感到口渴、尿少;当失水量达 4％～8％时,皮肤会变干燥并开始起皱纹,感觉口干唇焦,甚至出现意识模糊或幻视;失水量达 10％以上时可危及生命。

第七节 维 生 素

一、维生素概述

(一)维生素的共同特点

(1)维生素是人体代谢不可缺少的成分,均为有机化合物,都是以本体(维生素本身)的形式或可被机体利用的前体(维生素原)的形式存在于天然食物中。

(2)维生素在体内不能合成或合成量不足,也不能大量储存于机体的组织中,虽然需要量很小,但必须由食物供给。

(3)在体内不能提供热量,也不能构成身体的组织,但具有特殊的代谢功能。

(4)人体一般仅需少量的维生素就能满足正常的生理需要。但若供给不足,就会影响相应的生理功能,严重时会产生维生素缺乏病。

由上可见,维生素与其他营养素的区别在于它既不供给机体热能,也不参与机体组成,只需少量即可满足机体需要,但绝对不可缺少。缺乏维生素的任何一种,都会引起疾病。

(二)维生素的命名及分类

维生素的种类很多,根据其溶解性可分为脂溶性维生素和水溶性维生素两大类(如表 1-5 所示)。脂溶性维生素包括维生素 A、维生素 D、维生素 E、维生素 K;水溶性维生素包括维生素 B_1、维生素 B_2、烟酸、维生素 B_6、维生素 B_{12}、叶酸、泛酸、胆碱、生物素及维生素 C 等。

表1-5　各种维生素一览表

名称	日需要量	食物来源	生理功能	缺乏症
A	80μg	动物的肝、肾、蛋及乳；绿色蔬菜及红黄色蔬菜与水果中含有的类胡萝卜素	构成视紫红质，维持上皮组织的完整与分化，促进生长发育	夜盲症、干眼病、皮肤干燥、毛囊丘疹
D	5～10μg	海水鱼（如鲱鱼、鲑鱼和沙丁鱼）、动物的肝脏、蛋黄、牛肉、黄油等动物性食物及鱼肝油制剂；植物性食物如蘑菇、蕈类中也含有一定量	调节钙、磷代谢，促进钙、磷吸收，促进骨盐代谢与骨的生成	佝偻病（儿童）、软骨病（成人）
E	8～10mg	只在植物中合成	抗氧化，保护生物膜，维持生殖机能，促进血红素合成	尚未发现
K	60～80mg	肠道细菌合成；广泛分布于植物性食物和动物性食物中	促进肝合成凝血因子	皮下出血、肌肉及胃肠道出血
B_1	1.2～1.5mg	广泛存在于天然食物中，主要是谷物种子的外皮及胚芽	α-酮酸氧化酶的辅酶、抑制胆碱酯酶活性、转酮醇酶的辅酶	脚气病、末梢神经炎
B_2	1.2～1.5mg	广泛存在于动物性食物和植物性食物中	构成黄素酶的辅酶，生物氧化过程的递氢体	口角炎、舌炎、唇炎、阴囊炎
烟酸	15～20mg	广泛存在于食物中，主要为动物性食物	构成多种脱氢酶的辅酶，生物氧化过程的递氢体	癞皮病
B_6	2mg	动物性来源的食物中维生素 B_6 的生物利用率要优于植物性来源的食物	氨基酸转氨酶和脱羧酶的辅酶，ALA 合成酶的辅酶	尚未发现
泛酸	5mg	广泛存在动物性食物和植物性食物中	构成酰基转移酶的辅酶	尚未发现
生物素	25～300μg	广泛存在于各种动植物食物中，人体的肠道细菌也能合成	构成多种羧化酶的辅酶，参与 CO_2 的固定	尚未发现
叶酸	200～400μg	广泛存在于动物性食物和植物性食物中	以四氢叶酸的形式参与一碳单位的转移	巨幼红细胞贫血
B_{12}	2～3μg	主要来源于动物性食物，主要食物来源为肉类、动物内脏、鱼、禽、贝壳类及蛋类，尤其是肝脏	促进甲基转移、DNA 合成、红细胞成熟	巨幼红细胞贫血
C	60mg	新鲜植物中的含量较多	参与体内羟化反应，参与氧化还原反应，促进铁吸收	坏血病

　　脂溶性维生素溶于脂肪及脂溶剂中，在食物中与脂类共同存在，在肠道吸收时也与脂类吸收有密切关系。而水溶性维生素不溶于脂肪及脂溶剂，易溶于水，容易在烹调加工中损失。

　　脂溶性维生素只能够溶解储存在脂肪组织中，故排泄率不高，可在体内长期大量地储存,长期摄入过多可在体内蓄积以至引起中毒。水溶性维生素可以轻易地溶于体内水溶液中,产生毒害作用的可能性很小,摄入过量一般不会引起中毒,但常会干扰其他营养素的代谢。体内缺乏水溶性维生素的可能性较大。补充维生素必须遵循合理的原则,不宜盲目加大剂量。

(三)维生素的缺乏

维生素的缺乏按其缺乏原因可分为原发性维生素缺乏和继发性维生素缺乏。原发性维生素缺乏是指由于膳食中维生素供给不足或其生物利用率过低而引起的维生素缺乏;继发性维生素缺乏是指由于生理或病理原因妨碍了维生素的消化、吸收、利用,或因需要量增加、排泄或破坏增多而引起的条件性维生素缺乏。

维生素的缺乏按缺乏的程度又可分为临床维生素缺乏和亚临床维生素缺乏。当维生素缺乏出现临床症状时称为维生素的临床缺乏。维生素的轻度缺乏常不出现临床症状,但一般可使劳动效率降低和对疾病的抵抗力降低,称为亚临床维生素缺乏。常见维生素缺乏的原因主要有以下几点:

(1)食物中维生素供给不足。

(2)吸收产生障碍。

(3)人体需要量增加,但食物中的供给量未增加。

(4)长期用营养素补充剂者对维生素的需要量增加,一旦摄入量减少,也很容易出现维生素缺乏的症状。

二、维生素 A

维生素 A 又叫视黄醇,是人类最早发现的维生素,是指含有视黄醇结构,并具有其生物活性的一大类物质,包括视黄醇、视黄醛。视黄基酯复合物并不具有维生素 A 的生物活性,但它能在肠道中水解产生视黄醇。其有维生素 A_1 和维生素 A_2 两种,它们纯属于动物代谢的产物。维生素 A_1 为视黄醇,主要存在于哺乳动物和海洋鱼类的肝脏中;维生素 A_2 为脱氢视黄醇,主要存在于淡水鱼中。维生素 A_2 的生物活性约为维生素 A_1 的 40%。在植物中不含已形成的维生素 A,植物来源的类胡萝卜素是人类维生素 A 的重要来源。某些有色植物含有类胡萝卜素,其中一小部分可在小肠和肝细胞内转变成视黄醇和视黄醛,这些类胡萝卜素统称为维生素 A 原,包括 α-胡萝卜素、β-胡萝卜素、β-隐黄素、γ-胡萝卜素等。植物体中所含的红黄色素中很多属于类胡萝卜素,类胡萝卜素为维生素 A 的前体。在动物体内类胡萝卜素可以转化为维生素 A,并具有维生素 A 的生物活性,所以被称为维生素 A 原。类胡萝卜素中最具有维生素 A 生物活性的是 β-胡萝卜素,其在人类肠道中的吸收利用率大约为维生素 A 的 1/6,其他胡萝卜素的吸收率相对更低。

(一)理化性质

维生素 A 与胡萝卜素在碱性的环境中比较稳定,在一般的烹调和加工过程中不易被破坏;但对酸不稳定,且容易被空气中的氧所氧化破坏,尤其是在高温条件下,紫外线对维生素 A 的氧化有促进作用。因此,维生素 A 或富含维生素 A 的食物应在避光及低温环境下保存。当脂肪酸败时,其中所含的维生素 A 和胡萝卜素将受到严重破坏。食物中所含有的磷脂、维生素 E 和维生素 C 或其他抗氧化物质,均有助于维生素 A 与胡萝卜素的稳定。

维生素 A 末端的—CH_2OH 在体内氧化后成为—CHO,称为视黄醛,或者再进一步氧化成—COOH，即视黄酸。视黄酸是维生素 A 在体内吸收代谢后最具有生物活性的产物，维生素 A 的许多生理功能实际上是通过视黄酸的形式发生作用的。

(二)生理功能

1.维生素 A 与视网膜上的感光物质视紫红质的合成和再生有关

视网膜上有两种高度特异的感光视细胞，即视锥细胞与视杆细胞，视锥细胞与明视觉及色觉有关，视杆细胞与暗视觉有关，两者的感光物质不同，视锥细胞为视紫蓝质，视杆细胞为视紫蓝质。视紫红质由视黄醛与视蛋白结合而成，为暗视觉的必需物质，在黑暗中非常稳定。当视网膜接受光线时，视紫红质发生一系列变化，经过各种中间构型的改变（表现为由红变橙、变黄，最后变为无色）而引发神经冲动，传入大脑形成视觉，此称光适应。由于在光亮处对光敏感的视紫红质被大量消耗，一旦由亮处到暗处，便不能看到暗处物质，但若视网膜处有充足的视黄酸，即可被存在于细胞中的视黄醛异构酶异构化，并与视蛋白结合再次形成视紫红质，从而恢复对光的敏感性，以致能在微弱照度下的暗处看见物质，这一过程称为暗适应。显然，暗适应的速度快慢与体内维生素 A 的营养水平有密切关系。由于在此过程中有部分视黄醛变成视黄醇被排泄，因此必须不断地补充维生素 A，才能维持视紫红质的合成和整个暗光视觉过程。

2.维护上皮细胞的完整和健全，增强抵抗力

维生素 A 对上皮细胞起稳定作用，参与维持上皮细胞的形态完整和健全，增强抵抗力。维生素 A 营养充足时，人体上皮组织黏膜细胞中的糖蛋白的生物合成顺利，分泌黏液正常，而缺乏时上皮组织不分泌糖蛋白，导致上皮组织萎缩，皮肤干燥、粗糙，毛囊角质化，汗腺和皮脂腺萎缩。

3.促进生长发育和维护生殖功能，并维持和促进免疫功能

维生素 A 参与细胞 RNA、DNA 的合成，对细胞的分化、组织更新有一定的影响。维生素 A 参与调节机体多种组织细胞的生长和分化，包括神经系统、心血管系统、眼睛、四肢和上皮组织等。维生素 A 通过调节细胞免疫和体液免疫来提高免疫功能，这也与增强巨噬细胞和自然杀伤细胞的活力以及改变淋巴细胞的生长和分化有关。维生素 A 还参与软骨内成骨，缺乏时长骨的形成和牙齿的发育均会受到影响。维生素 A 缺乏时还会导致男性睾丸萎缩，精子数量减少、活力下降，也可影响胎盘发育。缺乏维生素 A 的儿童生长停滞、发育迟缓、骨骼发育不良，缺乏维生素 A 的孕妇所生的新生儿体重偏轻。

此外，类胡萝卜素也是人体内不可缺少的营养物质。β-胡萝卜素不仅是食物中维生素 A 的良好来源，而且有研究发现它在防癌方面和预防心血管疾病方面有明显作用。β-胡萝卜素是极好的抗氧化剂，在人体内能捕捉自由基，提高机体抗氧化防御能力，有助于提高正常机体的免疫功能。

(三)吸收与代谢

维生素 A 与胡萝卜素的吸收过程是不同的。植物组织中的各种类胡萝卜素在小肠中以扩散的方式吸收，吸收量与摄入量的多少相关，吸收时必须有胆盐协助；与油脂共存时吸收最好，磷脂有助于形成微胶粒溶液而利于其吸收。类胡萝卜素在肠黏膜上皮细胞中被肠黏膜上皮细胞内的胡萝卜素双氧化酶作用裂解为视黄醛，进而转化成维生素 A。食物中的维生素 A 主要以酯的形式存在，在消化吸收的过程中，先为肠道中的视黄酯水解酶水解，游离出的维生素 A 很快被肠黏膜吸收。维生素 A 的吸收为主动吸收，需要能量，也需要胆盐，

摄入维生素 A 3～5h 后,吸收达到高峰,其吸收速率比胡萝卜素快 7～30 倍。维生素 A 的吸收率也明显高于胡萝卜素,膳食中 β-胡萝卜素只有 1/6 左右变为维生素 A。

维生素 A 在体内主要储存于肝脏中,占总量的 90%～95%,少量储存于脂肪组织中。当组织需要维生素 A 时,肝内储存的维生素 A 酯可经酯酶水解为醇式,与视黄醇结合蛋白结合而释放入血,再与血液中的蛋白结合而被运至组织以供利用。

高蛋白膳食可增加维生素 A 的利用,加速维生素 A 储存的消耗。蛋白质营养不良会影响维生素 A 的吸收及胡萝卜素转变为维生素 A 的能力,并降低肝脏中维生素 A 的储存量。此外,足够量的脂肪、抗氧化剂和卵磷脂都有利于维生素 A 的吸收;而服用矿物油、肠道有寄生虫等情况,均会妨碍维生素 A 的吸收。

(四)缺乏与过量

维生素 A 缺乏的最早症状是暗适应能力下降,严重时可导致夜盲症。缺乏维生素 A 可使细胞过度角质化,对所有器官均有影响,使其机能发生障碍。最早受影响的是眼睛的结膜和角膜,表现为结膜或角膜干燥、软化甚至穿孔,以及泪腺分泌减少;消化道表现为味蕾上皮角化;肠道黏膜分泌减少,食欲减退等;呼吸道黏膜上皮萎缩、干燥,纤毛减少,抗病能力减退。消化道和呼吸道感染疾病的危险性提高,而且感染后不易痊愈,特别是儿童、老人容易引起呼吸道炎症,严重时可引起死亡。泌尿和生殖系统的上皮细胞同样也会发生改变,从而影响其功能。

婴幼儿和儿童维生素 A 缺乏的发生率远高于成人,这是由于孕妇血中的维生素 A 不易通过胎盘屏障进入胎儿体内,故初生儿体内维生素 A 的储存量低。儿童维生素 A 缺乏最主要的症状是出现眼结膜毕脱氏斑,其为脱落细胞的白色泡沫状聚积物,是正常结膜上皮细胞和杯状细胞被角化细胞取代的结果。另外,维生素 A 缺乏时,会造成血红蛋白合成代谢障碍,免疫功能低下,儿童生长发育迟缓。

维生素 A 为脂溶性维生素,其在体内的排泄率不高,食入过量可在体内蓄积而导致中毒,主要表现为厌食、恶心、呕吐,肝脾肿大,长骨变粗及骨关节疼痛,过度兴奋,肌肉僵硬,皮肤干燥、瘙痒、鳞皮,脱发等。成人每天摄入 22500～150000μg RE(视黄醇当量),3～6 个月后可出现上述症状,但大多数是由于摄入了维生素 A 纯制剂或吃了某些野生动物的肝、鱼肝而引起的,一般食物中摄入的维生素 A 不会引起中毒。通过食物摄入大量胡萝卜素,除因脂肪积累而使皮肤呈黄色外,尚未发现有其他的毒性。

(五)供给量及食物来源

在计算膳食中维生素 A 的供给量时,除了应考虑维生素 A 本身外,还应考虑其前体物质类胡萝卜素(以 β-胡萝卜素为主)。膳食或食物中具有的视黄醇活性物质的量常用视黄醇当量(RE)来表示,包括已形成的维生素 A 和维生素 A 原的总量。它们常用的换算公式是:

$$1\mu gRE=1\mu g\ 视黄醇=6\mu g\ \beta\text{-胡萝卜素}=12\mu g\ 其他类胡萝卜素 \tag{1-10}$$

$$膳食中总视黄醇当量\ RE(\mu g)=视黄醇(\mu g)+\beta\text{-胡萝卜素}(\mu g)\times0.167$$
$$+其他类胡萝卜素(\mu g)\times0.084 \tag{1-11}$$

我国推荐的每日膳食中维生素 A 的参考摄入量为:男性 800μgRE,女性 700μgRE,孕妇与乳母 800～1000μgRE。

维生素 A 在动物性食物(如动物的肝、肾、蛋及乳)中含量丰富,尤其以肝脏中最为丰富;在绿色蔬菜及红黄色蔬菜与水果中含有类胡萝卜素,如西兰花、胡萝卜、豌豆苗、红心甜薯、菠菜、苋菜、油菜、橘子、枇杷等中含量比较丰富。满足人体中维生素 A 需要量的主要食物来源是这些有色蔬菜，动物性食物膳食结构中所占的比例较少，单纯只靠动物性食物并不能完全满足人体对维生素 A 的需要。人体每天都要摄入大量的有色蔬菜，其中的类胡萝卜素可在体内转化形成维生素 A，以供人体的需要。一般认为，人体每日所需的维生素 A，1/3 由视黄醇提供，2/3 由类胡萝卜素提供较好。

三、维生素 D

维生素 D 为一组存在于动植物组织中的类固醇的衍生物，因其有抗佝偻病作用，也称之为抗佝偻病维生素。目前已知的维生素 D 至少有 10 种，但最重要的是维生素 D_2（麦角钙化醇）和维生素 D_3（胆钙化醇）。麦角固醇和 7-脱氢胆固醇分别是维生素 D_2 和维生素 D_3 的前体。麦角固醇主要存在于植物油、酵母菌和麦角中，在人体中不存在，消化道中也不能吸收，但经紫外光照射后可转变为维生素 D_2，并且能为人体吸收。但麦角固醇在自然界中的存量很少。7-脱氢胆固醇存在于人体的皮肤和皮下脂肪中，经紫外线照射可转变为维生素 D_3。维生素 D_2 和维生素 D_3 的生理功能和作用机制是完全相同的，二者都具有维生素 D 的生理活性，常被统称为维生素 D。1,25-$(OH)_2$—D_3 是维生素 D 的活性形式，具有类固醇激素的作用。

(一)理化性质

维生素 D 为白色晶体，溶于脂肪及脂溶剂，对热、碱较稳定。在 130℃ 加热 90min，其活性仍能保存，故通常的烹调加工不会造成维生素 D 的损失。维生素 D 油溶液中加入抗氧化剂后更稳定。维生素 D 在酸性环境中易分解，故脂肪酸败可引起其中的维生素 D 的破坏。过量辐射线照射维生素 D 可形成少量具有毒性的化合物。

(二)生理功能

维生素 D 最主要的生理功能就是促进钙、磷在人体肠道中的吸收，维持血清中钙、磷浓度的稳定，促进骨骼和牙齿的钙化，保证正常的生长发育。

1,25-$(OH)_2$—D_3 作用于小肠、骨骼、肾脏等器官中，在甲状旁腺素的共同作用下，维持血钙水平。血钙浓度低时，可促进肠道主动吸收钙、肾脏对钙的重吸收以及从骨骼中动员钙；而当血钙浓度过高时，可促使甲状旁腺产生降钙素，阻止钙从骨中动员出来，增强骨骼钙化，并增加钙、磷从尿液中的排出量。维生素 D 也能激发肠道对磷的转运过程，且这种转运是独立的，与钙的转运相互并不影响。

(三)吸收与代谢

人体中的维生素 D_2 是由从食物中摄取的维生素 D 和由皮肤及皮下脂肪中的 7-脱氢胆固醇经日照转化成的维生素 D_3 而来。

从食物中摄取的维生素 D 进入小肠后，在胆汁的作用下与其他脂溶性物质一起形成胶团被动吸收入小肠黏膜细胞中。食物中有 50%～80% 的维生素 D 在小肠吸收。吸收后的维生素 D 经淋巴进入血液，部分与血液中的维生素 D 结合蛋白结合并由其携带输送至全身各组织器官中发挥生理作用。脂肪吸收受干扰时，如慢性胰腺炎、脂肪痢及胆道阻塞都会影响维生素 D 的吸收。

在皮肤中产生的维生素 D，会缓慢扩散进入血液，由维生素 D 结合蛋白携带运输。在血浆中约有 60% 的维生素 D 与维生素 D 结合蛋白结合运输。

维生素 D 主要储存在脂肪组织与骨骼肌中,其次是肝脏,大脑、脾、皮肤、肺中也存有少量。维生素 D 的分解代谢主要在肝脏,在其转化为极性较强的代谢产物后,随胆汁进入肠中由粪便排出,仅有少量从尿液中排出。

(四)缺乏与过量

膳食供应不足或人体日照不足是维生素 D 缺乏的主要原因。若日照充足、户外活动正常,一般情况下不易发生维生素 D 的缺乏。

婴幼儿缺乏维生素 D 可引起佝偻病,以钙、磷代谢障碍为特征,严重者出现骨骼畸形,如方头、鸡胸、漏斗胸、肋骨串珠、"O"形腿和"X"形腿等。成人缺乏维生素 D 会使已成熟的骨骼脱钙,表现为骨质软化症,特别是孕妇和乳母及老年人容易发生,常见的症状是骨痛、肌无力、易变形,严重时骨骼脱钙而引起骨质疏松症和骨质软化病,发生自发性或多发性骨折。

通过膳食获得维生素 D 一般认为不会引起中毒,但摄入过量的维生素 D 补充剂或强化维生素 D 的乳制品,有发生维生素 D 过量和中毒的可能。目前认为维生素 D 的每日摄入量不宜超过 $25\mu g$。

维生素 D 中毒的表现主要有厌食、恶心、多尿、烦躁、皮肤瘙痒、血钙和血磷增高,尿中钙、磷含量也增高。钙可大量沉积在一些软组织,如心、肾、肝、血管中,引起功能障碍,甚至引起肾钙化、心脏及大动脉钙化。严重的维生素 D 中毒可导致死亡。

(五)供给量及食物来源

由于维生素 D 既可由膳食提供,又可由暴露在日光之下的皮肤自身合成,并且维生素 D 的供给量与食物中钙、磷的供给量相联系,皮肤中合成量的多少又受到地理位置、暴露面积、阳光照射时间、紫外线强度、皮肤颜色等因素的影响,因此维生素 D 的需要量很难确切估计。我国推荐的每日膳食中维生素 D 的参考摄入量为:在钙、磷供给量充足的条件下,儿童、少年、孕妇、乳母、老人维生素 D 的适宜摄入量为 $10\mu g$,16 岁以上成人为 $5\mu g$。

经常晒太阳是人体廉价获得充足、有效的维生素 D 的最好来源。在阳光不足或空气污染严重的地区,也可采用紫外线灯作预防性照射。成年人只要经常接触阳光,一般不会发生维生素 D 缺乏症。婴儿若仅暴露面部和前手臂,每天户外活动 2h 即可预防维生素 D 缺乏症的发生。儿童和年轻人应每周保证 2～3 次的短时户外活动以满足对维生素 D 的需要。老年人皮肤产生维生素 D 的能力较差,衣服往往又穿得较多,接触阳光照射的机会较少,使维生素 D 的产生较少,加上老年人易有乳糖不耐症,乳制品摄入少,维生素 D 的来源往往较少。因此,应鼓励老年人在春、夏、秋季的早晨或下午多接触阳光,以满足身体对维生素 D 的需要。

维生素 D 在天然食物中的存在并不广泛,主要是存在于海水鱼(如鲱鱼、鲑鱼和沙丁鱼)、动物的肝脏、蛋黄、牛肉、黄油等动物性食物及鱼肝油制剂中,以鱼肝和鱼油中的含量最为丰富。植物性食物(如蘑菇、蕈类)中含有一定量的维生素 D。人乳和牛乳中的维生素 D 含量较低,蔬菜、谷类及其制品和水果中只含有少量的维生素 D 或几乎不含维生素 D。

由于食物中的维生素 D 来源不足,许多国家均在常用的食物中进行维生素 D 强化,如焙烤食品、乳及乳制品和婴儿食品等,以预防维生素 D 缺乏症。我国不少地区使用维生素 A、维生素 D 对牛乳进行强化,使维生素 D 缺乏症得到了有效的控制。

四、维生素 E

维生素 E 又名生育酚，是所有具有生育酚生物活性化合物的总称。它包括 4 种生育酚和 4 种生育三烯酚，共 8 种化合物，即 α、β、γ、δ 生育酚和 α、β、γ、δ 生育三烯酚。虽然维生素 E 的这 8 种化合物的化学结构极为相似，但其生物学活性却相差甚远。其中 α-生育酚的生物活性最高，是自然界中分布最广泛、含量最丰富、活性最高的维生素 E 的形式，所以通常以 α-生育酚作为维生素 E 的代表。

（一）理化性质

维生素 E 为黄色油状液体，溶于酒精与脂溶剂，不溶于水，极易被氧化，光照、热、碱及铁或铜等微量元素可加速其氧化过程，所以是极为有效的抗氧化剂。维生素 E 在酸性环境中比在碱性环境中稳定，在无氧条件下比较稳定，酯化维生素 E 要比游离维生素 E 稳定。脂肪酸败可加速维生素 E 的破坏。食物中的维生素 E 在一般的烹调过程中损失不大，但油炸时可使其活性明显降低。

（二）生理功能

1. 抗氧化作用

维生素 E 是极为重要的抗氧化剂，它与其他抗氧化物质以及抗氧化酶（包括超氧化物歧化酶、谷胱甘肽过氧化物酶等）一起构成了体内抗氧化系统，能清除体内的自由基并阻断其引发的链反应，可防止生物膜（包括细胞膜、细胞器膜）和脂蛋白中的多不饱和脂肪酸、细胞骨架及其他蛋白质的巯基受自由基和氧化剂的攻击。维生素 E 还可与过氧化物反应，预防过氧化脂质的产生，从而维持了细胞膜的完整性和机体的正常功能。

2. 保持红细胞的完整性

膳食中长期维生素 E 摄入不足，可导致人体中红细胞数量的减少，并使其脆性增加，寿命缩短。维生素 E 还可抑制血小板凝聚，降低心肌梗死和脑卒中的危险性。

3. 预防衰老

血及组织中的脂质过氧化物（脂褐质）水平随着人们年龄的增长而不断增加。脂褐质俗称老年斑，是细胞内某些成分被氧化分解后的沉积物，补充维生素 E 可减少细胞中的脂褐质的形成。维生素 E 还可改善皮肤的弹性，延迟性腺萎缩，提高免疫力，在预防和延缓衰老方面具有一定的作用。

4. 与生殖机能有关

维生素 E 缺乏时可使雄性动物精子的形成被严重抑制，雌性动物孕育异常。在临床上常用维生素 E 治疗先兆性流产和习惯性流产。

此外，维生素 E 还可抑制体内胆固醇合成限速酶，从而降低血浆中胆固醇的水平，抑制肿瘤细胞的生长和繁殖，维持正常的免疫功能，并对神经系统和骨骼具有保护作用等。

（三）吸收与代谢

生育酚在食物中可以以游离的形式存在，而生育三烯酚则是以酯化的形式存在，它必须经水解后才能被吸收。维生素 E 及其酯的吸收率仅占摄入量的 20%～50%，取决于摄入的水平。当大量摄入时，其吸收率反而降低。维生素 E 吸收之前需先在肠道中被水解，再在胆汁及胰液的作用下被动扩散吸收。它与脂类的消化吸收有着密切关系，故影响脂肪吸收的因素也影响维生素 E 的消化吸收。

维生素 E 主要储存在脂肪细胞中,少量储存在肝、肺、心脏、血液、肾上腺和大脑中。脂肪组织中的维生素 E 的储存量随维生素 E 摄入量的增加而增加,而其他组织中的维生素 E 的储存量基本不变或很少增加。当膳食中维生素 E 缺乏时,机体先从血浆及肝脏获得维生素 E,再从骨骼肌及心脏中获得维生素 E,而脂肪组织中的维生素 E 消耗最慢,细胞膜上的维生素 E 则不易变动。

(四)缺乏与过量

维生素 E 缺乏在人类中较为少见,但可出现在低体重的早产儿、血 β-脂蛋白缺乏症和脂肪吸收障碍的患者中。缺乏维生素 E 时可出现视网膜蜕变、蜡样质色素积聚、溶血性贫血、肌无力、神经退行性病变、小脑共济失调和振动感觉丧失等。

在脂溶性维生素中,维生素 E 的毒性相对较小,人体食用大剂量维生素 E 也尚未发现有明显的中毒症状,有可能会出现肌无力、视觉模糊、复视、恶心、腹泻以及维生素 K 的吸收和利用障碍等现象。人体每天摄入维生素 E 的量以不超过 400mg 为宜。

(五)供给量及食物来源

维生素 E 的需要量因人而异,不同生理时期对维生素 E 的需要量不同。婴幼儿、孕妇、乳母、老年人对维生素 E 的需要量较大。一般来说,我国成人维生素 E 的每日摄入量为 14mg,儿童依年龄而有所不同。

维生素 E 只能在植物中合成。植物的叶子和其他绿色部分均含有维生素 E,绿色植物中的维生素 E 含量要高于黄色植物。维生素 E 存在于各种油料种子及植物油中,麦胚油、棉籽油、玉米油、花生油及芝麻油是维生素 E 的良好来源,莴苣叶及柑橘皮中的维生素 E 含量也较多,在坚果类及绿叶菜中也含有一定的数量。维生素 E 还存在于肉、禽蛋、乳及鱼肝油中。维生素 E 性质不稳定,容易被氧化,在储存与烹调过程中都有损失,加热时损失更大。

五、维生素 K

维生素 K 也称凝血维生素,是肝脏中凝血酶原和其他因子合成必不可少的物质。

(一)理化性质

维生素 K 有三种形式:维生素 K_1(叶绿醌)存在于绿叶植物中;维生素 K_2(甲萘醌)存在于发酵食品中,由细菌合成,具有天然维生素 K 的基础结构,生物活性最高;维生素 K_3 是人工合成产物。天然存在的维生素 K 是黄色油状物,人工合成的则是黄色结晶粉末。这三种维生素 K 都抗热和抗水,但易遭酸、碱、氧化剂和光(特别是紫外线)的破坏。由于天然食物中维生素 K 对热稳定,并且不是水溶性的,因而在正常的烹调过程中只损失很少部分。

(二)生理功能

维生素 K 控制血液凝结。维生素 K 是四种凝血蛋白(凝血酶原、转变加速因子、抗血友病因子和司徒因子)在肝内合成必不可少的物质。

(三)缺乏与过量

缺乏维生素 K 会延迟血液凝固。天然形式的维生素 K 不会产生毒性,甚至大量服用也无毒。

(四)供给量及食物来源

我国推荐的每日膳食中维生素 K 的参考摄入量为:青少年每千克体重 2mg,成年人每日 120mg。

人体中维生素 K 的来源有两个方面：一方面由肠道细菌合成，占 50%～60%；另一方面来自于食物，占 40%～50%。维生素 K 广泛分布于植物性食物和动物性食物中，绿叶蔬菜中的含量最高，其次是乳及肉类，水果及谷类中含低。因为人体对维生素 K 的需要量低，大多数食物都可以满足机体的需要，人体一般不会缺乏维生素 K。但母乳例外，其中维生素 K 的含量低，甚至不能满足 6 个月以内婴儿的需要，应注意补充。

六、维生素 B₁

维生素 B₁ 因其分子中含有硫和胺，又称硫胺素；因发现其与预防和治疗脚气病有关，又可称为抗脚气病因子、抗神经炎因子，是最早被人们提纯的维生素。

(一)理化性质

维生素 B₁ 常以磷酸盐的形式出现，硫胺素磷酸盐为白色结晶，极易溶于水，微溶于乙醇，不溶于其他有机溶剂。气味似酵母，不易被氧化，比较耐热。在酸性环境中比较稳定，加热不易溶解，在 pH<5 时，加热至 120℃ 仍可保持其生物活性；在 pH=3 时，即使高压蒸煮至 140℃ 经过 1h，破坏也很少。但在中性或碱性环境中很易被破坏。加工过程的高压灭菌、紫外线照射、亚硫酸盐的存在可破坏食物中的硫胺素，如亚硫酸盐在中性或碱性媒质中能加速硫胺素的分解破坏，所以在保存硫胺素含量较高的食物时，不宜用亚硫酸盐作为防腐剂或以二氧化硫作为熏蒸剂。另外，软体动物、鱼类的肝脏中含硫胺素酶，它能分解硫胺素，可通过加热破坏它；含有多羟基酚（如单宁、咖啡酸、绿原酸）的食物可使硫胺素失活。在一般的烹调过程中硫胺素的损失不多。

(二)生理功能

1. 参加细胞中的糖代谢

维生素 B₁ 是糖代谢中辅羧酶的重要成分。焦磷酸硫胺素（TPP）是维生素 B₁ 的活性形式，是糖类代谢中氧化脱羧酶的辅酶，参与糖代谢中 α-酮酸的氧化脱羧作用。维生素 B₁ 若缺乏，糖代谢至丙酮酸阶段就不能进一步氧化，造成丙酮酸在体内堆积，降低能量供应，影响人体正常的生理功能，并对机体造成广泛损伤。因此，硫胺素是体内物质代谢和热能代谢的关键物质。

2. 对于神经细胞膜对兴奋的传导作用起着重要作用

维生素 B₁ 对神经生理活动有调节作用。神经组织能量不足时，会出现相应的神经肌肉症状，如多发性神经炎、肌肉萎缩及水肿，甚至会影响心肌和脑组织功能。

此外，维生素 B₁ 还与心脏活动、维持食欲、胃肠道的正常蠕动及消化液的分泌有关。

(三)维生素 B₁ 的形式

食物中的维生素 B₁ 有三种形式，即游离形式、硫胺素焦磷酸酯和蛋白磷酸复合物。结合形式的维生素 B₁ 需在消化道裂解后才能被吸收，浓度高时为扩散方式，浓度低时为主动吸收方式，且需要钠离子及焦磷酸硫胺素（TPP），缺乏钠离子及 ATP 酶（三磷酸腺苷酶）可抑制其吸收。叶酸缺乏可影响维生素 B₁ 的吸收。另外，长期饮酒可干扰小肠对维生素 B₁ 的吸收。

正常成年人体内维生素 B₁ 的含量为 25～30mg。心脏、肾脏、肝脏和脑组织中维生素 B₁ 的含量也比较高。由于肌肉的量大，肌肉组织中储存的维生素 B₁ 约占总储存量的 50%。

体内的维生素 B_1 中,80％以焦磷酸硫胺素的形式储存,10％以三磷酸盐硫胺素(TTP)的形式储存,其他为单磷酸硫胺素(TMP)。在所有维生素中,维生素 B_1 的储存量是最少的。体内维生素 B_1 的每日转换量为 1mg,膳食中若缺乏维生素 B_1,1～2 周后人体组织中正常的维生素 B_1 含量就会降低。所以,人体须定期摄取维生素 B_1,以保证维持组织中的正常含量。人体内的肠道菌群能合成维生素 B_1,但不能被人体利用。

维生素 B_1 由肾脏经尿液排出体外,排出的为游离形式的维生素 B_1,是每日从膳食中吸收而又为机体所不需要的过量维生素 B_1。

(四)维生素 B_1 的缺乏

人体中维生素 B_1 的缺乏主要是由于摄入不足、需要量增加或机体的吸收利用发生障碍。如长期大量食用精白米面,同时膳食中又缺乏其他的维生素 B_1 含量高的食物,就容易造成维生素 B_1 的缺乏;在煮粥、煮豆、蒸馒头时若加入过量的碱,也会大量破坏维生素 B_1;如果高能量膳食中的绝大部分能量来自糖类,也易造成维生素 B_1 缺乏;肝损害、饮酒会影响体内维生素 B_1 的合成等。高温环境下工作的人、神经高度紧张的人、孕妇、乳母对维生素 B_1 的需要量会相应增加。

维生素 B_1 缺乏引起的病称为脚气病,长期透析的肾病者、完全胃肠外营养的病人以及长期慢性发热病人都可能患此病。初期症状有疲乏、淡漠、食欲差、恶心、忧郁、急躁、沮丧、腿麻木和心电图异常。脚气病一般分成几类:①干性脚气病:以多发性神经炎症为主,患者的周围神经末梢有发炎或退化现象,表现为指、趾麻木,肌肉酸痛、压痛,尤以腓肠肌为甚。②湿性脚气病:以水肿和心脏症状为主。③婴儿脚气病:多发生于 2～5 月龄的婴儿,且多是维生素 B_1 缺乏的母乳所喂养的婴儿,其发病突然,病情急。初期食欲不振、呕吐、兴奋、心跳快、呼吸急促和困难。④急性暴发性脚气病:以急性心力衰竭为主,伴有膈神经和喉神经瘫痪症状。

(五)供给量及食物来源

维生素 B_1 是人体能量代谢特别是糖代谢所必需的,故人体对其需要量通常与摄取的热量有关。膳食中维生素 B_1 的供给量应与机体能量总摄入量成正比。当人体的能量主要来源于糖类时,维生素 B_1 的需要量最大。一般供给量标准按 0.5mg/4184kJ(1000kcal)计。

我国推荐的每日膳食中维生素 B_1 的参考摄入量为:成年男性 1.4mg,成年女性 1.3mg,孕妇 1.5mg,乳母 1.8mg。

维生素 B_1 广泛存在于天然食物中,但其含量因食物的种类及储存、加工、烹调等条件的不同而有很大的差异。谷物是维生素 B_1 的主要来源,多存在于种子的外皮及胚芽中。此外,黄豆、干酵母、花生、动物内脏、蛋类、瘦猪肉、新鲜蔬菜等中也含有较多的维生素 B_1。粮谷的精加工可使维生素 B_1 有不同程度的损失。有些食物(如淡水鱼、贝类)含有硫胺素酶,能分解破坏硫胺素,不宜生吃,应破坏硫胺素酶后再食用。

七、维生素 B_2

维生素 B_2 又称核黄素,在自然界中主要以磷酸酯的形式存在于黄素单核苷酸(FMN)和黄素腺嘌呤二核苷酸(FAD)两种辅酶中。

(一)理化性质

纯净的核黄素为橘黄色晶体,味苦,微溶于水,可溶于氯化钠溶液,易溶于稀的氢氧化钠溶液。核黄素的水溶性较差,但在碱性溶液中容易溶解,在强酸溶液中稳定,光照及紫外线照射可引起不可逆的分解。食物中的核黄素一般为与磷酸和蛋白质结合的复合化合物,对光照比较稳定。

(二)生理功能

维生素 B_2 在体内以磷酸酯的形式存在于黄素单核苷酸和黄素腺嘌呤二核苷酸中,并参与氧化还原反应,同时也参与维生素 B_6 和烟酸的代谢。

1.参与体内生物氧化与能量代谢

维生素 B_2 以黄素单核苷酸和黄素腺嘌呤二核苷酸两种形式与特定的蛋白质结合生成黄素酶。黄素酶在物质代谢中起传递氢的作用,参与组织的呼吸过程。

2.参与维生素 B_6 和烟酸的代谢

黄素单核苷酸和黄素腺嘌呤二核苷酸分别作为辅酶参与维生素 B_6 转变为磷酸吡哆醛、色氨酸转变为烟酸的过程。

3.参与体内的抗氧化防御系统

由维生素 B_2 形成的黄素腺嘌呤二核苷酸作为谷胱甘肽还原酶的辅酶,被谷胱甘肽还原酶及其辅酶利用,参与体内的抗氧化防御系统。

4.与体内铁的吸收、储存和动员有关

维生素 B_2 缺乏时,铁的吸收、储存和动员常会受到干扰,严重时可导致缺铁性贫血。

(三)吸收与代谢

食物中大部分维生素 B_2 是以黄素单核苷酸和黄素腺嘌呤二核苷酸辅酶形式与蛋白质结合形成复合物,即以黄素蛋白的形式存在。摄入后经过消化道内的蛋白酶、焦磷酸酶或磷酸酶水解为游离的维生素 B_2,在小肠近端吸收。胃酸是影响维生素 B_2 吸收的主要因素,其吸收量与肠内胃酸的浓度成正比。维生素 B_2 与其他食物一起摄入时,其吸收量可增加。大肠内也可吸收维生素 B_2,小剂量时为主动吸收,大剂量时为扩散吸收。

储存于体内的维生素 B_2,大部分与专一蛋白结合,作为辅酶发挥它的生物催化作用。从血流到组织细胞中,也只有游离的维生素 B_2 才能通过细胞膜进入到细胞内。人体在长期摄入大量维生素 B_2 时,体内肝脏、肾脏中的维生素 B_2 含量会明显增加,其排出量也增加。机体储存维生素 B_2 的能力有限。

机体内的维生素 B_2 主要经由尿液排出体外,排出量与摄入量成正比。另外,蛋白质的摄入量减少时,尿液中维生素 B_2 的排出量会增加。维生素 B_2 还可通过乳汁、汗液和粪便等排出少量。

(四)维生素 B_2 的缺乏

维生素 B_2 是维持人体正常生长所必需的因素。人体缺乏维生素 B_2 的主要原因为膳食供应不足、食物的供应限制、储存和加工不当而导致的维生素 B_2 的破坏和损失。酗酒、胃肠道功能紊乱,如腹泻、感染性肠炎、过敏性肠综合征等也可引起人体中维生素 B_2 的缺乏。

维生素 B_2 缺乏主要表现在眼、口腔、皮肤的非特异性炎症反应,如角膜血管增生,眼对光敏感并易于疲劳,视物模糊,夜间视力降低,眼睑发炎,眼部发红、发痒和流泪;口角干裂、口角糜烂、舌发炎、舌肿胀并呈青紫色;脂溢性皮炎、轻度红斑、鼻周皮炎、男性阴囊皮炎等。长期缺乏维生素 B_2 还可导致儿童生长迟缓,患轻中度缺乏性贫血。妊娠期缺乏维生素 B_2 可导致胎儿骨骼畸形。

(五)供给量及食物来源

因为维生素 B_2 参与体内的能量代谢,所以其需要量与热能的需要量、蛋白质的需要量以及机体代谢状况有关。生长迅速、创伤恢复、怀孕与哺乳期蛋白质的需要量增加,维生素 B_2 的需要量也应随之增加。

膳食模式对维生素 B_2 的需要量有一定影响,低脂肪、高糖类膳食可使机体对维生素 B_2 的需要量减少,高蛋白、低糖类膳食或高蛋白、高脂肪、低糖类膳食可使机体对维生素 B_2 的需要量增加。

我国推荐的每日膳食中维生素 B_2 的参考摄入量为:1～11 岁 0.6～1.2mg,成年男性 1.4mg,成年女性 1.2mg,孕妇和乳母 1.7mg。

肠中细菌可以合成一定量的维生素 B_2,但数量不多,主要还需依赖于食物中的供给。维生素 B_2 广泛存在于动植物食物中,但由于来源和收获、加工、储存方法的不同,不同食物中维生素 B_2 的含量差异较大。乳类、蛋类、各种肉类、动物内脏中维生素 B_2 的含量丰富。绿色蔬菜、豆类中也有维生素 B_2。粮谷类的维生素 B_2 主要分布在谷皮和胚芽中,碾磨加工可丢失一部分维生素 B_2。植物性食物中维生素 B_2 的含量都不高。我国以植物性食物为主,维生素 B_2 的摄取量偏低,尚不能满足人们身体的需要,较易发生维生素 B_2 的缺乏。

八、烟酸

烟酸又名尼克酸、维生素 B_5、维生素 PP、抗癫皮病因子,是具有烟酸生物活性的吡啶-3-羧酸衍生物的总称。烟酸在人体内转化为烟酰胺(也叫尼克酰胺),它们具有同样的生物活性。

(一)理化性质

烟酸为无色针状晶体,味苦,溶解于水及酒精,不溶于乙醚。烟酰胺晶体呈白色粉末状,溶解性明显比烟酸强。烟酸在酸、碱、光、氧或加热条件下都较稳定,在高压下 120℃ 加热 20min 也不会被破坏,是维生素中最稳定的一种,在一般加工烹调时损失极小,但会随水流失。

(二)生理功能

1. 是脱氢酶辅酶 I 及辅酶 II 的组成成分,参与生物氧化还原反应

烟酸的主要生理功能是作为脱氢酶辅酶 I 及辅酶 II 的组成成分,在生物氧化还原反应中作为氢的受体和电子的供体。辅酶 I 为烟酰胺腺嘌呤二核苷酸(NAD^+ 或 DPN^+),辅酶 II 为烟酰胺腺嘌呤二核苷酸磷酸($NADP^+$ 或 TPN^+),它们都是脱氢酶的辅酶。需要辅酶 I、II 的脱氢酶有数百种,它们在糖类、脂肪及蛋白质的能量释放上起重要作用。

以 NAD^+ 为辅酶的脱氢酶主要参与呼吸作用,即参与从底物到氧的电子传递作用的中间环节。而以 $NADP^+$ 为辅酶的脱氢酶则主要将分解代谢中间物上的电子转移到生物合成反应中需要电子的中间物上。

NAD^+ 参与蛋白质核糖基化过程,与 DNA 复制、修复和细胞分化有关。$NADP^+$ 在维生素 B_6、泛酸和生物素存在的条件下参与脂肪酸、胆固醇以及类固醇激素等的生物化合。

2. 是葡萄糖耐量因子(GTF)的重要组分,具有增强胰岛素效能的作用

葡萄糖耐量因子是由三价铬、烟酸、谷胱甘肽组成的一种复合体,具有增强胰岛素效能的作用,可能是胰岛素的辅助因子,有增加葡萄糖的利用率及促使葡萄糖转化为脂肪的作

用。游离的烟酸无此作用。

3. 保护心血管

大剂量的烟酸还能降低血液中甘油三酯、总胆固醇、β-脂蛋白的浓度，以及扩张血管，有利于改善心血管功能。大剂量的烟酸对复发性非致命的心肌梗死有一定程度的保护作用，但是烟酰胺无此作用，其原因不清。

（三）吸收与代谢

烟酸主要以辅酶Ⅰ及辅酶Ⅱ的形式存在于食物中，它们在胃肠道经甘油水解酶水解成游离的烟酰胺。烟酸和烟酰胺均可在胃中被吸收，但在小肠的吸收速度快，低浓度时以主动方式吸收，高浓度时则通过被动扩散方式吸收。吸收后以烟酸的形式经门静脉入血。通过ATP作用形成辅酶Ⅰ及辅酶Ⅱ，在肝内未经代谢转化的烟酸或烟酰胺随血液流入其他组织，再形成含烟酸的辅酶。

入血的烟酸主要以烟酰胺的形式存在，机体组织细胞通过简单扩散的方式摄取烟酰胺或烟酸，然后以辅酶的形式存在于所有的组织中，以在肝脏中的浓度为最高。从食物中摄入的烟酸量与组织中 NAD^+ 的浓度、肌肉与肝脏存留的 NAD^+ 水平有相关关系。

机体组织细胞可利用色氨酸自身合成烟酸，平均 60mg 色氨酸可转化为 1mg 烟酸，其转化过程受维生素 B_2、维生素 B_6、铁等营养状况的影响。亮氨酸过量会影响色氨酸转化为烟酸。

烟酸可随乳汁分泌，也可随汗液排出，但主要是通过尿液排出。

（四）烟酸的缺乏

烟酸缺乏可引起癞皮病。癞皮病最早报道于 18 世纪的西班牙，主要发生在以玉米或高粱为主食的人群中，主要损害皮肤、口、舌、胃肠道黏膜以及神经系统。癞皮病起病缓慢，常有前期症状，如体重减轻、疲劳乏力、记忆力差、失眠等。如不及时治疗，则可出现皮肤、消化系统、神经系统症状，表现为皮炎、腹泻和痴呆。由于以上三系统症状英文名词的开头字母均为"D"，故又称癞皮病为"3D"症状。其中以皮肤症状最具特征性，主要表现为裸露皮肤及易摩擦部位对称性出现似暴晒过度引起的灼伤、红肿、水泡及溃疡等，皮炎处皮肤会变厚、脱屑，并发生色素沉着，也会因感染而糜烂。口、舌部症状表现为杨梅舌及口腔黏膜溃疡，常伴有疼痛和灼烧感。胃肠道症状可有食欲不振、恶心、呕吐、腹痛、腹泻等。神经症状可表现为失眠、衰弱、乏力、抑郁、淡漠、记忆力丧失，严重时甚至可出现幻觉、神志不清或痴呆症。烟酸缺乏常与维生素 B_1、维生素 B_2 的缺乏同时存在。

（五）供给量及食物来源

烟酸或烟酰胺的来源除食物外，尚可在体内由色氨酸转变为烟酸。食物中烟酸的当量为烟酸及色氨酸转换而得的烟酸之和。但转换能力因人而异，晚期孕妇的转换能力是正常妇女的 3 倍。雌激素可刺激色氨酸氧化酶，它是色氨酸转为烟酸过程中的速率限制酶，故孕妇及口服药者的转换能力较强。蛋白质摄入增加时烟酸的摄入可相应减少。另外，由于烟酸与能量的代谢有着密切的关系，能量增加时烟酸的需要量也增加，因此，在估计人体对烟酸的需要量时，应考虑能量的消耗情况及蛋白质的摄入情况。

膳食中烟酸的供给量采用烟酸当量（NE）表示：

$$烟酸当量（mgNE）＝烟酸（mg）＋1/60 色氨酸（mg）$$

我国推荐的每日膳食中烟酸的参考摄入量为：成年男性 14mgNE，成年女性 13mgNE，孕妇 15mgNE。

烟酸及烟酰胺广泛存在于食物中。植物性食物中存在的主要是烟酸,动物性食物中以烟酰胺为主。其良好的食物来源主要为动物性食物,在肝、肾、瘦畜肉、鱼肉以及坚果类中含量丰富。乳、蛋中的含量虽然不高,但其所含色氨酸较多,在体内可转化为烟酸。谷类中 $80\%\sim90\%$ 的烟酸存在于它们的种子皮中,故加工精度对烟酸含量的影响较大。

玉米中的烟酸含量并不低,甚至高于小麦粉,但玉米中的烟酸主要为结合型,不能被人体吸收利用,所以以玉米为主食的人群容易发生癞皮病。这种结合型烟酸在碱性环境中能发生降解而将游离烟酸释放出来,如果用碱处理玉米,可将结合型的烟酸水解成为游离型的烟酸,易被机体利用。有些地区的居民,长期大量食用玉米,在玉米中加入碳酸氢钠(小苏打)以预防癞皮病,收到了良好的预防效果。

九、维生素 B_6

维生素 B_6 又称吡哆醇,是一组含氮的化合物,属于水溶性维生素,实际包括吡哆醇(PN)、吡哆醛(PL)、吡哆胺(PM)三种衍生物,均具有维生素 B_6 的生物活性,这三种形式通过酶可相互转换。它们以磷酸盐的形式广泛分布于动植物体内。

(一)理化性质

维生素 B_6 为白色结晶物质,易溶于水及乙醇,在空气中及酸性介质中稳定,但在碱性介质中对热不稳定,易被碱破坏。在溶液中,各种形式的维生素 B_6 对光均较敏感,但是降解程度不同,主要与 pH 值有关,在中性、碱性环境中易被光破坏。

(二)生理功能

1.维生素 B_6 作为许多酶的辅酶参与物质代谢

维生素 B_6 是参与体内代谢最多的一种维生素。现已知有上百种酶需要维生素 B_6 作为辅酶参与物质代谢,与蛋白质、脂肪、糖类的代谢有密切关系。维生素 B_6 作为磷脂化酶的一种基本成分,参与肌糖原和肝糖原的磷酸化反应。维生素 B_6 还参与由亚油酸合成花生四烯酸和胆固醇的过程。神经鞘磷脂、神经递质、肾上腺素、胃促分泌素以及血红素卟啉前体的合成都需要维生素 B_6 的参与。维生素 B_6 除参与神经递质、糖原、神经鞘磷脂、血红素、类固醇和核酸的代谢外,还参与所有氨基酸的代谢,为氨基酸代谢中需要的 100 多种酶的辅酶。维生素 B_6 对许多种氨基酸的转氨酶、脱羧酶、脱水酶、消旋酶和异构酶都是必需的。

在机体组织细胞利用色氨酸自身合成烟酸的过程中,其转化过程受维生素 B_6 的影响。肝脏中维生素 B_6 的含量降低会影响烟酸的合成。

2.提高机体免疫功能

维生素 B_6 参与了抗体的形成,另外,细胞的增长、DNA 的分裂、RNA 遗传物质的形成都需要维生素 B_6 的参与,它可以帮助脑及免疫系统发挥正常的作用。这个过程对维持适宜的免疫功能也是非常重要的。

(三)吸收与代谢

不同形式的维生素 B_6 大部分都能通过被动扩散形式在空肠和回肠被吸收。食物中的维生素 B_6 以磷酸盐的形式存在,吸收速率较慢,须在非特异性磷酸酶作用下分解后才能被吸收。吸收后的维生素 B_6 在体内与血浆白蛋白结合而转运、蓄积和储存在组织中。维生素 B_6 存在于体内大多数组织中,其中以在肝脏中的浓度为最高,在肌肉中的数量最多,肌肉组织中的量占总储存量的 75%～80%。

体内的维生素 B₆ 主要经肝脏的分解代谢而通过尿液排出体外；也可经粪便排出，但排泄量有限；还可经乳汁分泌。

（四）维生素 B₆ 的缺乏

维生素 B₆ 在动植物性食物中的分布较广泛，人体肠道中也可合成一部分，在一般情况下人体不易缺乏。而且单纯的维生素 B₆ 缺乏较少见，一般还同时伴有其他 B 族维生素的缺乏。维生素 B₆ 缺乏的典型临床症状是引发脂溢性皮炎，可导致眼、鼻与口腔周围皮肤出现脂溢性皮炎，并可扩展至面部、前额、耳后、阴囊及会阴处。临床可见有口炎、舌炎、唇干裂，个别出现神经精神症状，易急躁、抑郁及人格发生改变。此外，维生素 B₆ 的缺乏还可以导致生长不良、肌肉萎缩、脂肪肝、惊厥、贫血、生殖系统功能破坏、水肿及肾上腺增大。受维生素 B₆ 缺乏影响的孕妇，还会影响胎儿脑细胞的发育。

儿童缺乏维生素 B₆ 的影响较成人大，可出现烦躁、抽搐、癫痫样惊厥以及脑电图异常等临床症状。肌肉注射补充后症状可消失，但其体内色氨酸转化为烟酸的能力恢复很慢。

（五）供给量及食物来源

人体对维生素 B₆ 的需要量主要受膳食中的蛋白质含量、肠道细菌合成维生素 B₆ 的量、机体生理状况及药物使用状况等因素的影响。我国推荐的每日膳食中维生素 B₆ 的参考摄入量：1～11 岁为 0.5～1.1mg，成人为 1.2mg，50 岁后增加到 1.5mg，孕妇和乳母为 1.9mg。

维生素 B₆ 的食物来源很广泛，动植物性食物中均含有，其中含量最高的食物为白色肉类，如鸡肉和鱼肉，另外在肝脏、谷类、豆类和坚果类中含量也很高，水果和蔬菜中含量较高，尤其是香蕉中的含量非常丰富。大多数维生素 B₆ 的生物利用率相对较低，动物性来源的食物中维生素 B₆ 的生物利用率要优于植物性来源的食物，且较易吸收。

十、叶酸

叶酸也称蝶酰谷氨酸，是含有蝶酰谷氨酸结构的一类化合物的统称，因最初是从菠菜叶中分离提取的，故称为叶酸。

（一）理化性质

叶酸为淡黄色结晶粉末，微溶于水，不溶于乙醇、乙醚及其他有机溶剂。叶酸的钠盐易溶于水。叶酸对热、光线、酸性介质均不稳定，在水溶液中易被光解破坏，在酸性溶液中对热不稳定，pH＜4 时分解为其组成物：蝶啶、氨基苯甲酸及谷氨酸；而在中性和碱性溶液中却十分稳定。食物中的叶酸经烹调加工后的损失率为 50%～90%。

（二）生理功能

叶酸是人体重要的辅酶，在体内的活性形式为四氢叶酸（THFA）。四氢叶酸是体内一碳单位转运酶系的辅酶，起着一碳单位传递体的作用。一碳单位，是指在代谢过程中某些化合物分解代谢生成的含一个碳原子的基团，如甲基（—CH₃）、亚甲基（—CH₂—）、次甲基或称甲烯基（≡CH）、甲酰基（—CHO）、亚胺甲基（—CH＝NH）等。四氢叶酸携带这些一碳单位，与血浆蛋白结合，主要转运到肝脏储存。

叶酸携带一碳单位的代谢与许多重要的生化过程密切相关。它参与核酸等重要化合物的合成及氨基酸的代谢，而核酸及蛋白质的合成正是细胞增殖、组织生长和机体发育的物质基础,因此,叶酸对于细胞分裂和组织生长具有极其重要的作用。叶酸不仅可以影响 DNA 和 RNA 的合成,而且可以通过蛋氨酸代谢影响磷脂、肌酸、神经介质以及血红蛋白的合成,在脂代谢过程中也有一定作用。

(三)吸收与代谢

混合膳食中的叶酸大约有 3/4 是以蝶酰多谷氨酸的形式存在的。这种多谷氨酸叶酸不易被小肠吸收,必须经小肠黏膜细胞分泌的 γ-谷氨酸酰基水解酶(结合酶)分解为单谷氨酸叶酸后,才能被吸收。叶酸主要在小肠上部吸收,肠道上皮细胞立即将其还原为四氢叶酸。单谷氨酸叶酸可直接被肠黏膜吸收,而叶酸结构中含谷氨酸分子越多,则吸收率越低。另外,酒精、抗癫痫药物等可抑制结合酶的活性而抑制叶酸的吸收。叶酸缺乏可引起叶酸结合酶的活性降低。叶酸的吸收率在不同的食物中差异很大,如酵母约为 10%,橘子汁约为 31%,蛋和肝约为 80%,香蕉可达 82%,在一般膳食中叶酸的吸收率约为 50%。

人体叶酸总量为 5~6mg,主要储存在肝脏内,约占 50%。叶酸在体内的代谢产物主要通过胆汁和尿液排出体外。

(四)叶酸的缺乏

在正常情况下,人体所需叶酸除从食物中摄取外,肠道细菌也能合成部分叶酸,一般不会产生叶酸的缺乏。但在一些情况下,如膳食供应不足、吸收障碍、生理需要量增加、酗酒时,也会造成体内叶酸的缺乏。

叶酸缺乏首先影响细胞增殖速度较快的组织,尤其是更新速度较快的造血系统。叶酸缺乏时红细胞中核酸的合成产生障碍,从而影响红细胞的发育和成熟,表现为红细胞成熟延缓、细胞体积增大、不成熟的红细胞增多,同时引起血红蛋白的合成减少,脆性增加,称为巨幼红细胞贫血。另外,还可出现皮炎、腹泻、精神衰弱、萎靡不振等症状,以及诱发动脉粥样硬化及心血管疾病。儿童叶酸缺乏可使生长发育不良。叶酸缺乏还可使同型半胱氨酸向蛋氨酸转化出现障碍,进而导致同型半胱氨酸血症。

孕妇在孕早期缺乏叶酸是引起胎儿神经管畸形的主要原因。神经管闭合发生在胚胎发育的第 3~4 周,此时缺乏叶酸,可引起神经管未能闭合而导致脊柱裂和无脑畸形为主的神经管畸形。所以孕妇应在孕前 1 个月至孕后 3 个月内注意补充叶酸,可通过叶酸补充剂进行补充,但也不宜大剂量服用,因为叶酸过量会影响锌的吸收而导致锌缺乏,使胎儿发育迟缓、低出生体重儿增加,还可诱发惊厥。

(五)供给量及食物来源

我国推荐的每日膳食中叶酸的参考摄入量为:成人 400μg,孕妇 600μg,乳母 500μg,一般不超过 1mg。

叶酸是一种水溶性维生素,它不存在于自然界中,也无生物活性,但为具有生物活性的叶酸盐的前体。叶酸在自然界中广泛存在于动物性食物和植物性食物中。肝、肾、绿叶蔬菜、土豆、麦麸等中叶酸的含量丰富,但在自然界中为多谷氨结合型。在烹调中或暴露于空气及光中时易被破坏,在长时间烹调或加工过程中,可破坏 50%~95%。植物的绿叶能合成叶酸,但易被光和热分解。食物经烹调、腌制及热处理后都能使叶酸破坏损失。

十一、维生素 B_{12}

维生素 B_{12} 又称钴胺素、抗恶性贫血维生素,为钴胺素类化合物。

(一)理化性质

维生素 B_{12} 为红色针状结晶，可溶于水和乙醇，不溶于有机溶剂，在 pH 值为 4.5～5.0 的弱酸条件下最稳定，在强酸(pH<2)或碱性溶液中或有氧化剂、还原剂、二价铁离子存在时则易分解破坏。遇热可有一定程度的破坏，但快速高温消毒损失较小。遇强光或紫外线易被破坏。

(二)生理功能

1.作为蛋氨酸合成酶的辅酶参与蛋氨酸的合成

维生素 B_{12} 在体内以两种辅酶形式即辅酶 B_{12} (5′-脱氧腺苷钴胺素)及甲基 B_{12} (甲基钴胺素)发挥生理作用，参与体内生化反应。辅酶 B_{12} 及甲基 B_{12} 为人类组织中最主要的辅酶形式。前者在线粒体内，后者在胞浆内，为合成蛋氨酸所必需。它们对光不稳定，光解后形成水钴胺素，在氰存在的条件下变成氰钴胺素。

2.促进叶酸变为有活性的四氢叶酸

维生素 B_{12} 能促进叶酸变为有活性的四氢叶酸，并进入细胞以促使核酸和蛋白质的合成，有利于红细胞的发育、成熟。所以机体内若缺乏维生素 B_{12}，同样可引起巨幼红细胞贫血。

3.维生素 B_{12} 对维持神经系统的功能有重要作用

辅酶 B_{12} 参与神经组织中髓鞘脂的合成，同时它又能保持还原型谷胱甘肽的浓度而有利于糖代谢。缺乏维生素 B_{12} 可引起神经障碍，幼儿可出现智力减退。

(三)吸收与代谢

食物中的维生素 B_{12} 常与蛋白质相结合形成复合物，进入人体消化道后，在胃酸、胃蛋白酶及胰蛋白酶的作用下，维生素 B_{12} 被游离出来，与胃黏膜细胞分泌的一种糖蛋白"内因子"结合后才能被吸收，且其吸收速率相对于其他水溶性维生素较缓慢。游离的钙离子以及碳酸氢盐可促进维生素 B_{12} 的吸收。

体内维生素 B_{12} 的储存量很少，总量为 2～4mg，主要储存于肝脏中，占 50%～90%，其次分布于肌肉、皮肤和骨组织中，辅酶 B_{12} 主要为储存形式，甲基 B_{12} 主要为运输形式。每日丢失量大约为储存量的 0.1%，主要经尿液排出体外，部分从胆汁排出。在正常情况下约有一半可被重吸收。因此，体内储存的维生素 B_{12}，可维持不摄取维生素 B_{12} 者的健康达 3～6 年之久而不出现维生素 B_{12} 缺乏症状。人体的肠道细菌能合成极少量的维生素 B_{12}，但营养意义不大。

(四)维生素 B_{12} 的缺乏

膳食维生素 B_{12} 的缺乏较少见。维生素 B_{12} 缺乏的主要原因为膳食中缺乏、"内因子"缺乏以及其他慢性腹泻引起的吸收障碍。素食者由于长期不吃肉食而较常发生维生素 B_{12} 的缺乏。老年人和胃切除患者由于胃酸过少，不能分解食物中的蛋白-维生素 B_{12} 复合体，也可引起维生素 B_{12} 的吸收不良。

维生素 B_{12} 的缺乏可影响到体内所有细胞，尤其对细胞分裂快的组织影响最为严重，主要表现为出现巨幼红细胞贫血及神经系统的疾患。巨幼红细胞贫血主要表现为血液中出现巨大的有核红细胞，红细胞成熟延缓，细胞体积增大，不成熟的红细胞增多，凝血时间延长，厌食等。神经系统的症状，起初为隐性的，先由周围神经开始，手指有刺痛感，后发展至脊柱后侧及大脑，记忆力减退，易激动，嗅、味觉不正常，运动也不正常等。维生素 B_{12} 的缺乏严重时可导致死亡。

（五）供给量及食物来源

维生素 B_{12} 的最低需要量即维持正常机体正常功能的必需摄入量为每日 $0.1\mu g$。我国推荐的每日膳食中维生素 B_{12} 的参考摄入量为：成人 $2.4\mu g$，孕妇 $2.6\mu g$，乳母 $2.8\mu g$。

由于维生素 B_{12} 只能依靠微生物合成，因此膳食中的维生素 B_{12} 主要来源于动物性食物。主要食物来源为肉类、动物内脏、鱼、禽、贝壳类及蛋类，尤其是肝脏，含量可达 $10\mu g/100g$。乳及乳制品中维生素 B_{12} 的含量较少。植物性食物基本不含维生素 B_{12}。

十二、维生素 C

维生素 C 又名抗坏血酸、抗坏血病维生素，为水溶性维生素，是一种含有 6 个碳原子的酸性多羟基化合物。维生素 C 的结构中虽然不含有羧基，但仍具有有机酸的性质。天然存在的维生素 C 有 L 与 D 两种异构体，自然界存在的具有生物活性的是 L 型，D 型维生素无生物活性。

（一）理化性质

维生素 C 为无色或白色结晶，无臭，有酸味，极易溶于水，微溶于丙酮和低级醇类，不溶于乙醇，不溶于脂肪和其他脂溶剂。维生素 C 溶液的性质极不稳定，很容易以各种形式进行分解，是最不稳定的一种维生素。维生素 C 极易氧化，特别是有铜离子存在时可加速维生素 C 的氧化，为强抗氧化剂。加热、暴露于空气中、碱性溶液及金属离子 Fe^{3+} 等都能加速其氧化。维生素 C 在酸性或冷藏条件下稳定。

维生素 C 在组织中以两种形式存在，即还原型抗坏血酸型与脱氢型（氧化型）抗坏血酸型。这两种形式都具有生理活性，并可以通过氧化还原相互转变。维生素 C 可脱氢转化为脱氢抗坏血酸（DHVC），这一反应是可逆的，因此在体内形成氧化还原系统。人体血浆中的抗坏血酸，还原型与氧化型之比约为 15∶1，因此测定还原型抗坏血酸的含量即可了解体内维生素 C 的水平。

（二）生理功能

1.参加体内的多种氧化还原反应，促进生物氧化过程

维生素 C 既可以以氧化型存在于体内，又可以以还原型存在于体内，所以既可作为供氢体，又可作为受氢体，能可逆地参与体内的氧化还原反应。体内具有氧化型谷胱甘肽，可使还原型抗坏血酸氧化成脱氢型抗坏血酸，而脱氢型抗坏血酸又可被还原型谷胱甘肽还原成还原型抗坏血酸，以使维生素 C 在体内的氧化还原反应过程中发挥重要作用。

维生素 C 是机体内一种很强的抗氧化剂，使细胞色素 C、细胞色素氧化酶及分子氧还原，并与一些金属离子螯合，虽然不是辅酶，但是可以增加某些金属酶的活性。维生素 C 可以直接与氧化剂作用，以保护其他物质免受氧化破坏。它也可还原超氧化物、羟基、次氯酸以及其他活性氧化剂，这类氧化剂可能影响到 DNA 的转录或损伤 DNA、蛋白质或膜的结构。维生素 C 在体内是一个重要的自由基清除剂，能分解皮肤中的色素，防止发生黄褐斑等，发挥抗衰老作用，并能阻止某些致癌物的形成。有些化学物质对机体的损害，都涉及自由基的作用，如氧、臭氧、二氧化氮、酒精、四氯化碳及抗癌药中的阿拉霉素对心脏的损伤。维生素 C 作为体内水溶性的抗氧化剂，与脂溶性抗氧化剂有协同作用，在防止过氧化作用中起一定的作用。人眼中的晶体在光的作用下也可产生氧的自由基，为白内障产生的原因之一。这些自由基在正常情况下被体内维生素 C 等抗氧化剂清除，所以大量的维生素 C 可

以阻止这种过氧化作用的破坏。

2.促进组织中胶原的形成，保持细胞间质的完整

胶原主要存在于骨、牙齿、血管、皮肤等中，使这些组织保持完整性，并促进创伤与骨折愈合。胶原还能使人体组织富有弹性，同时又可对细胞形成保护，避免病毒侵入。在胶原的生物合成过程中，α-肽链上的脯氨酸和赖氨酸要经过羟化形成羟脯氨酸和羟赖氨酸羟基后才能进一步形成胶原的正常结构。维生素C能活化脯氨酸羟化酶和赖氨酸羟化酶，促进脯氨酸和赖氨酸向羟脯氨酸和羟赖氨酸转化。毛细血管壁膜及连接细胞的纤维组织也是由胶原构成的，也需要有维生素C的促进作用。因此，维生素C对促进创伤愈合、促进骨质钙化、保护细胞的活性并阻止有毒物质对细胞的伤害、保持细胞间质的完整、增加微血管的致密性及降低血管的脆性等有着重要的作用。

3.提高机体的抵抗力，并具有解毒作用

维生素C作为抗氧化剂，可促进机体各种抗体的形成，提高白细胞的吞噬功能，增强机体对疾病的抵抗力。维生素C还与肝内、肝外的毒物及药物的代谢有关。维生素C使氧化型谷胱甘肽还原为还原型谷胱甘肽，还原型谷胱甘肽可解除重金属或有毒药物的毒性，并促使其排出体外。

4.与贫血有关

维生素C能利用其还原作用，促进肠道中的三价铁还原为二价铁，有利于非血红素铁的吸收，因而对缺铁性贫血有一定作用。缺乏维生素C则引起贫血，严重时会引起造血机能障碍。

由前述介绍可知，叶酸在体内必须转变成有生物活性的四氢叶酸才能发挥其生理作用，而维生素C能促进叶酸形成四氢叶酸，有效降低婴儿发生巨幼红细胞贫血的可能性。

5.防止动脉粥样硬化

维生素C可促进胆固醇的排泄，防止胆固醇在动脉内沉积，并可溶解已有的沉积，有效防治动脉粥样硬化。

6.防癌

维生素C可阻断致癌物亚硝胺在体内的合成，可维持细胞间质的正常结构，防止恶性肿瘤的生长蔓延。

(三)吸收与代谢

进入人体中的维生素C在消化道主要以主动转运的形式被吸收，小部分以被动扩散的形式被吸收。绝大部分维生素C在小肠上段被迅速吸收，并通过血液循环输送至全身各组织器官中。在口腔和胃中有少量的维生素C被吸收。维生素C的吸收量与其摄入量有关，摄入量为30～60mg时吸收率可达100%，摄入量为90mg时吸收率降为80%左右，摄入量为1500mg、3000mg和12000mg时，吸收率分别下降至49%、36%和16%。未被吸收的维生素C在小肠下段降解，剂量太大时，可引起渗透性腹泻。

维生素C被吸收后分送到体内所有的水溶性结构中，其中肾上腺和眼视网膜中的含量最多，肝、肾、脾、胰等中也含有一定数量的维生素C。吸收后的维生素C可转运至细胞内并储存，不同的细胞，维生素C的浓度相差很大。

维生素C主要经尿液排出体外，肾小管可调节其排泄量，并与维生素C在血液中的饱和程度有关。维生素C的摄入量小于100mg时，尿中无维生素C排出；摄入量大于100mg

时,摄入量的约 25%被排出;摄入量达 200mg 时,摄入量的 50%被排出;高剂量摄入时,如大于 500mg 时,则几乎所有被摄入的维生素 C 都被排出。

(四)维生素 C 的缺乏

当膳食摄入量减少或机体需要量增加又得不到及时补充时,可使体内维生素 C 储存减少,出现缺乏症状。维生素 C 缺乏时,主要引起坏血病。坏血病起病较为缓慢,一般历时 4～7 个月。其早期症状是体重减轻、四肢无力、衰弱、急躁、肌肉和关节等疼痛等,继而出现牙龈红肿、牙龈疼痛出血、皮下渗血、易骨折等症状。典型症状表现为齿龈红肿,受压迫时出血,严重时萎缩,牙齿松动,骨骼变脆,骨质疏松,毛细血管脆性增强,皮下、黏膜、肌肉、关节均可出血,如有创伤则伤口愈合缓慢。婴儿常有激动、软弱、倦怠、食欲减退、四肢疼痛、肋软骨接头处扩大、四肢掌骨端肿胀以及有出血倾向等症状。全身任何部位都可出现大小不等和程度不同的出血、血肿或瘀斑。

维生素 C 虽然较易缺乏,但也不能过量补充。过量的维生素 C 对人体有副作用,如恶心、腹部不适、腹泻、破坏红细胞。维生素 C 在体内分解代谢的最终产物是草酸,长期服用过量维生素 C 可出现草酸尿以至造成 pH 值下降,导致尿路出现结石。

(五)供给量及食物来源

人体维生素 C 的供给量可受多种因素的影响,如年龄、环境、体力消耗情况、疾病以及加工方法等。我国推荐的每日膳食中维生素 C 的参考摄入量为:1～11 岁 60～90mg,青少年及成人 100mg,孕妇及乳母 130mg。

人体内不能合成维生素 C,所需要的维生素 C 必须由食物提供。维生素 C 的主要食物来源是新鲜蔬菜与水果。如青菜、菠菜、豌豆苗、韭菜、辣椒、油菜薹、苋菜、花菜、苦瓜等深色蔬菜中含有丰富的维生素 C;水果中的枣(特别是酸枣)、柚、橙、龙眼、无花果、山楂、草莓、柑橘、柠檬等中维生素 C 的含量最多,而苹果、梨中的含量较少。在动物性食物中,仅肝、肾含有少量的维生素 C。

新鲜植物中维生素 C 的含量较多,是由于植物中的有机酸及其他抗氧化剂可以保护维生素 C 免于被破坏,而且在猕猴桃、刺梨、酸枣等水果中,不仅维生素 C 的含量丰富,而且还含有保护维生素 C 的生物类黄酮,是一类值得开发的天然维生素 C 补充剂。维生素 C 在烹调与储存过程中容易损失,菠菜储存 2d 后维生素 C 的损失可达 2/3。按中国的烹饪方法加工后的食物,维生素 C 的保存率为 50%～70%。

十三、泛酸、胆碱、生物素

(一)泛酸

泛酸也称遍多酸。人体内的泛酸在半胱氨酸和 ATP 的参与下转变成辅酶 A,是体内辅酶 A 的组成部分,参与机体中蛋白质、脂类和糖类的代谢。它可促进细胞的代谢,参与类固醇激素、脂肪及氨基酸的合成,制造及更新身体组织,帮助伤口愈合,防止疲劳,帮助抗压,舒缓恶心症状。泛酸还具有制造抗体的功能,能增强人体的抵抗力,缓和多种抗生素的副作用及毒性,并有助于减轻过敏症状,在维护头发、皮肤及血液健康方面也扮演着重要角色。

泛酸广泛分布于自然界中,在全部已知的食物中都有足够量的泛酸,人体肠道内的细菌也可合成供人利用的泛酸,所以很少发现人类出现泛酸缺乏症。缺乏泛酸会引起生长不良、血液及皮肤异常,发生皮炎、肾脏损伤、低血糖症、贫血等症状。

泛酸在中性溶液中耐热,对氧化剂和还原剂都很稳定,但对酸和碱很敏感。机体内的泛酸分布于全身组织中,约有 70% 经尿液排出体外,30% 由粪便排出。

我国推荐的每日膳食中泛酸的参考摄入量为:成人 5mg,孕妇 7mg。动物性食物中,如动物肝脏、肾脏、肉类、鱼、龙虾、蛋中的泛酸尤为丰富;植物性食物中,如绿色蔬菜、小麦、胚芽米、糙米、面皮、米糠、玉米、豌豆、全麦食物、花生、核果类、啤酒酵母、酵母菌、坚果类中泛酸的含量很高。

(二)胆碱

胆碱是一种含氮的有机碱性化合物,为强有机碱,在 1849 年首次从猪胆汁中分离出来,故命名为"胆碱"。胆碱是卵磷脂的组成成分,也存在于神经鞘磷脂之中,两者是构成细胞膜的必要物质。胆碱是机体可变甲基(活性甲基)的重要组成部分,参与蛋氨酸和肌氨酸的合成。同时它又是乙酰胆碱的前体,加速合成及释放乙酰胆碱这一重要的神经传导递质,能促进脑发育和提高记忆能力,并能调节肌肉组织的运动等。胆碱还能促进脂肪的代谢,并降低血清胆固醇。

胆碱从食物中吸收入血,随血液循环被大脑吸收利用,是大脑发育的必需物质,具有重要的营养意义。

胆碱广泛存在于动植物体内,特别是在肝脏、花生、莴苣、花菜等中含量较高,人体也能合成胆碱。另外,胆碱耐热,在加工烹调过程中的损失很少,干燥环境下,即使长时间储存食物,其胆碱的含量也几乎没有变化,所以不易造成胆碱的缺乏病。若长期摄入缺乏胆碱的膳食,可发生肝、肾、胰腺的病变,记忆紊乱和生长障碍等症状。不育症、生长迟缓、骨质异常、造血障碍和高血压也与胆碱的缺乏有关。

我国推荐的每日膳食中胆碱的参考摄入量为:成人 500mg。

(三)生物素

生物素又称维生素 H、辅酶 R。已知的 8 种生物素异构体中,只有 α-生物素才具有生物活性。生物素溶于热水,而不溶于乙醇、乙醚及氯仿。一般情况下,生物素是相当稳定的,只有在经强酸、强碱、甲醛及紫外线处理后才会被破坏。

生物素的主要生理功能是作为机体羧化、脱羧和脱氢反应酶系的辅助因子,参与机体三大营养物质的代谢,在糖类、脂类、蛋白质和核酸的代谢过程中发挥重要作用,是机体不可缺少的重要营养物质。

天然的生物素以游离态或结合蛋白的形式存在,结合态的生物素需经肠道中的生物素降解酶分解为游离态才能被机体利用。生物素主要在小肠上段被吸收,结肠也可吸收一部分。肠道中生物素浓度低时,被载体转运主动吸收;浓度高时,则以简单扩散形式吸收。生物素吸收后分布于全身各组织细胞,其中在肝脏和肾脏中的含量最高。生物素主要经尿液排出体外,乳汁中也有生物素排出,但量很少。

生物素广泛存在于各种动植物食物中,人体的肠道细菌也能合成。生物素对光、热、空气及中等程度的酸碱都较为稳定,在一般的烹调和加工过程中损失很少,所以很少会发生生物素的缺乏。生物素的缺乏,常见于长期生食鸡蛋者。在生蛋清中存在一种糖蛋白——抗生物素蛋白,可与生物素结合而使其失活,抑制生物素在肠道中的吸收,加热处理可破坏抗生物素蛋白,重新利用生物素。生物素的缺乏主要表现为以皮肤为主的症状,可见毛发变细及失去光泽、皮肤干燥、鳞片状皮炎、红色皮疹,严重者的皮疹可延伸到眼睛、鼻子和嘴周围。

此外,伴有食欲减退、恶心、呕吐、舌乳头萎缩、黏膜变灰、麻木、精神沮丧、疲乏、肌痛、高胆固醇血症及脑电图异常等。这些症状多发生在生物素缺乏 10 周后。6 个月以下的婴儿,缺乏生物素可出现脂溢性皮炎。

我国推荐的每日膳食中生物素的参考摄入量为:成人 30μg,乳母 35μg。

生物素广泛存在于天然食物中,干酪、肝脏、大豆粉中生物素的含量最为丰富,其次为蛋类,在精加工的谷类、多数水果中含量较少。

第八节　不同营养物质的消化吸收

一、人体消化系统的组成

消化系统由消化腺和消化道组成。消化腺是分泌消化液的器官,主要有唾液腺、胃腺、胰腺和小肠腺等。消化腺分为消化道壁外的大消化腺(如唾液腺、肝脏和胰腺)和消化道壁内的小消化腺(如胃腺、小肠腺)。消化道可分为口腔、咽、食道、胃、小肠、大肠、直肠和肛门,全长 10～16m。

二、食物的消化

消化过程主要是由一系列消化酶完成的。酶是体内某些细胞所产生的具有生理活性的蛋白质,在正常体温状态下能催化生化反应。许多消化酶都是以非活性形式存在的,这种状态的酶叫酶原。在一些激活剂(如氢离子、金属离子)和另一些酶的作用下,这些酶原开始活化。消化道中主要有胃蛋白酶、胰蛋白酶、胰脂肪酶、肠脂肪酶、唾液淀粉酶、胰淀粉酶等。当食物通过消化道时,发生的化学反应与酶的活性有关。

(一)口腔内的消化

口腔对食物的消化作用是接受食物并进行咀嚼,将食物进行研磨、撕碎,并掺和唾液。唾液对食物起着润滑作用,同时唾液中的淀粉酶开始降解淀粉,使其分解成为麦芽糖。但在唾液中不含消化蛋白质和脂肪的酶,所以脂肪和蛋白质等不能在口腔中被消化。

(二)食道内的消化

食道亦称食管,是一根又长又直的肌肉管。食物借助于地心引力和食道肌肉的收缩从咽部输送到胃中。食道长约 25cm,有三个狭窄处,食物通过食道约需 7s。

(三)胃内的消化

胃有四个部分:胃底、胃体、幽门和贲门。胃每天分泌 1.5～2.5L 胃液,胃液中主要含有三种成分,即胃蛋白酶原、盐酸(胃酸)和黏液。其中,胃底区的细胞分泌盐酸,胃中的胃液素细胞分泌胃蛋白酶原,当胃蛋白酶原处于酸性环境时(pH=1.6～3.2),胃蛋白酶被激活,可以水解一部分蛋白质。另外,胃还分泌凝乳酶,这种酶能凝结乳中的蛋白,对于婴儿的食物消化很重要。成人若长期不食用乳及其制品,胃液分泌物中会缺少凝乳酶。

食物通过胃的速度主要取决于饮食的营养成分。糖类通过胃的速度要比蛋白质和脂肪快,而脂肪的速度最慢。水可以直接通过胃到达小肠,在胃中几乎不停留。各种食物通过胃的速度不同,使食物具有不同的饱腹感。食物通过正常成人胃的时间为 4～5h。

（四）小肠内的消化

小肠与胃的幽门末端相连，长约 5.5m，分为十二指肠、空肠和回肠三部分，是食物消化和吸收的主要场所。在正常人中，90%～95%营养素的吸收在小肠的上半部完成。

肠黏膜具有环状皱褶，并拥有大量绒毛，表面上的细胞又具有大量微绒毛，这样便构成了巨大的吸收面积（200～400m²），使食物停留时间延长。这些微绒毛形成了粗糙的界面，上面含有高浓度的消化酶。小肠的不断运动可以使食物和分泌物混合在一起，以便小肠绒毛吸收营养。

（五）胰内的消化

胰分泌的消化液呈碱性，通过胰管进入小肠。胰液富含碳酸氢盐，能够中和胃中产生的高酸性食糜。胰脏分泌的酶的成分有蛋白水解酶、脂肪酶、淀粉水解酶、核酸水解酶，以及一些化学缓冲剂。胰淀粉水解酶能够将淀粉分解成为麦芽糖，在麦芽糖酶的作用下进一步分解成为葡萄糖；胰蛋白酶、胰凝乳蛋白酶和羧肽酶可将蛋白质消化为胨、肽和氨基酸；胰脂肪酶将脂肪消化分解为脂肪酸和甘油。

（六）肝与胆内的消化

肝脏包括肝、胆囊和胆管。肝分泌胆汁，储存在胆囊中，胆汁能溶解和吸收膳食脂肪，并帮助排泄一些废物，如胆固醇和血红蛋白降解产物。肝脏消化吸收的作用还表现在储藏和释放葡萄糖，储存维生素 A、维生素 D、维生素 E、维生素 K 和维生素 B_1 等，以及对已被消化吸收的营养素进行化学转化。

除此之外，肝脏还有许多生理功能，包括有害化合物的解毒作用、产能营养素的代谢、血浆蛋白的形成、尿素的形成、多肽激素的钝化等。

（七）大肠内的消化

大肠长约 1.5m，分盲肠、结肠、直肠三部分。食物从胃到小肠末端的移动需 30～90min，而通过大肠则需 1～7d。

大肠中含有以大肠杆菌为主的大量细菌，这些细菌影响粪便的颜色和气味。在消化过程中没有起反应的食物可以通过细菌进行改变和消化。这样，某些复杂的多糖和少量简单的糖类，如木苏糖（四碳糖）或棉籽糖（三碳糖）被转化为氢、二氧化碳和短链脂肪酸。未能被消化的蛋白质残渣被细菌转化为有气味化的合物。此外，大肠内的细菌还可以合成维生素 K、生物素和叶酸等营养素。

三、营养素的吸收

食物经过消化，将大分子物质变成小分子物质，其中多糖分解成单糖，蛋白质分解成氨基酸，脂肪分解成脂肪酸、甘油等，维生素与矿物质则在消化过程中从食物的细胞中释放出来，通过消化道管壁进入血液循环，这些过程称为吸收。吸收的方式取决于营养素的化学性质。食物进入胃之前，胃只能吸收少量的水分和酒精等，大肠主要吸收在小肠中未被完全吸收的水分和无机盐，而营养物质的吸收主要在小肠进行。

当营养成分被消化吸收后，立即被运输到需要或储藏它们的组织。淋巴和血液是营养物的主要运输介质。大部分小分子营养物质被吸收进入血液循环后，与血液中的蛋白质分子结合，再运输到各组织细胞。

（一）蛋白质的吸收

蛋白质在消化道内被分解为氨基酸后,在小肠黏膜被吸收,吸收后经小肠绒毛内的毛细血管而进入血液循环,为主动转运过程。天然蛋白质被蛋白酶水解后,其水解产物大约 1/3 为氨基酸,2/3 为寡肽,这些产物在肠壁的吸收远比单纯混合氨基酸快,而且吸收后大部分以氨基酸形式进入门静脉。

（二）脂肪的吸收

脂肪经消化道被分解为甘油和脂肪酸,甘油易溶于水,可被直接吸收进入血液中;脂肪酸在消化道需与胆盐结合成水溶性复合物才被吸收。脂肪酸被吸收后,一小部分进入小肠绒毛的毛细血管,由门静脉入肝;一大部分进入毛细淋巴管,经大淋巴管进入血液循环。脂溶性维生素也随脂肪酸一起被吸收。

（三）糖类的吸收

糖类经消化分解为单糖(主要为葡萄糖及少量的果糖和半乳糖)后,以主动转运方式吸收,然后通过门静脉入肝,一部分合成糖原,在肝中储存;另一部分由肝静脉进入人体循环,供全身组织利用。

（四）水、水溶性维生素及无机盐的吸收

水、水溶性维生素及无机盐这些物质可以不经消化,在小肠被直接吸收。水在肠道是靠渗透压的原理被吸收;水溶性维生素是以扩散的方式吸收;在无机盐中,钠盐是靠钠泵吸收,氯离子、碳酸氢根等负离子是靠电位差进行吸收。

四、生物转化

在人体内,营养物质与非营养物质在肝脏等组织中的化学转变过程称为生物转化,肝脏是进行生物转化的主要器官。体内物质代谢产生的小分子活性物质或毒物,以及进入体内的各种异物(如药物、毒物、食品添加剂等)在体内通过生物转化可以改变其结构和性质,然后通过肝脏或肾脏等途径排出体外。

很多因素会影响到生物转化反应的进行。个体差异因素及种族因素、营养不良(蛋白质、磷脂、维生素 A、维生素 C、维生素 E 等不足)会影响生物转化的进行;新生儿的生物转化能力较差,老年人的生物转化能力也趋于衰退;体内雄性激素、胰岛腺素可促进机体内的生物转化作用;严重的肝脏病会影响生物转化的进行。

五、排泄

摄入的食物经过各段消化道反复吸收之后,最后进入直肠的为食物中不能被消化吸收的残渣、盐类和少量剩余营养物质。当由含有大量肠道微生物、胃肠道脱落细胞及食物残渣所组成的粪便进入直肠后,刺激肠壁,引起排便反应。

第九节　各种营养素之间的关系

一、营养素相互影响的作用方式

1.各营养素之间直接作用

如碳水化合物、脂肪对蛋白质的节约作用，非必需氨基酸（如胱氨酸、酪氨酸）对必需氨基酸（如蛋氨酸、苯丙氨酸）的节约替代，钙、镁、锌、铜、钾、钠等离子之间的相互配合和拮抗。

2.一种营养素可转化为另一种营养素

如色氨酸是维生素 B_5 的前体，β-胡萝卜素可在体内转变成维生素 A 等。

3.一种营养素参与另一种营养素的代谢

如维生素对产热营养素和能量代谢的影响，无机离子对调节代谢的酶类有激活或抑制的作用。

4.营养素吸收和排泄的相互影响

如维生素 D 促进钙、磷的吸收，维生素 C、蛋白质促进铁的吸收等。

5.通过激素的影响而间接影响其他营养素的代谢

如碘通过甲状腺素影响糖和脂肪的代谢。

二、营养素之间的相互关系

1.产热营养素之间的关系

三大产热营养素之间可相互转化，膳食中必须合理搭配。

2.维生素与产热营养素之间的关系

三大产热营养素的能量代谢过程需要维生素 B_1、B_2 和 B_5 的参与，因而这三种维生素的需要量随能量代谢的增加而加大。膳食中多不饱和脂肪酸越多，体内越容易产生过氧化物，这时需要增加维生素 E 的摄入量以对抗氧化损伤。脂肪可促进脂溶性维生素的吸收，膳食中如果蛋白质过少，则维生素 B_2 不能在体内存留而经尿液排出。

3.氨基酸之间的关系

有些非必需氨基酸可部分替代必需氨基酸。如胱氨酸可部分替代蛋氨酸，酪氨酸可部分替代苯丙氨酸。

4.维生素之间的关系

维生素 C 有利于叶酸的利用，维生素 B_1 和 B_2 又影响维生素 C 的吸收，维生素 E 可保护维生素 A 不被氧化等。

5.矿物质之间的关系

各种微量元素之间相互协同或相互拮抗。如适量的锌有利于铁的代谢，过量的锌则阻碍铁的利用。铁和锰、铁和钴相互干扰吸收，又有协同生血效果。锌可以拮抗镉的毒性，镉可以干扰锌的吸收。钙和锌相互影响，高钙低锌时，动物生长变慢等。

6.矿物质与其他营养素之间的关系

矿物质影响产热营养素的代谢。如：铁、磷、镁参与生物氧化过程，碘通过甲状腺素、锌和铬通过胰岛素间接作用于产热营养素，钠和钾促进氨基酸和葡萄糖的吸收。

矿物质与维生素相互配合，相互作用。钴是维生素 B_{12} 的组成成分，硒通过谷胱甘肽过氧化酶与维生素 E 有相似功能。

7.膳食纤维与其他营养素之间的关系

膳食纤维可降低胆固醇，通过升高血胰岛素而降低血糖。膳食纤维可与钙、铁、锌等矿物质结合在一起，排出体外，从而影响矿物质的吸收和利用。

本章小结

人体需要的营养素包括蛋白质、脂类、碳水化合物、热能、矿物质、水及维生素等。这些营养素都有重要的生理功能。构成蛋白质的基本单位是氨基酸,食物蛋白质中必需氨基酸必须种类齐全、数量充足、比例适当,才具有较高的营养价值。食物蛋白质营养价值评价指标主要有蛋白质的含量、消化率、利用率等。脂类包括脂肪和类脂两大类。脂肪酸是构成脂肪的基本成分。必需脂肪酸对机体有重要的生理功能。磷脂和胆固醇是主要的类脂。营养学上,主要通过脂肪的消化率、脂肪酸的种类和含量、脂溶性维生素的含量三个方面对脂肪进行评价。碳水化合物分为单糖、双糖、寡糖、多糖四类。人体不能消化吸收膳食纤维,但它是平衡膳食的必需营养素之一。人体能量来源于三大产热营养素的氧化分解。矿物质可分为常量元素与微量元素,以钙、镁、磷、铁、锌、碘、硒、铜为代表。人体组织中含量最多的是水。维生素在体内的含量极微,是促进人体生长发育和调节生理功能所必需的低分子有机化合物,以维生素 A、D、E、K、B_1、B_2、C、B_6,烟酸,叶酸等为代表。食物中各种营养素都有一定的供给量和食物来源。

复习思考题

一、名词解释

氮平衡　　必需氨基酸　　氨基酸模式　　完全蛋白质　　蛋白质功效比值

蛋白质生物价　　氨基酸评分　　必需脂肪酸　　膳食纤维　　蛋白质净利用率

必要的氮损失　　混溶钙池　　非必需氨基酸　　蛋白质互补作用　　生物转化

基础代谢

二、判断题

1.三大产热营养素为食物中的蛋白质、脂肪和维生素。　　　　　　　　　　　（　　）

2.赖氨酸是谷类蛋白质的第一限制氨基酸。　　　　　　　　　　　　　　　（　　）

3.大豆加工成豆腐或豆浆后,因为蛋白质含量没有变化,其营养价值没有增加。（　　）

4.“第七大营养素”指的是膳食纤维。　　　　　　　　　　　　　　　　　　（　　）

5.粮谷类的维生素 B_2 主要分布在谷皮和胚芽中,碾磨加工可丢失一部分,所以精加工的米面不含维生素。　　　　　　　　　　　　　　　　　　　　　　　　　　（　　）

三、选择题

1.膳食蛋白质中非必需氨基酸（　　　）具有节约蛋白质的作用。

A. 半胱氨酸　　　　　　B. 酪氨酸　　　　　　C. 精氨酸　　　　　　D. 丝氨酸

2.婴幼儿和青少年的蛋白质代谢状况应维持（　　　）。

A. 氮平衡　　　　　　　　　　　　　　B. 负氮平衡

C. 排出足够的尿素氮　　　　　　　　　D. 正氮平衡

3. 维生素 B_2 缺乏的体征之一是（　　　）。

A. 脂溢性皮炎　　　　B. 周围神经炎　　　　C. 牙龈疼痛出血　　　　D. "3D"症状

4. 能被人体消化吸收的糖类是（　　　）。

A. 棉籽糖　　　　　　B. 果胶　　　　　　　C. 纤维素　　　　　　D. 淀粉

5. 中国营养学会推荐我国成人脂肪摄入量应控制在总能量的（　　　）。

A. 45%　　　　　　　B. 25%～30%　　　　C. 20%以下　　　　　D. 20%～30%

四、填空题

1. 面粉蛋白质中的第一限制氨基酸为 _____ 。

2. 最理想的膳食构成中饱和脂肪酸、单不饱和脂肪酸和多不饱和脂肪酸三者之间的比例为 _____ 。必需脂肪酸最好的食物来源是 _____ 。

3. 膳食纤维也称 _____ ，是植物性食物中含有的不能被人体消化吸收的 _____ 。

4. 人体热能需要量的多少，主要取决于 _____ 、 _____ 以及 _____ 三个方面。

5. 谷类是膳食中 _____ 族维生素的重要来源。

五、简述题

1. 为什么常用表观消化率衡量食物蛋白质的营养价值？

2. 影响铁吸收的主要因素有哪些？

3. 促进钙吸收的因素有哪些？

4. 简述矿物质的共同特点。

5. 必需脂肪酸的生理功能有哪些？

6. 影响钙吸收的因素有哪些？

7. 膳食纤维的生理功能有哪些？

8. 矿物质的生理功能有哪些？

9. 营养素是如何被吸收的？

10. 维生素有哪些种类？各有何生理功能？

六、技能题

如何评价食物蛋白质的营养价值？

第二章　膳食指南与合理营养

第一节　膳　食　指　南

膳食指南是以良好科学证据为基础,为促进人类健康所提供的食物选择和身体活动的指导;是从科学研究到生活实践的科学共识。在各国,膳食指南都是营养专家根据营养学原则,结合国情,教育居民采用平衡膳食,以达到合理营养促进健康目的的指导性意见和公共政策基础。膳食指南的作用一方面在于引导居民合理消费食物,保护健康;另一方面,这些原则可以成为政府发展食物生产及规划、满足居民合理的食物消费的根据。

在世界范围内,膳食指南作为公共卫生政策的组成部分已有百年以上历史。它是由早期食物指南,历经膳食供给量和膳食目标等阶段演变而来。其是在工业化后群众体力活动减少、脂肪摄入增多及其他营养素摄入量的改变导致心血管等慢性疾病增加而对膳食模式提出的建议。

一、中国居民膳食指南的起源

FAO/WHO 于 1992 年在罗马召开的国际营养大会把推广以食物为基础的膳食指南列为重点工作之一。会议强调推行合理膳食及健康生活方式是消除或明显减少慢性营养不良、微量营养素缺乏及膳食有关疾病的一项适宜的策略。1996 年,WHO/FAO 联合专家会议发表了《编制与应用以食物为基础的膳食指南》,作为各国制定及应用膳食指南的依据和参考。

为实现我国政府在世界营养大会上的承诺,卫生部会同国家计委、国家教委、农业部等14 个有关部委制定了《中国营养改善行动计划》。其总目标指出:通过保障食物供给,落实适宜的干预措施,减少饥饿和食物不足,降低热能-蛋白质营养不良的发生率,预防、控制和消除微量营养素缺乏症；通过正确引导食物消费，优化膳食模式，促进健康的生活方式，全面改善居民的健康状况，预防与营养有关的慢性病。膳食指南的制定和贯彻是落实营养改善行动计划的具体措施。

中国居民膳食指南是贯彻营养改善行动计划的主要宣传教育大纲。其核心是倡导平衡膳食和合理营养以达到促进健康的目的。

二、中国居民膳食指南的发展状况

1. 第一版《我国的膳食指南》（1989 年发布）

1989 年 10 月，中国营养学会常务理事会制定并发布了《我国的膳食指南》。膳食指南共 8 条，即食物要多样，饥饱要适当，油脂要适量，粗细要搭配，食盐要限量，甜食要少吃，饮酒要节制，三餐要合理。

《我国的膳食指南》的发布，在指导、教育人民群众采用平衡膳食增强健康素质方面发挥了积极的作用。但随着我国改革开放和经济的发展，我国居民的膳食结构出现了新的问题。根据 20 世纪 90 年代以来全国营养调查资料和相关研究报告，全国多数地区已达到温饱水平，每日能量和蛋白质摄入水平已达推荐标准，且有的大城市和省份已进入小康水平。但食物消费情况、营养素摄入情况和食品卫生方面都存在不容忽视的问题和有待改善的重要方面。因此修订原有的膳食指南刻不容缓。

2. 第二版《中国居民膳食指南》（1997 年发布）

受卫生部委托，中国营养学会与中国预防医学科学院营养与食品卫生研究所于 1997 年组成了《中国居民膳食指南》专家委员会。专家委员会依据最新的科学研究成果，针对我国居民的营养需要及膳食中存在的主要缺陷，借鉴国外先进经验，对第一版的膳食指南进行了修改，制定了《中国居民膳食指南》及其说明。该指南于 1997 年 4 月由中国营养学会常务理事会通过，并正式公布。

1997 年指南共有 8 条推荐条目，通用于健康成人和 2 岁以上儿童。鉴于特定人群对膳食营养的特殊需要，专家委员会又提出了《特定人群膳食指南》，作为《中国居民膳食指南》的补充。

为了帮助消费者在日常生活中实践《中国居民膳食指南》，专家委员会进一步提出了食物定量指导方案，并以宝塔图形表示。它直观地告诉居民食物分类的概念及每天各类食物的合理摄入范围，每日应吃食物的种类及相应的数量，对合理调配平衡膳食进行具体指导，故称之为《中国居民平衡膳食宝塔》（简称"膳食宝塔"）。

与第一版膳食指南相比，该指南强调"常吃奶类、豆类或其制品"，以弥补我国居民膳食钙摄入严重不足的缺陷；提倡居民重视食品卫生，增强自我保护意识；并根据特定人群的特点需要，制定出不同人群的膳食指南要点。

3. 第三版《中国居民膳食指南（2007）》

我国 2002 年全国居民营养与健康状况调查结果显示，我国城乡居民的膳食状况明显改善；但另一方面，部分人群膳食结构不合理及身体活动减少，引起肥胖、高血压、糖尿病、高血脂等慢性疾病的患病率增加；在一些贫困农村地区还存在营养缺乏的问题。

受卫生部委托，2006 年中国营养学会组织了《中国居民膳食指南》修订专家委员会，依据中国居民膳食消费和营养摄入的实际情况，以及存在的突出问题，结合营养素需要量和食物成分的新知识,对第二版膳食指南进行全面修订,广泛征求相关领域专家、机构和企业的意见,形成了《中国居民膳食指南(2007)》,并于 2007 年 9 月由中国营养学会理事会扩大会议通过,由卫生部于 2008 年 1 月发布。其目的是帮助我国居民合理选择食物,并进行适量的身体活动,以改善人们的营养和健康状况,减少或预防慢性疾病的发生,提高国民的健康素质。

《中国居民膳食指南(2007)》由一般人群膳食指南、特定人群膳食指南和中国居民平衡膳食宝塔三部分组成。一般人群膳食指南共有 10 条推荐条目,适合于 6 岁以上的正常人群。和 1997 年膳食指南的条目比较,该指南增加了每天足量饮水,合理选择饮料,强调了加强身体活动、减少烹饪用油和合理选择零食等内容。特定人群膳食指南是根据各人群的生理特点及其对膳食营养需要而制定的。特定人群包括孕妇、乳母、婴幼儿、学龄前儿童、儿童青少年和老年人人群。其中 6 岁以上各特定人群的膳食指南是在一般人群膳食指南 10 条的基础上增补形成的。膳食宝塔增加了饮水和身体活动的图像,还在膳食宝塔第五层增加了食盐的摄入限量。在膳食宝塔的使用说明中增加了食物同类互换的品种以及各类食物量化的图片,以便为居民合理调配膳食提供可操作性的指导。

4.第四版《中国居民膳食指南(2016)》

为使我国居民膳食指南更加切合当前我国居民营养状况和健康需求,2014 年起,国家卫生计生委疾控局委托中国营养学会再次启动指南修订工作。修订过程中,中国营养学会根据《中国居民营养与慢性病状况报告(2015 年)》中指出的我国居民面临营养缺乏和营养过剩双重挑战的情况,结合中华民族饮食习惯以及不同地区食物可及性等多方面因素,参考其他国家膳食指南制定的科学依据和研究成果,对部分食物日摄入量进行调整,提出符合我国居民营养健康状况和基本需求的膳食指导建议,形成了《中国居民膳食指南(2016)》系列指导性文件和修订版。

5.第五版《中国居民膳食指南》(2022)

为保证《中国居民膳食指南》的时效性和科学性,使其真正契合不断发展变化的我国居民营养健康需求,2020 年 6 月启动了 2016 年版《中国居民膳食指南》修订工作。2022 年 4月 26 日,中国营养学会发布了《中国居民膳食指南(2022)》。

三、中国居民膳食指南(2022)

《中国居民膳食指南(2022)》由 2 岁以上大众膳食指南、特定人群膳食指南、平衡膳食模式和膳食指南编写说明三部分组成,包含 2 岁以上大众膳食指南以及 9 个特定人群指南。

(一)八大基本准则

中国居民膳食指南修订专家委员会在分析我国应用问题和挑战,系统综述和荟萃分析科学证据基础上,在《中国居民膳食指南(2022)》中,提炼出八条平衡膳食准则(见表 2-1),作为 2 岁以上健康人群合理膳食的必须遵循原则。强调了膳食模式、饮食卫生、三餐规律、饮水和食品选购、烹饪的实践能力。

表 2-1 《中国居民膳食指南(2022)》八大基本准则

准则一	食物多样,合理搭配	准则五	少盐少油,控糖限酒
准则二	吃动平衡,健康体重	准则六	规律进餐,足量饮水
准则三	多吃蔬果、奶类、全谷、大豆	准则七	会烹会选,会看标签
准则四	适量吃鱼、禽、蛋、瘦肉	准则八	公筷子分餐,杜绝浪费

(二)平衡膳食八准则实践应用

落实平衡膳食八准则,可以按照以下的推荐实践应用。

准则一　食物多样,合理搭配

核心推荐:

●坚持谷类为主的平衡膳食模式。

●每天的膳食应包括谷薯类、蔬菜水果、畜禽鱼蛋奶和豆类食物。

●平均每天摄入 12 种以上食物,每周 25 种以上,合理搭配。

●每天摄入谷类食物 200～300g,其中包含全谷物和杂豆类 50～150g;薯类 50～100g。

准则二　吃动平衡,健康体重

核心推荐:

●各年龄段人群都应天天进行身体活动,保持健康体重。

●食不过量,保持能量平衡。

●坚持日常身体活动,每周至少进行 5 天中等强度身体活动,累计 150 分钟以上;主动身体活动最好每天 6 000 步。

●鼓励适当进行高强度有氧运动,加强抗阻运动,每周 2～3 天。

●减少久坐时间,每小时起来动一动。

准则三　多吃蔬果、奶类、全谷、大豆

核心推荐:

●蔬菜水果、全谷物和奶制品是平衡膳食的重要组成部分。

●餐餐有蔬菜,保证每天摄入不少于 300g 的新鲜蔬菜,深色蔬菜应占 1/2。

●天天吃水果,保证每天摄入 200～350g 的新鲜水果,果汁不能代替鲜果。

●吃各种各样的奶制品,摄入量相当于每天 300ml 以上液态奶。

●经常吃全谷物、大豆制品,适量吃坚果。

准则四　适量吃鱼、禽、蛋、瘦肉

核心推荐:

●鱼、禽、蛋类和瘦肉摄入要适量,平均每天 120～200g。

●每周最好吃鱼 2 次或 300～500g,蛋类 300～350g,畜禽肉 300～500g。

●少吃深加工肉制品。

●鸡蛋营养丰富,吃鸡蛋不弃蛋黄。

●优先选择鱼,少吃肥肉、烟熏和腌制肉制品。

准则五　少盐少油,控糖限酒

核心推荐:

●培养清淡饮食习惯,少吃高盐和油炸食品。成年人每天摄入食盐不超过 5g,烹调油 25～30g。

●控制添加糖的摄入量,每天不超过 50g,最好控制在 25g 以下。

●反式脂肪酸每天摄入量不超过 2g。

●不喝或少喝含糖饮料。

●儿童青少年、孕妇、乳母以及慢性病患者不应饮酒。成年人如饮酒,一天饮用的酒精量不超过 15g。

准则六　规律进餐,足量饮水

核心推荐:

●合理安排一日三餐,定时定量,不漏餐,每天吃早餐。

●规律进餐、饮食适度,不暴饮暴食、不偏食挑食、不过度节食。

●足量饮水,少量多次。在温和气候条件下,低身体活动水平成年男性每天喝水 1 700ml,成年女性每天喝水 1 500ml。

●推荐喝白水或茶水,少喝或不喝含糖饮料,不用饮料代替白水。

准则七　会烹会选,会看标签

核心推荐:

●在生命的各个阶段都应做好健康膳食规划。

●认识食物,选择新鲜的、营养素密度高的食物。

●学会阅读食品标签,合理选择预包装食品。

●学习烹饪、传承传统饮食,享受食物天然美味。

●在外就餐,不忘适量与平衡。

准则八　公筷分餐,杜绝浪费

核心推荐:

●选择新鲜卫生的食物,不食用野生动物。

●食物制备生熟分开,熟食二次加热要热透。

●讲究卫生,从分餐公筷做起。

●珍惜食物,按需备餐,提倡分餐不浪费。

●做可持续食物系统发展的践行者。

(三)平衡膳食模式推荐

制定膳食指南的指导思想是使人类营养需求得到满足,并主要通过合理膳食来完成。膳食指南修订专家委员会以公众健康需求和社会大众利益为宗旨,综合和总结食物和健康相关知识和经验,并将其发展成为一系列公众可以直接应用和实施的建议及膳食方案。

每个国家均选择一个对本国人口具有文化特色的食物指南图形,并打造成为一个国家营养传播和教育战略的重要标志。我国从 1997 年起,一直是膳食宝塔,2016 年增加了太极平衡餐盘和儿童用的算盘。中国居民平衡膳食宝塔(2022)、中国居民平衡膳食餐盘(2022)和中国儿童平衡膳食算盘(2022)分别见图 2-1、图 2-2 和图 2-3。

1.中国居民平衡膳食宝塔(2022)解析

中国居民平衡膳食宝塔(以下简称"宝塔")是根据《中国居民膳食指南(2022)》的准则和核心推荐,把平衡膳食原则转化为各类食物的数量和所占比例的图形化表示(图 2-1)。

中国居民平衡膳食宝塔形象化的组合,遵循了平衡膳食的原则,体现了在营养上比较理想的基本食物构成。宝塔共分 5 层,各层面积大小不同,体现了 5 大类食物和食物量的多少。5 大类食物包括谷薯类、蔬菜水果、畜禽鱼蛋奶类、大豆和坚果类以及烹调用油盐。食物量是根据不同能量需要量水平设计,宝塔旁边的文字注释,标明了在 1 600~2 400kcal 能量需要量水平时,一段时间内成年人每人每天各类食物摄入量的建议值范围。

第一层:谷薯类食物

谷薯类是膳食能量的主要来源(碳水化合物提供总能量的 50％～65％),也是多种微量

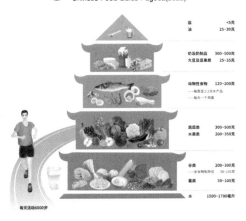

图 2-1   中国居民平衡膳食宝塔（2022）

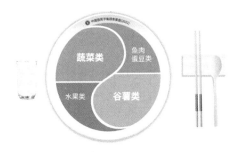

图 2-2   中国居民平衡膳食餐盘（2022）

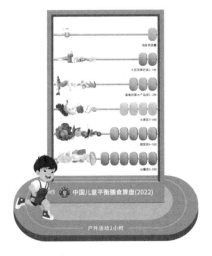

图 2-3   中国儿童平衡膳食算盘（2022）

营养素和膳食纤维的良好来源。膳食指南中推荐 2 岁以上健康人群的膳食应做到食物多样、合理搭配。谷类为主是合理膳食的重要特征。在 1 600～2 400kcal 能量需要量水平下的一段时间内,建议成年人每人每天摄入谷类 200～300g,其中包含全谷物和杂豆类 50～150g;另外,薯类 50～100g,从能量角度,相当于 15～35g 大米。

谷类、薯类和杂豆类是碳水化合物的主要来源。谷类包括小麦、稻米、玉米、高粱等及其制品,如米饭、馒头、烙饼、面包、饼干、麦片等。全谷物保留了天然谷物的全部成分,是理想膳食模式的重要组成,也是膳食纤维和其他营养素的来源。杂豆包括大豆以外的其他干豆类,如红小豆、绿豆、芸豆等。我国传统膳食中整粒的食物常见的有小米、玉米、绿豆、红豆、荞麦等,现代加工产品有燕麦片等,因此把杂豆与全谷物归为一类。2 岁以上人群都应保证全谷物的摄入量,以此获得更多营养素、膳食纤维和健康益处。薯类包括马铃薯、红薯等,可替代部分主食。

第二层:蔬菜水果

蔬菜水果是膳食指南中鼓励多摄入的两类食物。在 1 600～2 400kcal 能量需要量水平下,推荐成年人每天蔬菜摄入量至少达到 300g,水果 200～350g。蔬菜水果是膳食纤维、微量营养素和植物化学物的良好来源。蔬菜包括嫩茎、叶、花菜类、根菜类、鲜豆类、茄果瓜菜类、葱蒜类、菌藻类及水生蔬菜类等。深色蔬菜是指深绿色、深黄色、紫色、红色等有颜色的蔬菜,每类蔬菜提供的营养素略有不同,深色蔬菜一般富含维生素、植物化学物和膳食纤维,推荐每天占总体蔬菜摄入量的 1/2 以上。

水果多种多样,包括仁果、浆果、核果、柑橘类、瓜果及热带水果等。推荐吃新鲜水果,在鲜果供应不足时可选择一些含糖量低的干果制品和纯果汁。

第三层:鱼、禽、肉、蛋等动物性食物

鱼、禽、肉、蛋等动物性食物是膳食指南推荐适量食用的食物。在 1 600～2 400kcal 能量需要量水平下,推荐每天鱼、禽、肉、蛋摄入量共计 120～200g。

新鲜的动物性食物是优质蛋白质、脂肪和脂溶性维生素的良好来源,建议每天畜禽肉的摄入量为 40～75g,少吃加工类肉制品。目前我国汉族居民的肉类摄入以猪肉为主,且增长趋势明显。猪肉含脂肪较高,应尽量选择瘦肉或禽肉。常见的水产品包括鱼、虾、蟹和贝类,此类食物富含优质蛋白质、脂类、维生素和矿物质,推荐每天摄入量为 40～75g,有条件可以优先选择。蛋类包括鸡蛋、鸭蛋、鹅蛋、鹌鹑蛋、鸽子蛋及其加工制品,蛋类的营养价值较高,推荐每天 1 个鸡蛋(相当于 50g 左右),吃鸡蛋不能丢弃蛋黄,蛋黄含有丰富的营养成分,如胆碱、卵磷脂、胆固醇、维生素 A、叶黄素、锌、B 族维生素等,无论对多大年龄人群都具有健康益处。

第四层:奶类、大豆和坚果

奶类和豆类是鼓励多摄入的食物。奶类、大豆和坚果是蛋白质和钙的良好来源,营养素密度高。在 1 600～2 400kcal 能量需要量水平下,推荐每天应摄入至少相当于鲜奶 300g 的奶类及奶制品。在全球奶制品消费中,我国居民摄入量一直很低,多吃各种各样的乳制品,有利于提高乳类摄入量。

大豆包括黄豆、黑豆、青豆,其常见的制品如豆腐、豆浆、豆腐干及千张等。坚果包括花生、葵花子、核桃、杏仁、榛子等,部分坚果的营养价值与大豆相似,富含必需脂肪酸和必需氨基酸。推荐大豆和坚果摄入量共为 25～35g,其他豆制品摄入量需按蛋白质含量与大豆进

行折算。坚果无论作为菜肴还是零食，都是食物多样化的良好选择，建议每周摄入70g左右（相当于每天10g左右）。

第五层：烹调油和盐

油盐作为烹饪调料必不可少，但建议尽量少用。推荐成年人平均每天烹调油不超过25～30g，食盐摄入量不超过5g。按照DRIs的建议，1～3岁人群膳食脂肪供能比应占膳食总能量35%；4岁以上人群占20%～30%。在1 600～2 400kcal能量需要量水平下脂肪的摄入量为36～80g。其他食物中也含有脂肪，在满足平衡膳食模式中其他食物建议量的前提下，烹调油需要限量。按照25～30g计算，烹调油提供10%左右的膳食能量。烹调油包括各种动植物油，植物油如花生油、大豆油、菜籽油、葵花籽油等，动物油如猪油、牛油、黄油等。烹调油也要多样化，应经常更换种类，以满足人体对各种脂肪酸的需要。

我国居民食盐用量普遍较高，盐与高血压关系密切，限制食盐摄入量是我国长期行动目标。除了少用食盐外，也需要控制隐形高盐食品的摄入量。

酒和添加糖不是膳食组成的基本食物，烹饪使用和单独食用时也都应尽量避免。

身体活动和饮水

身体活动和饮水的图示仍包含在可视化图形中，强调增加身体活动和足量饮水的重要性。水是膳食的重要组成部分，是一切生命活动必需的物质，其需要量主要受年龄、身体活动、环境温度等因素的影响。低身体活动水平的成年人每天至少饮水1 500～1 700ml（7～8杯）。在高温或高身体活动水平的条件下，应适当增加饮水量。饮水或过多都会对人体健康带来危害。来自食物中水分和膳食汤水大约占1/2，推荐一天中饮水和整体膳食水（包括食物中的水，汤、粥、奶等）摄入共计2 700～3 000ml。

身体活动是能量平衡和保持身体健康的重要手段。运动或身体活动能有效地消耗能量，保持精神和机体代谢的活跃性。鼓励养成天天运动的习惯，坚持每天多做一些消耗能量的活动。推荐成年人每天进行至少相当于快步走6 000步以上的身体活动，每周最好进行150分钟中等强度的运动，如骑车、跑步、庭院或农田的劳动等。一般而言，低身体活动水平的能量消耗通常占总能量消耗的1/3左右，而高身体活动水平者可高达1/2。加强和保持能量平衡，需要通过不断摸索，关注体重变化，找到食物摄入量和运动消耗量之间的平衡点。

2. 中国居民平衡膳食餐盘（2022）解析

中国居民平衡膳食餐盘（图2-2）是按照平衡膳食原则，描述了一个人一餐中膳食的食物组成和大致比例。餐盘更加直观，一餐膳食的食物组合搭配轮廓清晰明了。

餐盘分成4部分，分别是谷薯类、动物性食物和富含蛋白质的大豆及其制品、蔬菜和水果，餐盘旁的一杯牛奶提示其重要性。此餐盘适用于2岁以上人群，是一餐中食物基本构成的描述。

与膳食平衡宝塔相比，平衡膳食餐盘更加简明，给大家一个框架性认识，用传统文化中的基本符号，表达阴阳形态和万物演变过程中的最基本平衡，一方面更容易记忆和理解，另一方面也预示着一生中天天饮食，错综交变，此消彼长，相辅相成的健康生成自然之理。2岁以上人群都可参照此结构计划膳食，即便是对素食者而言，也很容易将肉类替换为豆类，以获得充足的蛋白质。

四、特殊膳食人群膳食指南

为了对特殊人群的特别问题给予指导,还特别制定了孕妇膳食指南,乳母膳食指南,0～6个月婴幼儿喂养指南,7～24个月喂养指南,3～6岁儿童膳食指南,7～17岁青少年膳食指南,老年人膳食指南,高龄老人膳食指南,素食人群膳食指南9个人群的补充说明。除了24个月以下的婴幼儿,素食人群外,其他人群都需要结合膳食平衡八大准则而应用。

第二节　居民营养状况调查与监测

对居民营养状况进行调查与监测是为了确切了解和掌握社会各人群某一时间断面的营养状况及其连续的动态变化。

一、营养状况调查

运用各种手段准确了解某一人群(以至个体)各种营养指标的水平,用来判定其当前的营养状况,称为营养状况调查。

(一)营养状况调查的目的

营养状况调查的目的主要有三个:一是了解居民膳食的摄取情况及其与营养供给量之间的对比情况;二是了解被调查者与营养有关的健康状况,发现其存在的营养不平衡问题,为营养监测和研究营养政策奠定基础;三是做某些综合性或专题性科学研究,如研究某些地方病、营养相关疾病与营养的关系,研究某些生理常数、营养水平判定指标等,并在此基础上对被调查者个体进行营养状况的综合判定和对人群营养条件、问题、改进措施进行研究分析。营养状况调查既可用于人群社会实践,又可用于营养学的科学研究。

(二)营养状况调查的工作内容

1.膳食调查

膳食调查的目的是了解在一定时间内调查对象通过膳食所摄取的热能和各种营养素的数量和质量,借此来评定正常营养需要能得到满足的程度。膳食调查是营养调查工作的一个基本组成部分,它本身又是相对独立的。单独膳食调查结果可以成为为所调查的单位或人群改善营养和进行咨询、指导的主要工作依据。膳食调查通常采用下列几种方法:

(1)称量法(或称重法)　称量法是对某一单位(集体食堂或家庭)或个人一日三餐中每餐各种食物的食用量进行称重的膳食调查方法,要求计算出每人每日各种营养素的平均摄入量,调查时间为3～7d。其具体步骤是:

①准确记录每餐各种食物及调味品的名称。

②准确称取每餐各种食物烹调前的生重、舍去废弃部分后的净重、烹调后的熟重以及吃剩饭菜的重量。

③计算生熟比。生熟比为生食物重量与熟食物重量的比值。

④将调查期间所消耗的食物按品种分类、综合,求得每人每日的食物消耗量。

⑤按食物成分表计算每人每日的营养素摄入量。

称量法较准确,适用于团体、个人和家庭的膳食调查,但费时、费事,不适合大规模的营养状况调查。

（2）记账法　对建有伙食账目的部队、学校、机关、幼儿园等集体食堂,可采用记账法。具体做法是:查阅食堂在过去一段时间里的食物消费总量,并根据同一时期的进餐人数,粗略计算每人每日各种食物的摄取量,再按照食物成分表计算这些食物所供给的能量和营养素数量,通常可调查 30d。如果原有的账目不清,可从即日起开始登记,一般登记 7d。

为了保证调查数据的可靠性,对食堂账目有如下要求:食物的消费量需逐日分类、准确记录,并应写出食物的具体名称;准确统计进餐人数,并应按年龄、性别和工种、班次等分别登记;自制的食物要分别登记原料、产品及其食用数量。

记账法简便、快速,但没有称量法精确。

（3）询问法(回顾法)　询问法是通过问答方式来回顾调查对象在过去一段时间里的膳食状况。只有客观上不能用称量法和记账法进行膳食调查时才用此法。根据回顾时间的长短,询问法又分为 24 小时回顾、一周回顾或更长时间回顾。通常,24 小时回顾的资料较可靠。

该方法简便易行,但不够准确,一般只适用于门诊病人、儿童健康检查或咨询门诊等。

（4）化学分析法　化学分析法是指收集调查对象一天膳食中摄入的所有食物,通过化学方法分析其能量和营养素的数量及质量。化学分析法虽然结果精确,但非常复杂,费用很高,极少采用。

2.人体营养水平鉴定

人体营养水平鉴定指的是借助生化、生理实验手段,发现人体临床营养不足症、营养储备水平低下或营养过剩,以便较早掌握营养失调征兆和变化动态,及时采取必要的预防措施。有时为研究某些有关因素对人体营养状态的影响,也对营养水平进行研究测定。常用的检测标本是血液和尿液。

3.营养不足和缺乏的临床检查

本项检查的目的是根据症状和体征检查营养不足和缺乏症,是一种营养失调的临床检查。

营养缺乏的体征如表 2-2 所示。

表 2-2　营养缺乏的体征

部位	体征	缺乏的营养素
全身	消瘦或浮肿,发育不良 贫血	能量、蛋白质、锌 蛋白质、铁、叶酸、维生素 B_{12}、 维生素 B_5、维生素 B_2、维生素 C
皮肤	干燥,毛囊角化 毛囊四周出血点 癞皮病皮炎 阴囊炎,溢脂性皮炎	维生素 A 维生素 C 烟酸 维生素 B_2
头发	稀少,失去光泽	蛋白质、维生素 A
眼睛	毕脱氏斑,角膜干燥,夜盲症	维生素 A
唇	口角炎,唇炎	维生素 B_2

部位	体征	缺乏的营养素
口腔	齿龈炎,齿龈出血,齿龈红肿 舌炎,舌猩红,舌肉红 地图舌	维生素 C 维生素 B_2、烟酸 维生素 B_2、烟酸、锌
指甲	舟状甲	铁
骨骼	颅骨软化,方颅,鸡胸,串珠肋,"O"形腿,"X"形腿 骨膜下出血	维生素 D 维生素 C
神经	肌肉无力,四肢末端蚁行感,下肢肌肉疼痛	维生素 B_1

4.人体测量资料分析

身体形态和人体测量资料可以较好地反映营养状况,但不同年龄组选用的指标不同。常用的指标有身高、体重、上臂围与皮褶厚度,其中身高、体重和皮褶厚度被世界卫生组织列为营养调查的必测项目。上臂围一般是量取肩峰至鹰嘴连线中点的臂围长。皮褶厚度主要表示皮下脂肪的厚度。深入调查时还可以选用胸围、头围、骨盆径、小腿围、背高、坐高、肩峰距和腕骨 X 线以及人体测量资料的各种评价指标。

5.营养调查结果的分析评价

营养调查结果可分析评价下列问题:

(1)居民膳食营养摄取量,食物组成结构与来源,食物资源生产加工、供应分配,就餐方式和习惯。

(2)居民营养状况与发育状况,营养缺乏与营养过剩的种类、发病率、原因、发展趋势和控制措施等。

(3)营养方面一些值得重视的问题,如食用动物性食品过多所致的过营养、肥胖症、心血管系统疾病,长期摄食精白米面所致的 B 族维生素的不足,方便食品和快餐食品及滥用强化或其他不良食品的影响等。

(4)第二代发育趋势及原因分析。

(5)各种人群中有倾向的营养失调趋势。

(6)全国或地区特有的营养问题解决程度、经验和问题。如优质蛋白质、维生素 B_2、维生素 A 不足问题;个别人群贫血问题;个别地区烟酸缺乏与维生素 C 不足问题;地方病、原因不明疾病与营养问题等。

二、营养监测

收集、分析对居民营养状况有制约作用的因素和条件,预测居民营养状况在可预见的将来可能发生的动态变化,并及时采取补充措施,引导这种变化向人们期望的方向发展,称为营养监测。

(一)营养监测工作的特点

(1)以社会人群,特别是需要重点保护的人群为对象,分析社会因素,探讨能采取的社会性措施。

（2）研究营养政策是它的主要任务。在分析营养状况与影响因素之后，直接研究、制定、修订和执行营养政策。

（3）工作内容服从于完成宏观分析的需要。它以一个国家或地区的全局作为研究对象，以有限的人力、物力分析掌握全局的常年动态。它在工作方式上向微观方面深入的可能性服从于完成宏观分析的必要性。

（4）具有与营养相关的社会经济和农业资料方面的分析。

（5）尽可能收集现成资料。在材料的取得上，为保证广度，提倡尽可能收集现成资料。

（二）营养监测的分类

（1）为制订保健和营养发展计划而进行的营养监测。长期营养监测对社会人群现状及制约因素（如自然条件、经济条件、文化科技条件等）进行动态观察、分析和预测，用于制定社会人群营养发展的各项政策和规划。

（2）为评价已有营养规划效果而进行的评价性营养监测。

（3）为及时预报营养不良与干预规划而进行的营养监测。及时报警和干预监测的目的在于发现、预防和减轻重点人群的短期恶化。例如控制和缓解区域性、季节性和易发人群性某种营养失调的出现等。

（三）资料的来源与监测指标

资料来源于监测地区的社会经济、医疗保健与人群营养三个方面的资料。

主要的监测指标有：

（1）恩格尔指数

$$恩格尔指数 = \frac{用于食品的开支}{家庭总收入} \times 100\%$$

（2）收入弹性

$$收入弹性 = 食物购买力增长（\%）/收入增长（\%）$$

（3）人均收入及人均收入增长率

$$人均收入 = 实际收入/家庭人口数$$

$$人均收入增长率（\%） = \frac{第二年度人均收入 - 第一年度人均收入}{第一年度人均收入} \times 100\%$$

（4）保健状况指标　包括人体测量指标、生化指标、临床体征以及膳食营养素数量和质量指标。

本章小结

膳食指南是根据营养科学原则和人体营养需要，结合当地食物生产供应情况及人群生活实践，提出的食物选择和身体活动的指导意见。中国居民膳食指南修订专家委员会在分析我国应用问题和挑战，系统综述和荟萃分析科学证据基础上，提炼出了8条平衡膳食准则：食物多样，合理搭配；吃动平衡，健康体重；吃蔬果、奶类、全谷、大豆；适量吃鱼、禽、蛋、瘦肉；少盐少油，控糖限酒；规律进餐，足量饮水；会烹会选，会看标签；公筷分餐，杜绝浪费。营养状况调查是运用各种手段准确了解某一人群（以至个体）各种营养指标的水平，用来判定其当前的营养状况。膳食调查通常采用称重法、记账法、询问法和化学分析法。营养监测是收集、分析对居民营养状况有制约作用的因素和条件,预测居民营养状况在可预见的将来可能发生的动态变化,并及时采取补充措施,引导这种变化向人们期望的方向发展。

复习思考题

一、名词解释

合理膳食　　膳食结构　　营养状况调查　　营养监测

二、判断题

1.中国的膳食在避免西方膳食模式所带来的所谓"文明病"方面很有效果。　　　（　　）

2.从许多流行病学调查资料看,某些癌症的发生与高脂肪、低纤维的饮食习惯有很大关系。　　　（　　）

3.营养状况调查既可用于人群社会实践,又可用于营养学的科学研究。　　　（　　）

4.平衡膳食宝塔建议的各类食物摄入量都是指食物可食部分的生重。各类食物的质量是指某一种具体食物的质量。　　　（　　）

三、选择题

1.膳食调查方法中,最准确的方法是（　　）。

A.称重法　　　　　　B.记账法　　　　　　C.化学分析法　　　　　　D.询问法

2.人体营养状况评价不包括（　　）。

A.膳食调查　　　　B.临床生化检测　　　C.个人经济状况调查　　D.人体测量

3.世界卫生组织建议每人每天的食盐用量为（　　）。

A.3g　　　　　　　B.6g　　　　　　　C.9g　　　　　　　D.12g

4.合理分配一日三餐食量,早餐食量一般应占（　　）。

A.10%　　　　　　B.20%　　　　　　C.30%　　　　　　D.40%

5.被世界卫生组织列为营养调查中必测项目的三项指标是（　　）。

A.坐高、身高、头围　　　　　　　　　B.体重、身高、头围

C.胸围、头围、体重　　　　　　　　　D.体重、身高、皮褶厚度

6.中国营养学会建议的平衡膳食宝塔提出了（　　）。

A.食物分类的概念　　　　　　　　　B.推荐膳食供给量（RDA）

C.较理想的膳食模式　　　　　　　　D.具体的食谱

7.膳食算盘主要适合（　　）使用。这个图形可以勾画出他们对于份量的认识,哪种食物份量多,哪种食物份量少,便于他们理解和记忆。

A.老年人　　　　　B.孕妇　　　　　C.素食人群　　　　　儿童

四、填空题

1.膳食营养素参考摄入量包括四个营养水平指标,它们是 _____、_____、_____、_____。

2.营养不良是在 _____ 国家多见于儿童的、比较严重的营养问题，_____、_____、_____ 等所造成的食物短缺是导致儿童营养不良的主要原因。

3.中国居民平衡膳食宝塔分为 _____ 层。

4.膳食调查日数不应少于 _____ d。

5.膳食调查通常采用下列几种方法：_____、_____、_____ 和 _____。

6.《中国居民膳食指南》把食物分为 5 大类：_____、_____、_____、_____、_____。

五、简述题

1.为什么我国要制定居民膳食指南？

2.简述《中国居民膳食指南(2022)》提出的 8 条平衡膳食准则。

3.如何组织居民进行营养状况调查？开展哪些工作？可达到什么目的？

六、技能题

请结合自身的实际，与一般人群膳食指南相对照，分析哪些方面需要改进。

第三章　各类食物的营养

食品种类繁多,按其来源与性质可分为三大类:植物性食物,如稻麦、油料、蔬菜、水果、薯类等;动物性食物,如畜禽肉类、蛋类、乳类、水产类;以以上两大类食物为原料加工而成的加工制品,如罐头食品、熏制和烧烤食品、油炸食品、速冻食品、膨化食品、饮料、方便食品、快餐食品和调味品等。

第一节　植物性食物的营养价值

一、谷类

谷类食品主要包括小麦、大米、小米、高粱、薯类等杂粮,其中以大米和小麦为主。谷类食品在我国膳食构成中的比例为 49.7%,主要作为主食。谷类为我国居民提供日常膳食中 50%～70%的热能、55%左右的蛋白质、一些无机盐及 B 族维生素。

(一)谷类的结构和营养素分布

谷类有相似的结构,都是由谷皮、糊粉层、胚乳和胚(包括胚芽、胚轴)四部分组成。各营养成分分布不均匀。图 3-1 为谷粒纵切面示意图。

1.谷皮

谷皮位于谷粒最外层,质量占全粒的 13%～15%,主要由纤维素、半纤维素等组成,含较多的矿物质、维生素和脂肪,不含淀粉,纤维和植酸含量高。谷皮一般在加工过程中作为糠皮除去。

2.糊粉层

糊粉层是介于谷皮和胚乳之间的一层厚壁细胞,质量占全粒的 6％～7％,除含纤维素外,还含较多的磷、丰富的 B 族维生素、矿物质、蛋白质及脂类,营养价值高。但糊粉层壁厚,不易消化,且含有较多的酶类,影响产品的贮藏性能,在加工过程中与谷皮一起除去。

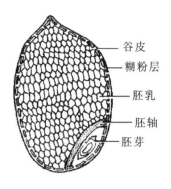

谷皮
糊粉层
胚乳
胚轴
胚芽

图 3-1　谷粒纵切面示意图

3.胚乳

胚乳的质量占全粒的 80％～90％,是种子的贮藏组织,含大量淀粉和一定量蛋白质。胚乳易消化、口感好、耐贮藏,但维生素和矿物质等营养素含量低。

4.胚

胚是种子中生理活性最强、营养价值最高的部分,富含脂肪、蛋白质、无机盐、B 族维生素和维生素 E,可溶性糖的含量也较多。

(二)谷类的营养成分

1.蛋白质

谷类的蛋白质含量一般在 7％～16％之间,品种间有较大的差异:普通小麦含 8％～13％,大米和小米含 7％～9％,燕麦含 15％左右。谷类的蛋白质主要由谷蛋白、白蛋白、醇溶蛋白和球蛋白组成。因为谷粒外层蛋白质含量较高,所以精加工的米、面的蛋白质含量比粗米、标准粉中的蛋白质含量低。表 3-1 为几种谷类的蛋白质组成。

表 3-1　几种谷类的蛋白质组成(％)

谷物 \ 蛋白质	白蛋白	球蛋白	醇溶蛋白	谷蛋白
大米	5	10	5	80
小麦	3～5	6～10	40～50	30～40
玉米	4	2	50～55	30～45
高粱	1～8	1～8	50～60	32

一般谷类蛋白质必需氨基酸的组成不平衡,赖氨酸含量普遍较少,有些苏氨酸、色氨酸含量也不高。为提高谷类蛋白质的营养价值,常采用赖氨酸强化和蛋白质互补的方法。此外,种植高赖氨酸玉米等高科技品种也是提高谷类蛋白质营养价值的好方法。

2.碳水化合物

谷类中的碳水化合物主要为淀粉,含量在 70％以上,此外为糊精、果糖和葡萄糖等。淀粉分为直链淀粉和支链淀粉。一般直链淀粉的含量为 20％～25％,糯米几乎全为支链淀粉。研究认为,直链淀粉使血糖升高的幅度较小。目前高科技农业已培育出直链淀粉含量达 70％的玉米品种。还有研究证明,燕麦麸皮中的可溶性半纤维素主要为 β-葡聚糖物质,具有降低人体血清胆固醇的功能。

3.脂肪

谷类中脂肪的含量为 1％～4％,主要集中在糊粉层、谷皮和胚中。从米糠中可提取米糠油、谷维素和谷固醇;从玉米和小麦胚芽中可提取玉米油和麦胚油,80％为不饱和脂肪酸,其中亚油酸占 60％,有良好的保健功能,还含有大量的维生素 E,所以米糠油和麦胚油有防止动脉硬化和抗衰老的功效。

4.矿物质

谷类中矿物质的含量为1.5%～3%,集中在谷皮、糊粉层和胚中。胚乳中矿物质的含量较低,主要是磷,多以植酸盐的形式存在,其次是钾和镁,钙的含量较低,仅为磷的1/10。每100g谷类中铁的含量为1.5～3mg,消化吸收差。糙米、标准面粉的矿物质含量都分别高于精白米、面。谷类矿物质的营养价值很低,所以以米、面等为主食的地区的人群,应辅以含钙丰富的食品,如乳类和豆类等。

5.维生素

谷类中的维生素主要分布在糊粉层和胚部,谷类是B族维生素的重要来源,如硫胺素、核黄素、尼克酸、泛酸和吡哆醇等。黄色谷粒含有少量胡萝卜素,鲜玉米含有少量维生素C,谷类不含维生素A和D。谷类加工精度越高,胚芽、糊粉层损失越多,维生素损失也越多。在我国20世纪50年代初制定的谷类标准中,标准米(95米)和标准粉(85面)比精白米、面保留了更多的维生素和无机盐,在节约粮食和预防某些营养缺乏病方面收到了良好的效果。目前应对居民普遍食用的精白米、面进行营养强化,克服其缺陷。

二、豆类

豆类分大豆类(包括黄豆、黑豆和青豆)和其他豆类(包括豌豆、蚕豆、绿豆、小豆、芸豆等),是我国居民膳食中优质蛋白质的重要来源。

(一)豆类的营养成分

1.蛋白质

大豆含有35%～40%的蛋白质,是植物性食物中含蛋白质最多的食品。大豆蛋白质的氨基酸组成接近人体需要,具有较高的营养价值,而且含有丰富的赖氨酸(是谷物的2倍以上),是与谷类蛋白质互补的天然理想食品,故大豆蛋白为优质蛋白。

2.脂类

大豆含15%～20%的脂肪,其中多不饱和脂肪酸占85%,以亚油酸为最多(高于50%),还含1.64%的磷脂(以卵磷脂为主)和具有抗氧化能力的维生素E。

3.碳水化合物

大豆含碳水化合物25%～30%,其中一半为可供利用的淀粉、阿拉伯糖、半乳聚糖和蔗糖;另一半为人体不能消化吸收的棉籽糖和水苏糖,属于大豆低聚糖,它们在大肠中被微生物发酵而产生气体,可引起腹胀,但同时是双歧杆菌的生长促进因子,有保健作用。在加工时,这些糖类基本上要除去。

4.矿物质

大豆含4.5%～5.0%的矿物质,钙含量高于普通谷类;豆类还是一类高钾、高镁、低钠的碱性食品,微量元素含量也较高。但大豆中的矿物质的生物利用率较低。

5.维生素

大豆中含有较多的B族维生素,硫胺素和核黄素的含量是面粉的2倍以上,黄色大豆中含有少量的胡萝卜素,大豆发芽后还含有维生素C。

(二)大豆中的抗营养因素

1.蛋白酶抑制剂(PI)

大豆及其他油料作物中都含有蛋白酶抑制剂,包括抑制胰蛋白酶、糜蛋白酶及胃蛋白酶等物质。存在最广泛的是胰蛋白酶抑制剂,一般称为抗胰蛋白酶因子,可对动物生长产生一定影响。我国食品卫生标准中明确规定,含有豆粉的婴幼儿代乳品,尿酶实验必须是阴性。

2.豆腥味

大豆中含有很多酶,其中的脂肪氧化酶是产生豆腥味及其他异味的主要酶类。豆类在储藏中易造成不饱和脂肪酸的分解,在95℃以上加热10～15min可除去部分豆腥味。

3.胀气因子

食用豆类会胀气主要是大豆低聚糖——水苏糖和棉籽糖的作用。此类物质不能被消化,但能被肠道微生物发酵产气,是浓缩和分离大豆蛋白时的副产品。大豆低聚糖可不经消化直接进入大肠,可为双歧杆菌所利用,并有促进双歧杆菌繁殖的作用,可对人体产生有利影响。

4.植酸

大豆中含有的植酸能与锌、钙、镁、铁等元素螯合,影响矿物质的吸收利用。

5.皂甙和异黄酮

此两类物质有抗氧化、降低血脂和血胆固醇的作用,近年来的研究发现了其更多的保健功能。

6.植物红细胞凝集素

植物红细胞凝集素是能凝集人和动物血红细胞的一种蛋白质,也是一种影响动物生长的因素。其加热即被破坏。

大豆的营养价值很高,但也存在诸多抗营养因素。大豆蛋白的消化率为65％,但经加工制成豆制品后,其消化率明显提高。近年来的多项研究表明,大豆中的多种抗营养因子有良好的保健功能,这使得大豆研究成为营养领域的研究热点之一。

(三)豆制品的营养价值

豆制品除去了大豆内的有害成分后,大豆蛋白质的结构从密集状态变成疏松状态,使大豆蛋白质的消化率增加,从而提高了大豆的营养价值。

豆制品有非发酵性制品和发酵性制品之分。在豆制品的制作过程中,水溶性维生素有较大的流失,但也产生了一些新的维生素,如发酵制品产生了维生素B_{12},大豆制成豆芽后可产生一定量的抗坏血酸。

目前的大豆蛋白制品主要有四种:分离蛋白质、浓缩蛋白质、组织化蛋白质、油料粕粉。表3-2为几种豆制品每100g中主要营养素的含量。

表 3-2　几种豆制品每100g中主要营养素的含量

主要营养素 / 豆制品名称	蛋白质(g)	脂肪(g)	糖(g)	视黄醇当量(g)	硫胺素(mg)	核黄素(mg)	维生素C(mg)
豆浆	1.8	0.7	1.1	15	0.02	0.02	0
豆腐	8.1	3.7	4.2	—	0.04	0.03	0
豆豉	24.1	—	36.8	—	0.02	0.09	0
黄豆芽	4.5	1.6	4.5	5	0.04	0.07	8
绿豆芽	2.1	0.1	2.9	3	0.05	0.06	6

三、蔬菜与水果

(一)蔬菜与水果的营养特点

蔬菜与水果的营养特点为:主要提供膳食纤维、矿物质(钙、磷、钠、镁等)、维生素C和胡萝卜素。水分含量高,而蛋白质和脂类含量较低。它们具有良好的感官性质,对增进食欲、帮助消化、维持肠道正常功能及体现膳食的多样性等有重要的意义。

(二)蔬菜与水果的营养成分

1.水分

蔬菜与水果的水分含量一般为65%~95%,其他营养素偏低。去掉水分的果脯和干菜中,矿物质等非水溶性营养素的比例则大大增加。

2.碳水化合物

蔬菜与水果中的碳水化合物包括糖、淀粉、纤维素、半纤维素和果胶物质。其所含种类及数量因食物的种类和品种有很大差别。

蔬菜类中含糖量较多的是胡萝卜、番茄、甜薯、南瓜等;含淀粉较多的有各种芋类、薯类及藕;含果胶较多的有南瓜、胡萝卜、番茄等。

水果中的仁果类(苹果、梨等)以果糖为主,葡萄糖和蔗糖次之;浆果类(葡萄、草莓、猕猴桃等)中主要是葡萄糖和果糖;核果类(桃、杏)和柑橘类则含较多蔗糖。

蔬菜和水果是膳食纤维(纤维素、半纤维素、果胶等)的重要来源,水果中一般含有较多果胶(如山楂、苹果和柑橘等),具有很强的凝胶力,可加工成果酱和果冻制品。

菌类蔬菜主要含菌类多糖,如香菇多糖、银耳多糖等,具有多种保健作用。

水果的含糖量大于蔬菜。水果含糖的种类、数量与水果的种类、品种有关。

3.维生素

新鲜蔬菜与水果是抗坏血酸(即维生素C)、胡萝卜素、核黄素和叶酸的重要来源。菌类蔬菜还含有维生素B_{12}。蔬菜中维生素的含量与颜色有明显的关系,受品种、栽培方法、储存方式、季节等因素的影响较大。

各类水果中,柑橘是维生素C的良好来源,而且柑橘的鲜果和果汁一年四季都可以充足供应。

4.矿物质

蔬菜与水果中矿物质的含量丰富,如钙、磷、铁、钾、钠、镁、铜等,对维持机体酸碱平衡起重要作用。蔬菜是高钾低钠食品,也是钙和铁的重要来源。一般每100g绿叶蔬菜含钙100mg以上,含铁1~2mg。但要注意蔬菜中的草酸会影响矿物质的利用,在烹调时去除部分草酸,有利于矿物质的吸收。水果中的矿物质含量在0.4%左右,是钾的重要来源。

5.蛋白质和脂肪

蔬菜与水果的蛋白质、脂肪含量一般较低,是低热能食品。新鲜蔬菜的蛋白质含量在3%以下。在各种蔬菜中,鲜豆类、菌类和深绿色叶菜的蛋白质含量稍高,一般含赖氨酸、蛋氨酸比较丰富,可和谷类蛋白质互补。水果中蛋白质的含量很低。

6.芳香物质、有机酸、色素及其他生理活性物质

蔬菜、水果中常含有各种芳香物质和色素,使食品具有特殊的香味和颜色,可赋予蔬菜、水果良好的感官性状。

芳香物质为油状挥发性物质,称油精,主要成分为醇、酯、醛、酮、烃等,赋予食物香味,能刺激食欲,有助于食物的消化吸收。

水果中的有机酸以苹果酸、柠檬酸和酒石酸为主,此外还有乳酸、琥珀酸等。有机酸因水果种类、品种和成熟度不同而异。有机酸可刺激消化液的分泌,有利于食物的消化。同时有机酸可使食物保持一定酸度,对维生素C的稳定性具有保护作用。

此外,蔬菜、水果中还含有一些酶类、杀菌物质和具有特殊功能的生理活性成分。表3-3、表3-4分别为每100g常见蔬菜、水果中三种维生素的含量,表3-5为几种蔬菜中钙和草酸的含量。

表 3-3 每 100g 常见蔬菜中三种维生素的含量

维生素＼蔬菜名称	柿子椒	花菜	苋菜	冬苋菜	菠菜	冬瓜	南瓜	胡萝卜
维生素 C(mg)	72	61	47	20	32	18	8	16
胡萝卜素(μg)	340	30	2100	6950	487	80	890	4010
核黄素(mg)	0.03	0.08	0.21	0.05	0.11	0.01	0.04	0.04

表 3-4 每 100g 常见水果中三种维生素的含量

维生素＼水果名称	鲜枣	猕猴桃	柑	橘	杧果	苹果	葡萄	桃	草莓
维生素 C(mg)	243	62	58	19	23	4	25	7	47
胡萝卜素(μg)	240	130	890	520	8050	20	50	20	30
核黄素(mg)	0.09	0.02	0.04	0.03	0.04	0.02	0.02	0.03	0.03

表 3-5 几种蔬菜中钙和草酸的含量(mg/100g)

蔬菜名称	钙	草酸
大蕹菜	224	691
芋禾杆	40	298
厚皮菜	64	471
苋菜	359	1142
圆叶菠菜	102	606
折耳菜	121	1150

总的来说,水果的营养价值稍逊于蔬菜,但食用前不烹调,营养素损失少。野生蔬菜和水果的营养素含量,特别是胡萝卜素、核黄素、维生素C和钙、铁等的含量,往往高于栽培蔬菜和水果。蔬菜和水果中的膳食纤维、生物类黄酮等都是有益健康的重要物质。

第二节　动物性食物的营养价值

动物性食物主要是指由人工饲养、驯化的畜、禽肉制品,蛋乳制品及水产品。动物性食物在人类的饮食中占有重要的地位,是人类获取蛋白质、矿物质和维生素的重要来源之一,对于人类的生存和发展具有重要意义。

一、畜、禽、鱼类

(一)畜、禽类

畜肉类主要是指猪、羊、牛、兔、马、驴、狗、骡、鹿等哺乳动物的肌肉、内脏及其制品,禽肉类主要包括鸡、鸭、鹅、鸽子、鹌鹑、鸵鸟等鸟类的肌肉及其制品。

1.水分

肌肉中的水分含量约为 75％,分别以结合水、不易流动水和自由水的形式存在。结合水约占肌肉总水分的 5％,与蛋白质分子表面的极性基团靠静电引力紧密结合,形成水分子层;总水分的 80％为不易流动水,存在于肌原丝、肌原纤维及肌膜之间;自由水约占总水分的 15％,存在于细胞外间隙。

2.蛋白质

畜、禽类蛋白质的含量为 10％～20％,其中肌浆中的蛋白质占 20％～30％,肌原纤维中的蛋白质占 40％～60％,间质蛋白占 10％～20％。畜、禽类蛋白质必需氨基酸充足,在种类和比例上接近人体需要,利于消化吸收,是优质蛋白质。但结缔组织中的间质蛋白必需氨基酸组成不平衡,主要是胶原蛋白和弹性蛋白,其中的色氨酸、酪氨酸、蛋氨酸含量少,蛋白质利用率低。

不同畜、禽类的蛋白质含量因种类、年龄、肥瘦程度及部位不同而异。一般猪肉为13.5％左右,牛肉、马肉、骆驼肉、鸡肉、鹌鹑肉达 20％,羊肉、鸭肉、鹅肉、狗肉为 16％～18％。不同部位的肉,因肥瘦程度不同,蛋白质含量差异较大,如猪脊肉约 21％,后臀尖约15％,肋条肉约 10％,奶脯仅 8％;牛脊肉约 22％,后腿肉约 20％,肋腹肉约 18％,前腿肉约16％;羊前腿肉约 22％,后腿肉约 18％,胸腹肉约 17％;鸡胸肉约 20％,鸡翅约 17％。

畜、禽类心、肝、肾等内脏器官的蛋白质含量较高,而脂肪含量较低。不同内脏的蛋白质含量也存在差异,畜类肝脏含蛋白质较高,为 18％～20％,心、肾含蛋白质 14％～17％;禽类的内脏中,肝脏和心脏含蛋白质 13％～17％。

3.脂肪

一般畜、禽的脂肪含量为 10％～36％,其在动物体内的分布,随动物的种类、年龄、肥瘦程度及部位不同有很大差异,低者为 2％,高者可达到 90％。畜肉中,猪瘦肉脂肪含量为6.2％,羊瘦肉为 3.9％,牛瘦肉为 2.3％;禽肉中,火鸡和鹌鹑的脂肪含量不足 3％,鸡和鸽子的脂肪含量类似,为 14％～17％,鸭和鹅的脂肪含量达 20％左右。肥育过程对脂肪含量的影响较大,肥育良好的牛肉脂肪含量可达 18％,而差的仅为 4％。年龄越大,含脂量越大。

畜、禽类脂肪以饱和脂肪酸为主,熔点较高,主要成分为甘油三酯、少量卵磷脂、胆固醇和游离脂肪酸。胆固醇在肥肉中为 109mg/100g,在瘦肉中为 81mg/100g,在内脏中约为200mg/100g,在脑中最高,约为 2571mg/100g。脂肪消化率为 80％～90％。

一般内脏的脂肪含量少而蛋白质含量较高。

必需脂肪酸的含量与组成是衡量食物油脂营养价值的重要指标。动物脂肪所含有的必需脂肪酸明显低于植物油脂,因此营养价值低于植物油脂。在动物中,禽类脂肪所含的必需脂肪酸的量高于家畜脂肪;家畜脂肪中,猪脂肪的必需脂肪酸含量高于牛、羊等反刍动物。

4.碳水化合物

畜、禽类的碳水化合物含量为 1％～3％,主要以糖原的形式存在于肝脏和肌肉中,含量极少。宰后由于酶的作用,糖原分解产生乳酸,使肉品的 pH 值下降。

5.矿物质

畜肉的矿物质含量为 0.8～1.2mg/100g,瘦肉的矿物质含量高于肥肉,内脏的矿物质含量高于瘦肉,是铁、锌等矿物质的重要来源。其中铁含量为 5mg/100g 左右,以血红素铁的形式存在,不受食物其他因素的影响,生物利用率高,是膳食铁的良好来源。铜、硒等微量元素也很丰富。

禽肉含钾、钠、钙、镁、磷、铁、锰、锌、铜、硒、硫、氯等多种矿物质,总含量占 1%～2%。其中钾的含量最高,其次是磷。禽类肝脏富含多种矿物质,且平均水平高于禽肉。肝脏和血液中铁的含量丰富,每 100g 中含铁高达 10～30mg,是铁的最佳膳食来源。

6.维生素

畜肉含较多 B 族维生素,瘦肉中维生素 A、D、E 均很少;肥肉中维生素均很少;内脏中富含各种维生素,肝脏是各种维生素在动物体内的储藏场所,除含丰富的维生素 A、维生素 D、核黄素外,还含有少量的维生素 C 和维生素 E。禽肉的维生素含量与畜肉相似。

7.浸出物

浸出物是指除蛋白质、盐、维生素外能溶于水的浸出物质,包括含氮浸出物和无氮浸出物。

含氮浸出物为非蛋白质含氮物质,占肌肉化学成分的 1.65%,如核苷酸类、胍基化合物类、嘌呤、游离氨基酸、肉毒碱、尿素、胺等,占总含氮物质的 11% 左右,多以游离状态存在,能溶于水,使肉汤具有鲜味。

无氮浸出物为不含氮的有机化合物,包括糖类和有机酸,占肌肉化学成分的 1.2%,如糖原、葡萄糖、果糖、核糖、乳酸、羟基乙酸、丁二酸等。

表 3-6、表 3-7 分别为猪肉及其内脏和鸡、鸭、鹅主要营养素的含量。

表 3-6　猪肉及其内脏主要营养素的含量(每 100g 可食部)

主要营养素\食物名称	蛋白质(g)	脂肪(g)	钙(mg)	铁(mg)	视黄醇当量(μg)	维生素 B₁(mg)	维生素 B₂(mg)	胆固醇(mg)
猪肉(瘦)	15.0	6.2	6	3.0	44	0.54	0.10	79
猪心	16.6	5.3	12	4.3	13	0.19	0.48	151
猪肝	19.3	3.8	6	22.6	4972	0.21	2.08	288
猪肾	15.4	3.2	12	6.1	41	0.31	1.14	354
猪脑	10.8	9.8	30	1.9	—	0.11	0.19	2571

表 3-7　鸡、鸭、鹅主要营养素的含量(每 100g 可食部)

主要营养素\食物名称	蛋白质(g)	脂肪(g)	视黄醇当量(μg)	硫胺素(mg)	核黄素(mg)	钙(mg)	铁(mg)	胆固醇(mg)
鸡	19.3	9.4	48	0.05	0.09	9	1.4	106
鸡肝	16.6	4.8	10410	0.33	1.10	7	12.0	356
鸡肫	19.2	2.8	36	0.04	0.09	7	4.4	174

主要营养素 食物名称	蛋白质 （g）	脂肪 （g）	视黄醇当量 （μg）	硫胺素 （mg）	核黄素 （mg）	钙 （mg）	铁 （mg）	胆固醇 （mg）
鸭	15.5	19.7	52	0.08	0.22	6	2.2	94
鸭肝	14.5	7.5	1040	0.26	1.05	18	23.1	341
鸭肫	17.9	1.3	6	0.04	0.15	12	4.3	135
鹅	17.9	19.9	42	0.07	0.23	4	3.8	74
炸鸡（肯德基）	20.3	17.3	23	0.03	0.17	109	2.2	198

(二)鱼类

鱼属于水产品,鱼的种类很多,目前已知的就有 2.5 万～3.0 万种,鱼类是高生物价的蛋白质、脂肪、脂溶性维生素的重要来源。

1.蛋白质

鱼类的蛋白质含量一般为 15%～25%,鱼类肌肉组织的蛋白质含量比较高,肌肉纤维细短,间质蛋白含量低,水分含量高,组织柔软细嫩,比畜、禽肌肉更易于消化吸收,其营养价值比畜、禽肉略优。鱼类的蛋白质中富含亮氨酸和赖氨酸,色氨酸的含量偏低。

鱼类的含氮浸出物主要是结缔组织、软骨中的胶原、黏蛋白,因此鱼汤冷却后可以形成凝胶,即鱼冻。

2.脂肪

鱼类的脂肪含量一般为 1%～3%,主要分布在皮下和内脏周围。鱼类肌肉组织中的脂肪含量低。

鱼类脂肪多呈液态,由不饱和脂肪酸组成,占 80%,熔点低,消化吸收率达 95%。特别是海产鱼中,不饱和脂肪酸含量更高。鱼类脂肪中的二十碳五烯酸(EPA)和二十二碳六烯酸(DHA)具有降血脂、防止动脉粥样硬化的作用。但由于具有不饱和双键,鱼类很容易氧化酸败。

鱼类的胆固醇含量不高,一般为 100mg/100g 左右,但鱼子的胆固醇含量高,为 354～934mg/100g。

3.碳水化合物

鱼类的碳水化合物含量约为 1.5%,主要存在形式是糖原。鱼肉的糖原含量远远低于畜肉,热能较低。

4.矿物质

鱼类的矿物质含量为 1%～2%,稍高于肉类,磷、钙、钠、钾、镁、氯丰富,是钙的良好来源。虾皮的含钙量很高,为 991mg/100g,但钙的吸收率低;海产品含碘丰富。

5.维生素

鱼类是核黄素、烟酸的良好来源,也是维生素 E 的一般来源。如黄鳝含维生素 B_2 2.08mg/100g。海鱼的肝脏是维生素 A 和维生素 D 富集的食物,但维生素 C 的含量低。有些鱼体内含有硫胺素酶,新鲜鱼如果不及时加工处理,鱼肉中的硫胺素则会被分解破坏。

二、蛋类

常见的蛋类有鸡蛋、鸭蛋、鹅蛋和鹌鹑蛋等及其加工制成的咸蛋、松花蛋等，其中产量最大、食用最普遍、食品加工工业中使用最广泛的是鸡蛋。蛋类在营养上具有共性，都是蛋白质、B族维生素的良好来源，也是脂肪、维生素 A、维生素 D 和微量元素的较好来源。

（一）蛋的结构

各种禽蛋的结构都很相似，主要由蛋壳、蛋清、蛋黄三部分组成。以鸡蛋为例，每只蛋平均重约 50g，蛋壳质量占 11%，其主要成分是碳酸钙（占 96%），其余为碳酸镁和蛋白质。蛋清为无色半透明黏性溶胶物质，分为三层：外层中等黏度的稀蛋清、中层角质冻样的浓蛋清和内层的稀蛋清，它们的含水量分别为 89%、84% 和 86%。新鲜鸡蛋清的 pH 值为 7.6～7.8。蛋黄表面包有蛋黄膜，有两条韧带将蛋黄固定在蛋的中央。新鲜蛋黄的 pH 值为 6.0～6.6。蛋清和蛋黄的质量分别约占总可食部的 2/3 和 1/3。

（二）蛋的组成成分及营养价值

蛋的营养成分受到品种、饲料、温度等多方面的影响，但影响不大，各种蛋的营养成分有共同之处。

1. 蛋白质

蛋类蛋白质的含量一般在 10% 以上，鸡蛋蛋白质的含量为 12% 左右。

蛋清中的营养素主要是蛋白质，如卵清蛋白、伴清蛋白、卵黏蛋白等 40 多种蛋白质，不但含有人体所需的必需氨基酸，且氨基酸组成与人体组成模式接近，生物学价值在 95 以上。

蛋黄中的主要蛋白质是与脂类相结合的脂蛋白和磷蛋白，其中低密度脂蛋白占 65%，卵黄球蛋白占 10%，卵黄高磷蛋白占 4%，高密度脂蛋白占 16%。蛋黄中的蛋白质均具有良好的乳化性质，有受热形成凝胶的性质。

生鸡蛋蛋清中含有抗蛋白酶活性的卵巨球蛋白、卵类黏蛋白和卵抑制剂，使其消化吸收率仅为 50% 左右，烹调后可使各种抗营养因素完全失活，消化率达 96%。所以鸡蛋烹调时应使其蛋清完全凝固。

全蛋蛋白质几乎能被人体完全吸收利用，是食物中最理想的优质蛋白质。在进行各种食物蛋白质的营养质量评价时，常以全蛋蛋白质作为参考蛋白质。

2. 脂类

蛋类中脂类的含量为 9%～15%，蛋清中含脂类极少，脂类几乎全部存在于蛋黄中，其中中性脂肪酸占 62%～65%，磷脂占 30%～33%，固醇占 4%～5%，还有微量脑苷脂类。蛋黄的中性脂肪酸中以单不饱和脂肪酸油酸最为丰富，约占 50%，亚油酸约占 10%，其余主要是硬脂酸、棕榈酸和棕榈油酸。蛋黄是磷脂的极好来源，所含的卵磷脂具有降低血胆固醇的功效，并能促进脂溶性维生素的吸收。各种禽蛋的蛋黄中，总磷脂含量相似，以与蛋白质乳化的形式存在，使蛋黄具有良好的乳化性状。

3. 碳水化合物

鸡蛋中碳水化合物的含量极低，约为 1%，以两种形式存在：一部分以糖蛋白的形式存在，另一部分以游离的形式存在。游离的碳水化合物 98% 为葡萄糖，其余为微量的果糖、阿拉伯糖、甘露糖、木糖和核糖等。

4.矿物质

蛋类含多种矿物质,主要存在于蛋黄中,含量达 1.0％～1.5％,其中以磷最为丰富,占 60％以上,钙占 13％左右。蛋黄也是其他多种微量元素的良好来源,包括铁、硫、镁、钾、钠等,其中铁的含量相对较高,但以非血红素形式存在,由于卵黄高磷蛋白对铁的吸收具有干扰作用,故铁的吸收率较低,仅为 3％左右。蛋中的矿物质含量受饲料因素的影响较大。不同禽类所产蛋中的矿物质含量也有所差别,如鹅蛋的蛋黄和鸭蛋的蛋白中含铁较高,鹌鹑蛋的含锌量高于鸡蛋,鸵鸟蛋的各种矿物质含量与鸡蛋相似。

5.维生素

蛋类含有几乎所有种类的维生素,其中维生素 A、D、B_1、B_2、B_{12} 较为丰富,含量最丰富的是维生素 A 和 B_2。维生素 D 的含量随季节、饲料组成和鸡受光照时间的不同而有一定变化。鸭蛋和鹅蛋的维生素含量高于鸡蛋。大部分维生素都存在于蛋黄中,蛋黄的颜色与核黄素、胡萝卜素和叶黄素的含量有关,其颜色因饲料不同、类胡萝卜素物质含量不同而异。

表 3-8、表 3-9 分别为蛋类各部分的主要营养组成、蛋类各种主要营养素的含量。

表 3-8 蛋类各部分的主要营养组成(％)

营养成分 \ 蛋类各部分名称	全蛋	蛋清	蛋黄
水分	73.8～75.8	84.4～87.7	44.9～51.5
蛋白质	12.8	8.9～11.6	14.5～15.5
脂类	11.1	0.1	26.4～33.8
糖	1.3	1.8～3.2	3.4～6.2
矿物质	1.0	0.6	1.1

表 3-9 蛋类各种主要营养素的含量(每 100g)

各种蛋类 \ 营养素名称	蛋白质(g)	脂肪(g)	糖(g)	视黄醇当量(μg)	硫胺素(mg)	核黄素(mg)	钙(mg)	铁(mg)	胆固醇(mg)
全鸡蛋	12.8	11.1	1.3	194	0.13	0.32	44	2.3	585
鸡蛋白	11.6	6.1	3.1	—	0.04	0.31	9	1.6	—
鸡蛋黄	15.2	28.2	3.4	438	0.33	0.29	112	6.5	1510
鸭蛋	12.6	130	3.1	261	0.17	0.35	62	2.9	565
咸鸭蛋	12.7	12.7	6.3	134	0.16	0.33	118	3.6	647
松花蛋	14.2	10.7	4.5	215	0.06	0.18	63	3.3	608
鹌鹑蛋	12.8	11.1	2.1	337	0.11	0.49	47	3.2	531

三、乳及乳制品

奶类是由水、乳糖、水溶性盐类、维生素、蛋白质等构成的多级分散体系的乳胶体。它是营养成分齐全、组成比例适宜、容易消化吸收的理想的天然食物。所有哺乳动物生命的最初几个月,都完全依靠吸吮乳汁获取生长发育所必需的养分,奶类也是体弱者、年老者和病人较理想的食物。

奶类主要提供优质蛋白质、维生素 A、核黄素和钙。

(一)乳

乳是膳食中蛋白质、钙、磷、维生素 A、维生素 D 和维生素 B_2 的重要来源之一，其水分含量为 85%～88%，含有丰富的蛋白质、脂肪、碳水化合物、矿物质和维生素。

1. 蛋白质

乳中蛋白质的平均含量为 3%，有 79.6% 的酪蛋白、11.5% 的乳清蛋白和 3.3% 的乳球蛋白。其消化吸收率高（87%～89%），生物学价值为 85，必需氨基酸含量及构成与鸡蛋近似，属优质蛋白。

由于牛奶中蛋白质的含量较人乳高 3 倍，且其酪蛋白与乳清蛋白的构成比与人乳蛋白正好相反，因此可利用乳清蛋白改变其构成比，调制成近似母乳的婴儿食品。

羊奶的蛋白质含量约为 3.6%，略高于牛奶，而酪蛋白的含量略低于牛奶，在胃中形成的凝块小而细软，容易消化，婴儿对羊奶的消化率在 94% 以上。牦牛奶和水牛奶的蛋白质含量明显高于普通牛奶，为 4.56%。

2. 脂肪

牛奶的脂肪含量为 3% 左右，呈较小的微粒分散于乳浆中，易消化吸收。乳脂中主要是甘油三酯，其中油酸含量占 30%，亚油酸和亚麻酸分别占 5.3% 和 2.1%。另外有少量的甘油单酯、磷脂、鞘脂、固醇类，还有角鲨烯、类胡萝卜素和维生素等。每 100mL 牛奶中磷脂的含量为 20～50mg，胆固醇的含量约为 13mg。

牛奶中已被分离出来的脂肪酸达 400 种之多。乳牛为反刍动物，细菌在瘤胃中分解纤维素和淀粉，可产生挥发性脂肪酸，故牛奶脂肪中短链脂肪酸含量较高，十四碳以下的脂肪酸含量达 14%，挥发性、水溶性脂肪酸达 8%，其中丁酸是反刍动物乳汁中特有的脂肪酸，这种组成特点赋予牛奶特殊的风味。

3. 碳水化合物

牛奶中所含的碳水化合物中，99.8% 为乳糖。乳糖有调节胃酸、促进胃肠蠕动、有利于钙吸收和消化液分泌的作用，还可促进肠道乳酸菌的繁殖而抑制腐败菌的繁殖生长。用牛奶喂养婴儿时，除调整蛋白质含量和构成外，还应注意适当增加甜度。有的人喝牛奶后发生腹胀、腹泻等，是肠道缺乏乳糖酶所致，称为乳糖不耐受症。

4. 矿物质

牛奶中矿物质的含量为 0.6%～0.7%，主要包括钠、钾、钙、镁、氯、磷、硫、铜、铁等，大部分与有机酸结合形成盐类，少部分与蛋白质结合后吸附在脂肪球膜上。牛奶是动物食品中唯一的弱碱性食品，富含钙、磷、钾。其中钙的含量尤为丰富，容易消化吸收。但牛奶中铁、锌、铜的含量很低，其中铁仅为 0.003mg/100mL，如以牛奶喂养婴儿，应注意铁的补充。

乳的矿物质含量因品种、饲料、泌乳期等不同而有所差异，例如：初乳的矿物质含量最高，常乳的矿物质含量略有下降。

羊奶中的矿物质含量比牛奶略高，达 0.85%，其中钙、磷含量丰富，也是钙的最佳天然补充物之一。羊奶的铁含量与牛奶相当，钴含量比牛奶高 6 倍。

5. 维生素

牛奶中几乎含人体所需的各种维生素。其中维生素 A 的含量为 $24\mu g/100g$，维生素 B_1 和维生素 C 的含量分别为 0.03mg/100g 和 1mg/100g。维生素的含量受饲料、季节等因素的影响,如:饲料中钴的含量直接影响乳中维生素 B_1 的浓度;紫外光照时间影响维生素 D 的含量;叶酸含量受季节影响明显;维生素 A 和胡萝卜素的含量与饲料密切相关。

表 3-10 为不同奶营养素的比较。

表 3-10　不同奶营养素的比较(每100g含量)

营养素 ＼ 奶类	人奶	牛奶	羊奶
水分(g)	87.6	89.9	88.9
蛋白质(g)	1.3	3.0	1.5
脂肪(g)	3.4	3.2	3.5
糖(g)	7.4	3.4	5.4
热能(kJ)	272	226	247
钙(mg)	30	104	82
磷(mg)	13	73	98
铁(mg)	0.1	0.3	0.5
视黄醇当量(μg)	11	24	84
硫胺素(mg)	0.01	0.03	0.04
核黄素(mg)	0.05	0.14	0.12
尼克酸(mg)	0.20	0.10	2.10
维生素 C(mg)	5.0	1.0	—

(二)乳制品

鲜奶经过加工,可制成许多产品,主要包括消毒鲜奶、奶粉、酸奶、干酪、冰激凌、炼乳等。

1. 消毒鲜奶

消毒鲜奶是鲜牛奶经过过滤、加热杀菌后,分装出售的饮用奶。其营养价值与鲜牛奶差别不大。市售消毒鲜奶常强化维生素 D 等。

2. 奶粉

奶粉是将鲜奶消毒后,添加或不添加辅料,脱脂或不脱脂,经过浓缩,采用喷雾干燥法,去除鲜奶中几乎全部自由水后制成的雾状微粒。奶粉根据食用要求又分为全脂奶粉、脱脂奶粉和调制奶粉。

(1)全脂奶粉　全脂奶粉保存了鲜奶中所有的脂肪成分,溶解性好。加工过程对蛋白质的性质、奶的色香味及其他营养成分的影响很小。1g甜奶粉中添加了20%的蔗糖。

(2)脱脂奶粉　脱脂奶粉的脂肪含量不超过2%。生产工艺同全脂奶粉,但原料奶经过脱脂的过程。由于脱脂使脂溶性维生素损失,因此此种奶粉适合于腹泻的婴儿及要求少油膳食的患者。脱脂奶粉中的乳糖吸湿性强,因此易发生结块现象,贮存中需注意。

(3)调制奶粉　调制奶粉又称人乳化奶粉,是以牛奶为基础,按照人乳组成的模式和特点加以调制而成的。调制奶粉各种营养成分的含量、种类、比例接近人乳。如改变牛奶中酪蛋白的含量和酪蛋白与乳清蛋白的比例,补充乳糖的不足,以适当比例强化维生素 A、维生素 D、维生素 B_1、维生素 C、叶酸和微量元素等。

3.酸奶

酸奶是鲜奶的发酵产品,是将鲜奶加热消毒后接种嗜酸乳酸菌,在 30℃ 左右的环境中培养,经 4～6h 发酵制成。牛奶经乳酸菌发酵后游离的氨基酸和小分子肽增加,更容易被人体吸收。酸奶中维生素 A、维生素 B_1、维生素 B_2 等的含量与鲜奶相似,但叶酸和胆碱明显减少。该制品营养丰富,还可刺激胃酸分泌。乳酸菌在肠道繁殖,可抑制一些腐败菌的繁殖,调整肠道菌群,防止腐败中生成的胺类对人体产生不利的影响。此外,牛奶中的乳糖已被发酵成乳酸,有乳糖不耐受症的人不会出现腹痛、腹泻的现象。因此,酸奶是适宜消化道功能不良者、婴幼儿和老年人食用的食品。

4.干酪

干酪即奶酪,是牛奶经浓缩,加入适当的乳酸菌发酵剂或凝乳酶,使蛋白质发生凝固,并加盐、压榨、排除乳清后的奶制品。它基本上排除了牛奶中大量的水分,浓度比酸奶更高,近似固体食物。1kg 奶酪制品浓缩了 10kg 牛奶的蛋白质、钙和磷等营养素,独特的发酵工艺使其营养的吸收率达到了 96％～98％。但大部分水溶性的 B 族维生素损失于乳清中,几乎不含维生素 C。硬质奶酪是钙的极佳来源。奶酪中镁的含量约是原料乳中镁的含量的5 倍。

5.冰激凌

冰激凌是一种冷冻乳制品。它是以乳或乳制品(如奶粉、炼乳等)为主要原料,加入蛋或蛋制品、甜味料、油脂和其他食品添加剂混合而制成的产品。冰激凌的脂肪含量不低于6％,固形物含量不低于 30％。冰激凌的美好口感主要来自其中的磷脂和蛋白,香气(脂香)主要来自乳脂肪。

6.炼乳

炼乳是将鲜牛奶加热浓缩、灭菌后制成的产品。一般炼乳的体积只有原牛奶的一半。炼乳加工时由于所用的原料和添加的辅料不同,可以分为加糖炼乳(甜炼乳)、淡炼乳、脱脂炼乳、半脱脂炼乳、花色炼乳、强化炼乳和调制炼乳等。

我国主要生产全脂甜炼乳和淡炼乳。甜炼乳的蔗糖含量≤45％,乳固体含量≥28％,蛋白质含量≥6.8％,脂肪含量≥8％。淡炼乳中固形物含量为 25％～50％,蛋白质含量≥6％,脂肪含量≥7.5％。

近年来,随着我国奶业的发展,炼乳已退出乳制品的大众消费市场。但是,为了满足不同消费者对鲜奶的浓度、风味以及营养等方面的特殊要求,采用适当的浓缩技术将鲜奶适度浓缩而生产的"浓缩奶"仍将有一定的市场。

第三节 其他食品

一、食品营养强化

(一)食品营养强化的概念与要求

1.食品营养强化的概念

食品应具有一定的营养价值,人类对营养的需要是多方面的。食品中含有多种营养素,但种类不同,其分布和含量也不相同。没有一种食品可以完全满足人体对各种营养素的需求。此外,在食品的生产、加工和保藏过程中,营养素往往遭受损失。为补充食品中营养素的不足,提高食品的营养价值,适应不同人群的需要,世界上的许多国家对有关食品采取了营养强化的方法。

食品营养强化就是根据各类人群的营养需要,在食品中人工添加一种或几种营养强化剂,以提高食品的营养价值的过程。添加营养强化剂后的食品称为强化食品。所添加的这些营养成分或含这些营养成分(包括天然的和人工合成的)的物质称为食品强化剂。

2.食品营养强化的目的和意义

食品营养强化的主要目的有以下四个方面:①弥补某些食品天然营养成分的缺陷,如向粮食制品强化必需氨基酸;②补充加工损失的营养素,如在精白米面中添加 B 族维生素;③使某种食品达到特定目的的营养需要,如母乳化奶粉;④强调维生素强化,如在寒带人群的食品中添加维生素 C 等。总之,食品营养强化的目的就是改善天然食物中营养素的不平衡,以满足人体的需要。

食品营养强化是提高膳食营养质量以及改善居民营养状况的有效途径之一,在预防营养素缺乏病、保障人体健康、满足特殊人群营养需要、提高食品的感官质量和改善食品的保藏性能等方面均有积极的意义。

3.食品营养强化的基本要求

(1)有明确的针对性 进行食品营养强化前必须对本国、本地区的食品种类及人们的营养状况进行全面、细致的调查研究,从中分析缺少哪种营养成分,然后根据本国、本地区人民摄食的食物种类和数量选择需要进行强化的食品(载体),以及强化剂的种类和数量。

(2)要符合营养学原理 即所强化的营养素及生物利用率应是符合食用对象的需要的,强化后能基本保持各营养素之间的平衡,如氨基酸之间的平衡、钙磷平衡等,既能满足人体的需要,又不造成浪费。

(3)要达到预期的营养效应 强化食品在投放市场之前,必须进行实验研究,如营养成分分析、动物试验及人体试食观察等。

(4)要保证强化食品的食用安全性 强化食品应符合该食品本身的卫生标准,强化剂的质量、纯度,有害副产品和污染等应符合食品添加剂的卫生要求。

(5)要提高强化剂的保存率 在食品强化工艺处理及其市场流通过程中,应尽可能保护强化剂,减少损失。

(6)食品强化剂必须不损害食品的风味、感官状态 例如面粉强化大豆粉,大豆粉的含量一般以 5%～7%为宜,过多有豆腥味,且损害其焙烤性。

(7)食品强化必须不过高增加食品的价格。

(二)食品营养强化剂

食品营养强化剂是指为增加营养成分而加入食品中的天然的或者人工合成而属于天然营养素范围的食品添加剂。我国允许使用的食品营养强化剂品种已超过 100 种,主要有氨基酸及含氮化合物、维生素、矿物质、多不饱和脂肪酸等。

1.食品营养强化剂的管理和使用

食品营养强化剂的生产企业必须具备省级以上行政主管部门和同级卫生行政部门审查颁发的生产许可证或临时生产许可证。食品营养强化剂的质量必须符合相应的卫生质量标准。

食品加工、经营部门使用食品营养强化剂时，必须符合我国食品营养强化剂的有关法规，严格执行《食品营养强化剂使用标准》(GB 14880—2012)和《食品添加剂使用标准》(GB 2760—2014)。

在我国，必须经省、自治区、直辖市食品卫生监督检验机构批准才能生产与销售强化食品，并在该类食品标签上标注强化剂的名称和含量，在保存期内不得低于标志含量。

2. 食品营养强化剂的种类

(1) 氨基酸与含氮化合物类 赖氨酸是主要的强化剂，可解决谷类食物第一限制氨基酸赖氨酸不足的问题。常用的赖氨酸有 L-盐酸赖氨酸、L-赖氨酸-L-天门冬氨酸盐、L-赖氨酸-L-谷氨酸盐等品种。

牛磺酸是人体条件性必需氨基酸，其与胆汁酸结合形成牛磺胆酸，是消化道中脂类被吸收所必需的物质。据报道，牛磺酸对人类脑神经细胞的增殖、分化及存活具有明显的促进作用。在牛乳中几乎不含牛磺酸，因此，应适量补充，强化量为 300～500mg/kg。

肉碱在婴儿利用脂肪作为能量来源的代谢中起重要作用，它可使脂肪进行最佳氧化。母乳及牛乳中均含有肉碱，大豆配方食品中欠缺肉碱，强化量为 70～90mg/kg。

(2) 维生素类 维生素 A、维生素 D、维生素 E、维生素 K、维生素 B_1、维生素 B_2、维生素 B_6、维生素 B_{12}、维生素 C、烟酸、叶酸、泛酸和生物素等都是允许使用的强化剂品种。谷物加工时大量损失维生素 B_1、维生素 B_2，其强化量为 3～5mg/L。维生素 B_2 强化食盐可用于维生素 B_2 严重缺乏地区，其强化量为 100～150mg/kg。维生素 C 的使用范围可扩大到饮料，其强化量为 120～240mg/kg。夹心糖中维生素 C 的强化量为 2000～6000mg/kg。

维生素 E 对预防机体衰老和促进儿童的生长发育具有一定的作用，并能改善更年期综合征，因此，被允许当作强化剂。作为强化剂品种的有：d-α 生育酚及其化学合成品、dl-α 生育酚、dl-α 生育酚乙酸酯等。维生素 E 在芝麻油、人造奶油和乳制品中的强化量为 100～180mg/kg。

维生素 B_6、维生素 B_{12}、烟酸、叶酸、泛酸和生物素等主要用于强化婴幼儿食品，叶酸还可用于孕妇、乳母专用食品。

(3) 矿物质类 我国现在已批准钙、铁、锌、碘、硒、氟 6 种必需矿物元素作为食品营养强化剂应用，其他矿物质如镁、钾、钠、氯、锰、铜等均可按照需要量添加（特别是婴儿配方食品），并按生理需要计算添加量。

钙的强化源有：柠檬酸钙、葡萄糖酸钙、碳酸钙、乳酸钙、磷酸钙、牦牛骨粉、蛋壳钙、活性离子钙（牡蛎等蚌壳类经水解处理制得）。

铁的强化剂品种有：乳酸亚铁、葡萄糖酸亚铁、血红素铁和富铁酵母。铁在夹心糖中的强化量以铁元素计为 600～1200mg/kg。

锌摄入过多会影响体内铜、铁的代谢和钙的吸收，对人体产生一定的副作用，甚至引发心脏病。因此将取消食盐中的强化锌，并将谷类粉中锌的强化量由原来的 20mg/kg 降为 10mg/kg。锌的强化源葡萄糖酸锌和乳酸锌。

碘主要用于强化食盐，摄食碘盐是防治碘缺乏症最有效的措施。碘的强化剂主要为碘化钾。

硒强化剂为亚硒酸钠及富硒酵母、硒化卡拉胶。食盐中硒的强化量为 3～5mg/kg。

氟强化剂为氟化钠。

3.食品营养强化的方法

(1)在食品原料中添加　将需要强化的营养素按规定添加于食品原料之中。如将维生素 B_1、B_2 等需要强化的营养素与少量面粉混匀后,再加到全部面粉中混匀。大米经赖氨酸和苏氨酸溶液浸渍,然后用热蒸汽短时蒸熟,再干燥脱水,即为植物性高蛋白强化大米;又如将维生素 B_1 溶液喷洒于大米上,使其吸附在米粒表面。

(2)在加工过程中添加　如在制作面包、饼干时添加营养素,制成维生素面包、钙质饼干、麦胚饼干、赖氨酸面包等;用维生素 A、D 强化人造奶油,使其营养价值近似于天然奶油,且不含胆固醇;用铁质强化糖果、酱油;用维生素 C 强化果汁、果酱等。一般营养强化剂应尽量在食品加工后期添加并混匀,以免造成加工中营养素的破坏或因添加不当使食品感官质量受损。

(3)在成品中添加　为减少营养素在食品加工时的损失,应尽量将营养强化剂加到成品中。如强化麦乳精、调制乳粉、代乳粉等均可最后在成品中混入,或者在喷雾干燥前添加。碘盐则是将碘酸钾喷洒在食盐表面。

(4)物理化学强化法　物理化学强化法是将存在于食品中的某种物质转化成所需营养素的方法。如将牛奶进行紫外线照射处理,使维生素 D 的含量大大增加;食物蛋白质经初步水解后有利于机体的消化吸收。

(5)生物强化法　生物强化法是利用生物的作用将食品中原有的成分转变成人体所需的营养素。如大豆经发酵后,不但其蛋白质受微生物酶分解,而且还可产生一定量的 B 族维生素,尤其是产生植物性食物中所缺少的维生素 B_{12},因而其营养价值大大提高。

4.强化食品的种类

(1)粮谷类食品　粮谷类强化食品包括米、面及其制品,如面包、饼干等。精制米、面易造成多种维生素缺乏,许多国家对大米、面粉及面包等都进行了营养强化。我国规定在谷类粉中可强化维生素 B_1、维生素 B_2、铁、钙、锌等,在玉米粉中可强化烟酸;在加工面包、饼干和面条的面粉中强化赖氨酸。此外,我国还制定了婴幼儿食品强化饼干的国家标准。

(2)乳与乳制品　乳与乳制品含有丰富的优质蛋白质,但缺乏某些维生素和矿物质。美国规定全脂乳和乳粉非强制性添加维生素 A、维生素 D;对低脂乳和脱脂乳则要求添加维生素 A,非强制性添加维生素 D。我国规定在乳制品中可强化维生素 A、维生素 D、铁、锌等,对液体乳可强化维生素 D。

(3)人造奶油与植物油　我国规定人造奶油可强化维生素 A、D 和 E,强化量分别为:10000～15000IU/kg、2000～4000IU/kg 和 100～180IU/kg。在植物油中也可强化维生素 A 和 E。

(4)果酱、饮料和糖果　这些食品主要强化维生素 C。我国规定可在饮料中强化维生素 C,强化量为:维生素 C 120～240mg/kg,维生素 B_1、B_2 3～5mg/kg。果汁饮料的维生素 C 强化量为 500～1000mg/kg(果泥加倍)。此外,在固体饮料和饮料中可分别强化铁和钙,在夹心糖中强化维生素 C 和铁。我国已制定了婴幼儿食品维生素 D 含乳强化糖果的国家标准。

(5)食盐和酱油　为防治碘缺乏症,可在食盐中添加碘化钾,添加量为 30～70mg/kg。此外,我国许可在食盐中强化铁和硒。

在酱油中添加乙二胺四乙酸铁钠,可预防部分人群产生缺铁性贫血。

（6）婴儿配方食品　我国已制定婴儿配方乳粉Ⅰ、婴儿配方乳粉Ⅱ、婴儿配方代乳粉和"5410"配方食品的国家标准。在婴儿配方食品中需添加多种维生素和矿物质。

美国对婴儿配方食品中的许多营养素都规定有最大和最小含量的标准，对生物素、肌醇和胆碱的最小含量仅适于非乳基配方食品。此外，配方食品中的脂肪含量必须至少占总能量的30%，但不大于54%；亚油酸必须至少占总能量的2.7%；维生素E必须为每克亚油酸至少含0.7IU；维生素 B_6 的含量必须为每克蛋白质至少 $15\mu g$，并大于 1.8g/100kcal；维生素K仅可以以叶绿醌的形式添加；钙与磷的比必须不小于1.1，不大于2.0。

5.食品营养强化中存在的问题

食品的营养强化是增进人体健康的重要措施，也是人类文明、社会发展的必然产物。我国由于历史的原因，以及经济、文化等条件所限，食品营养强化的发展可以说仅仅刚开始，人们对食品营养强化的基本原则和要求等尚不清楚。特别是在目前商品经济的推动下，尽管许多强化食品相继问世、发展很快，但尚未纳入科学轨道，存在一些问题。

（1）强化的意义不明　食品的强化主要是满足人体的营养需要，可是在食品的实际生产中，有的厂家不仅目的、意义不明，缺乏食品强化的针对性，而且甚至以强化为名进行欺骗，或者强化的量不足。

（2）载体食品选择不当　我国以素食为主，主食多为谷类食物，其中赖氨酸缺乏，因而有必要在谷类食物制品中适当强化赖氨酸。赖氨酸是谷类食物的第一限制氨基酸，它和其他必需氨基酸或蛋白质同时食用方才有效。若单纯摄食、延缓补充、过多地摄食用赖氨酸强化的糖果和饮料，可能造成新的营养不平衡。

（3）强化工艺不合理　热加工在食品生产中的应用最为普遍，但它却可使许多营养素受到破坏。

（4）强化剂量不当　如前所述，有的食品尽管在生产、加工时强化了一定的维生素，但是成品中所剩无几，这里除了有加工工艺的原因之外，强化剂量的选择也不无问题。食品的强化剂量原则上应符合消费者日常膳食中各种营养素的供给量，并保持营养平衡。具体选择添加剂量时则以相当于对该营养素（强化剂）正常标准的1/3至整个供给量为宜，并应考虑其在良好加工工艺条件下和贮存时的损失率。添加剂量过低，达不到营养学的要求。若强化剂量过大，不但对经济不利，而且有时还可引起过剩性中毒，尤其是对脂溶性维生素和某些微量元素更应注意。

（5）夸大宣传　食品的生产、经营需要有一定的宣传，但切不可夸大其词。如"对老、幼、孕妇等均为理想的营养品"，"长期食用、益寿延年"等宣传语均不符合实际。食品不应夸大宣传，最好按《食品标签法》等的有关规定进行说明，例如对营养强化的食品，在包装上写明"营养强化食品"，并说明强化品种、强化剂量、使用对象、使用方法、食用量和保存期限等。

（6）审批手续、市场管理不严　我国已颁布了《食品安全法》《食品添加剂使用标准》《食品添加剂卫生管理办法》《食品营养强化剂使用标准》《食品营养强化剂卫生管理办法》等，它们对食品、食品添加剂和食品营养强化剂的生产、经营等都有一系列的规定，尤其是婴儿食品的强化尚需按卫生部颁布的（或许可的）有关婴儿食品营养及卫生标准的规定执行。有关部门应严格执行上述有关规定，借以将食品的营养强化逐步纳入科学轨道，从而保证人民的身体健康。

二、保健食品

(一)保健食品概述

1.保健食品的含义

保健食品是指声称具有特定保健功能或者以补充维生素、矿物质为目的的食品,其适用于特定人群,能调节机体功能,不以治疗疾病为目的,并且对人体不产生任何急性、亚急性或者慢性危害。

近年来,世界各国保健食品的发展速度都很快,对于什么是保健食品,到目前为止国际上尚无统一定论。综观世界各国情况,保健食品大致有功能性食品、健康食品、营养增补剂等几种称谓。

保健食品既不同于一般食品,也不是药品,与"疗效食品""药膳"等也有显著区别。

2.保健食品的特征

保健食品的定义包含了三个要素:(1)保健食品是食品的一个种类,应具有一般食品的营养功能和感观功能(色、香、味、形)。(2)保健食品必须具有一般食品不具有或不强调的调节人体生理活动的功能,即第三功能。(3)保健食品不是药品,不能取代药品作为治疗疾病的产品。从保健食品的定义可以知道,这类产品的本质是食品,强调的是所含有的功效成分对人体生理机能的调节作用,但不能作为药品应用。

3.我国保健食品的发展阶段

我国保健食品的发展历史可分为三个阶段:第一代产品主要是强化食品。强化食品的含义是:根据各类人群的营养需要(为消除营养缺乏病、为满足特殊营养消费人群的需要或为了普遍提高人群的营养水平),有针对性地将营养素添加到食品中去,使营养作用得到增强的食品。这类食品一般仅根据食品中的各类营养素和含有的有效成分的功能来推断整个产品的功能,而这些功能并没有经过药效学试验予以证实。目前,欧美各国已将这类产品列入普通食品来管理。第二代产品是保健食品的初级产品阶段,即具有某种生理调节功能阶段。该阶段强调科学性与真实性,要求经过人体及动物试验,证实该产品具有某种生理功能。目前我国研发的保健食品大多属于此类。第三代产品是高级产品阶段,即功能因子(或功效成分)阶段。不仅需要经过人体及动物试验证明该产品具有某种生理功能,而且需要分析具有该项保健功能的功效成分,以及该成分的结构、含量、作用机理、在食品中的配伍和稳定性等。目前我国研发的这类产品的数量不多,其功效成分多数是从国外进口。系列开发此类物质是保健食品研发的主要方向。

(二)国家受理的保健食品申报功能范围

根据《中华人民共和国食品安全法》《保健食品原料目录与保健功能目录管理办法》等规定,国家市场监督管理总局会同国家卫生健康委员会、国家中医药管理局发布了《保健食品原料目录营养素补充剂(2020 年版)》和《允许保健食品声称的保健功能目录 营养素补充剂(2020 年版)》,自 2021 年 3 月 1 日起施行。

1.营养素补充剂

国家公布的允许保健食品声称的保健功能为补充维生素、矿物质,包括补充钙、镁、钾、锰、铁、锌、硒、铜、维生素 A、维生素 D、维生素 B_1、维生素 B_2、维生素 B_6、维生素 B_{12}、烟酸(尼克酸)、叶酸、生物素、胆碱、维生素 C、维生素 K、泛酸、维生素 E、β-胡萝卜素等。

按照现行的《食品安全国家标准 预包装食品营养标签通则》(GB 28050—2011)，保健食品标签中可使用释义中相应的一条或多条营养成分功能声称标准用语，但不得对功能声称用语进行任何形式的删改、添加或合并。

2.有特殊功能的营养素补充剂

国家发布了《保健食品原料目录营养素补充剂(2020 年版)》，保健食品原料目录中包括辅酶 Q$_{10}$、破壁灵芝孢子粉、螺旋藻、鱼油、褪黑素等 5 种原料，按照国家要求，可以单独制成保健食品，也可以作为保健食品的配方使用。

3.允许保健食品声称的保健功能目录

国家市场监督管理总局组织起草了《允许保健食品声称的保健功能目录 非营养素补充剂(2020 年版)(征求意见稿)》，以及配套的《保健食品功能声称释义(2020 年版)(征求意见稿)》，基本确定了保健食品的功能范围。与 2019 年以前国家批准的 27 种保健功能相比，新保健食品的保健功能在功能范围与功能效力方面有较大的变动。

(三)保健食品的分类

保健食品的分类方法很多，现将主要分类方法列举如下：

1.按食用对象分

按食用对象的不同，可将保健食品分为两大类：一类以健康人群为对象，主要为了补充营养素，满足生命周期不同阶段的需求；另一类主要供给某些生理功能出现异常的人，发挥其在预防疾病和促进康复方面的功能。

2.按功能作用分

按功能作用的不同，可将保健食品分为：(1)营养素类，如钙、镁、硒、锌等。(2)微量元素类，如硒、锌、铜等。(3)功能性油脂(脂肪酸)类，如多不饱和脂肪酸、磷脂、胆碱等。(4)自由基清除剂类，如超氧化物歧化酶(SOD)、谷胱甘肽过氧化酶等。(5)维生素类，如维生素 A、维生素 B、维生素 C、维生素 D、维生素 E 等。(6)肽与蛋白质类，如谷胱甘肽、免疫球蛋白等。(7)活性菌类，如聚乳酸菌、双歧杆菌等。(8)多糖类，如膳食纤维、香菇多糖等。(9)其他类，如二十八醇、植物甾醇、皂贰(苷)等。

3.按形态分

按保健食品的形态，可将保健食品分为酒类、片剂类、丸剂类、胶囊剂类、颗粒剂类、口服液类、饮料类等。

4.按适宜人群分

按保健食品的适宜人群，可将其分为适用于儿童、适用于妇女、适用于中老年、适用于孕妇、适用于免疫力低下人群等的保健食品。

(四)保健食品的管理

我国政府自 1995 年 10 月 30 日发布《中华人民共和国食品卫生法》(注：2009 年修订并更名为《中华人民共和国食品安全法》)以来，陆续发布了多项规章、标准和规范性技术要求，主要有《保健食品注册与备案管理办法》《保健食品功能学评价程序和检验方法》《保健食品命名指南》《保健食品标识规定》《保健食品标注警示用语指南》《保健食品及其原料安全性毒理学检验与评价技术指导原则(2020 年版)》《保健食品原料用菌种安全性检验与评价技术指导原则(2020 年版)》《保健食品理化及卫生指标检验与评价技术指导原则(2020 年版)》《食品安全国家标准 保健食品》(GB 16740—2014)等技术性文件、标准，对保健食品的定义、范围、研制、审批、生产、经营、广告宣传、行政管理、市场监督等做出了一系列明确的规定,促进我国保健食品走上法制化、规范化、现代化的健康发展道路。

本章小结

　　谷类食品为我国居民提供日常膳食中 50％～70％的热能、55％左右的蛋白质和 60％以上的维生素 B_1。豆类是高蛋白、低脂肪、中等淀粉含量的食品,含有丰富的矿物质和维生素,尤其是蛋白质组成中较高的赖氨酸含量可以与谷物蛋白质互补。蔬菜和水果主要提供维生素 C、胡萝卜素、矿物质及膳食纤维,还提供有机酸、芳香物质、色素以及具有食疗作用和保健作用的生理活性物质。畜禽类食品是人类最主要的蛋白质来源,含有人体必需的各种氨基酸,营养价值高,属于优质蛋白质。蛋类是蛋白质、B 族维生素的良好来源,也是脂肪、维生素 A、维生素 D 和微量元素的较好来源。鱼类是高生物价蛋白质、脂肪和脂溶性维生素的良好来源。乳和乳制品是膳食中蛋白质、钙、磷、维生素的重要来源。食品营养强化的目的是提高膳食营养质量,要求选择合适的、经济的、价廉的、优质的营养强化剂。营养强化剂的种类有:氨基酸与含氮化合物类、维生素类、矿物质类。食品营养强化的方法有:在食品原料中添加、在加工过程中添加、在成品中添加、物理化学强化法、生物强化法等。保健食品系指适宜于特定人群食用,具有调节机体功能,不以治疗疾病为目的的食品。其功能成分比较多,保健作用也很广泛。

复习思考题

一、名词解释

保健食品　　食品营养强化

二、判断题

1.精加工的米、面比粗米、标准粉中的蛋白质含量低。　　　　　　　　　　　　（　　）

2.大豆中的脲酶是产生豆腥味及其他异味的主要酶类。　　　　　　　　　　　　（　　）

3.鱼类脂肪中的二十碳五烯酸(EPA)和二十二碳六烯酸(DHA)具有降血脂、防止动脉粥样硬化的作用。　　　　　　　　　　　　　　　　　　　　　　　　　　　　　　（　　）

4.动物脂肪所含有的必需脂肪酸明显低于植物油脂,因此营养价值低于植物油脂。

　　　　　　　　　　　　　　　　　　　　　　　　　　　　　　　　　　　　（　　）

5.赖氨酸作为强化剂,可解决谷类食物第一限制氨基酸赖氨酸的不足问题。　　（　　）

三、选择题

1.(　　)含碳水化合物最多。

A.鸡蛋　　　　　　　B.粮食　　　　　　　C.鱼类　　　　　　　D.蔬菜

2.牛奶中含量最低的矿物质是(　　　　)。

A.钙　　　　　　　　B.铁　　　　　　　　C.钾　　　　　　　　D.钠

3. 下列含维生素 C 最多的蔬菜是（　　）。

A. 菠菜　　　　　　B. 南瓜　　　　　　C. 白菜　　　　　　D. 柿子椒

4. 影响蔬菜中钙吸收的主要因素是（　　）。

A. 磷酸　　　　　　B. 草酸　　　　　　C. 琥珀酸　　　　　D. 植酸

5. 下列有关牛奶的叙述，不正确的是（　　）。

A. 牛奶蛋白质为优质蛋白质　　　　　　B. 牛奶为钙的良好来源

C. 牛奶含有丰富的铁　　　　　　　　　D. 牛奶中含有人体需要的多种维生素

6. 大豆油中，含量高达 50％ 以上的不饱和脂肪酸是（　　）。

A. 亚油酸　　　　　B. 花生四烯酸　　　C. α-亚麻酸　　　　D. DHA

7. 食品强化通常有（　　）、补充加工损失、达到营养需要、强调维生素强化四种目的。

A. 保证食用安全　　　　　　　　　　　B. 增强价格竞争力

C. 弥补营养缺陷　　　　　　　　　　　D. 价格便宜

8. 大豆中的蛋白质含量为（　　）。

A. 15％～20％　　　B. 50％～60％　　　C. 10％～15％　　　D. 35％～40％

9. （　　）是维生素的良好来源。

A. 豆腐　　　　　　B. 豆豉　　　　　　C. 豆芽　　　　　　D. 豆浆

10. 以下水果中维生素 C 含量最高的是（　　）。

A. 柠檬　　　　　　B. 山楂　　　　　　C. 橘子　　　　　　D. 猕猴桃

四、填空题

1. 蔬菜与水果主要提供人体所必需的＿＿＿＿＿＿、＿＿＿＿＿＿和矿物质。

2. 谷类食品中第一限制氨基酸是＿＿＿＿＿＿，豆类中第一限制氨基酸是＿＿＿＿＿＿。

3. 大豆低聚糖由＿＿＿＿＿＿和＿＿＿＿＿＿构成。

4. 大豆中的抗营养因素主要有＿＿＿＿＿＿、＿＿＿＿＿＿、＿＿＿＿＿＿、＿＿＿＿＿＿、＿＿＿＿＿＿、＿＿＿＿＿＿。

5. 牛奶中的蛋白质组成以＿＿＿＿＿＿为主，碳水化合物主要是＿＿＿＿＿＿，而矿物质以＿＿＿＿＿＿为高，且吸收利用率高。

6. 反复淘洗大米或浸泡加热，损失最多的是＿＿＿＿＿＿。

7. 鱼类食品具有一定的预防动脉粥样硬化和冠心病的作用，这是因为鱼类食品中含有＿＿＿＿＿＿。

8. 天然食物中蛋白质生物学价值最高的是＿＿＿＿＿＿。

9. 牛奶中含有丰富的钙，但＿＿＿＿＿＿含量较低，用牛奶喂养婴儿时应注意加以补充。

10. 鸡蛋中铁的含量很丰富，但由于鸡蛋中含有＿＿＿＿＿＿，使铁的吸收率非常低。

11. 牛奶中的蛋白质以＿＿＿＿＿＿为主，故不利于婴儿的消化吸收。

12. 畜、禽肉中的铁以＿＿＿＿＿＿的形式存在，是膳食铁的良好来源。

13. 禽肉、畜肉中含有可溶于水的＿＿＿＿＿＿，使肉汤味道鲜美。

14. 粮谷类天然的互补食物是＿＿＿＿＿＿。

15. 可以采用＿＿＿＿＿＿的方法来提高粮谷类中蛋白质的生物价值。

五、简述题

1. 大豆中的抗营养因素有哪些?

2. 评定食品的营养价值可以从哪些方面进行?

3. 简述鸡蛋的营养价值。

4. 蔬菜、水果的营养价值和营养成分如何?

5. 对食品进行强化有何要求?

六、技能题

从膳食和营养的角度说明如何改善青少年的发育水平。

第四章 特定生理时期人群的营养与膳食

知识目标

1. 了解不同生理时期的特定人群的不同生理代谢特点。
2. 理解不同生理时期的特定人群对营养需求的基本内容。
3. 掌握对不同生理时期的特定人群进行合理膳食安排的一般原则。

技能目标

1. 能够理解不同生理时期的特定人群的营养需求的特殊性。
2. 能够处理不同生理时期的特定人群对营养需求的一般问题。
3. 能够运用所学知识,针对不同生理时期的特定人群,评价或制定合理的膳食结构,以满足这些特定人群的营养需求。

思政目标

引导学生正确认识不同生理时期人群的生理和心理变化,明确不同生理时期人群的营养特点及膳食需要,根据不同生理时期人群膳食指南中的要求编制营养食谱,尊老爱幼,弘扬中华民族传统美德。

第一节 婴幼儿的营养与膳食

婴儿是指 1 周岁以内的孩子,这一时期又称为婴儿期,包括新生儿期(断脐至出生后 28 天)。婴儿在这个阶段生长发育特别迅速,是人一生中生长发育最旺盛的阶段,也是婴儿完成从子宫内生活到子宫外生活的过渡期。从 1 岁开始至满 3 岁的孩子称为幼儿,这一时期称为幼儿期。这一时期是幼儿养成良好饮食习惯的关键时期,也是完成从以母乳为营养到以其他食物为营养的过渡期。婴幼儿期营养与能量的供给是否合宜,对他们的体力、智力的发育有直接、明显的作用,同时也是他们一生体格和智力发育的基础。但婴幼儿的各种生理机能尚未发育成熟,对食物的消化吸收功能较差,因此,如何科学喂养,确保婴幼儿的生长发育就显得极为重要。

一、婴儿的营养与喂养

在婴儿期,婴儿一年内增长的体重可以达到出生时的 3 倍,为 9~10kg;身长在出生时约为 50cm,1 岁时可达出生时的 1.5 倍左右;头围在出生时约为 34cm,前半年增加 8~10cm,后半年增加 2~4cm,1 岁时平均为 46cm。婴儿的胸围在出生时比头围小 1~2cm,到 4 个月龄末时,胸围与头围基本相同。婴儿出生后至 6 个月内这段时期是大脑迅速发育的时期,脑细胞数目持续增加,6 个月龄婴儿的脑重是出生时的 2 倍。后 6 个月龄婴儿的脑神经细胞数目还在继续增加,到 12 个月龄时可达成人脑重的 2/3。所以,婴儿对能量、蛋白质以及其他营养素的需求特别旺盛。婴儿食物的供给不仅要保证其营养需求,而且要适合婴儿的生理特点,进行科学、合理的喂养。

(一)婴儿的营养需求

1.能量

婴儿的能量需求包括其基础代谢、体力活动、食物的特殊动力作用、能量储存、排泄耗能以及生长发育等所需。应依据年龄、体重及发育速度来估计总能量的需要。《中国居民膳食营养素参考摄入量》建议 0～12 个月龄的婴儿每日的能量参考摄入量平均为 95kcal/kg。

2.蛋白质

婴儿期是一生中生长发育最迅速的阶段,所需要的蛋白质不仅用于补充代谢的损失,而且还要满足机体生长新生组织的需要。因此,婴儿期蛋白质的需要量按每单位体重计要大于成人,而且需要更多的优质蛋白质。另外,婴儿早期的肝脏功能还不成熟,除八种必需氨基酸外,还需要由食物提供组氨酸、半胱氨酸、酪氨酸以及牛磺酸供其生长发育。人乳中的必需氨基酸的比例最适合婴儿生长的需要。对于蛋白质的需要量,《中国居民膳食营养素参考摄入量》认为以人乳喂哺的婴儿,需要蛋白质 2.0g/(kg·d);以牛乳喂养者为 3.5g/(kg·d);以大豆或谷类蛋白质喂养者为 4.0g/(kg·d)。

3.脂肪

脂肪是婴儿能量、必需脂肪酸、固醇类物质和脂溶性维生素的重要来源。《中国居民膳食营养素参考摄入量》建议婴儿脂肪的摄入量占总能量的比值如下:0～5 个月为 45%～50%,6～12 个月为 30%～35%。婴儿对脂肪的需要量比成人高,摄入的脂肪中的必需脂肪酸及其合成产物对婴儿的生长发育有非常重要的作用,如必需脂肪酸中的亚油酸和 α-亚麻酸,它们在体内分别合成花生四烯酸(ARA)、二十碳五烯酸(EPA)和二十二碳六烯酸(DHA)等不饱和脂肪酸,这些不饱和脂肪酸对婴儿神经、智力及认知功能发育有促进作用。参照母乳中的含量,FAO/WHO 于 1994 年推荐婴儿亚油酸提供的能量应不低于膳食总能量的 3%。

4.碳水化合物

碳水化合物可为婴儿提供能量。人乳喂养的婴儿平均摄入的碳水化合物约为 12g/(kg·d),占总能量的 37%;人工喂养的略高,占总能量的 40%～50%。充足的碳水化合物对保证体内正常的新陈代谢很重要,但量也不能过多。一是因为婴儿肠道消化系统正在发育,功能未健全,过多的碳水化合物在肠内经细菌发酵,产酸、产气,并刺激肠蠕动,易引起腹泻;二是因为摄入过多的碳水化合物,如精白糖,容易让婴儿从小养成偏爱甜食的习惯,影响正常食欲,而且会促使龋齿的发生。

5.矿物质

人体所需矿物质中对婴儿特别重要的有钙、磷、铁、锌、碘、钠。

(1)钙和磷　钙和磷是骨骼、牙齿的基本组成成分,对婴儿的生长发育特别重要。一般情况下,磷不易缺乏,而钙的供给应特别注意。因为如果婴儿长期缺乏足够的钙,会影响其发育,并易患佝偻病。人乳中钙的含量约为 350mg/L。以一天 800mL 人乳计,能提供 280mg 左右的钙。由于人乳中钙的吸收率高,而且母乳的钙磷比(1:1.5)适宜,因此母乳喂养的婴儿患营养不良者和佝偻病者明显少于人工喂养的婴儿。尽管牛乳中钙的含量是母乳的 2～3 倍,但其钙磷比例不适合婴儿需要,而且吸收率低,所以人工喂养的婴儿应适当补充一定的钙剂,多进行户外活动,多晒太阳以促进钙的吸收。《中国居民膳食营养素参考摄入量》建议婴儿钙的适宜摄入量为:6个月前 300mg/d,6个月后 400mg/d。

(2)铁　铁在婴儿的生长发育中占有重要地位,缺铁时婴儿易出现缺铁性贫血,可损害其认知等能力,使生长发育受阻。铁在人乳中的含量不高,人乳含铁仅为 0.5～0.8mg/L,牛乳为 0.45mg/L。人乳中铁的吸收率可高达 75%,但这仍不能满足婴儿的生理需要,必须动用婴儿在胎儿期于肝脏内储备的铁。这些储备铁一般可维持婴儿出生至 3～4 个月,自第 4 个月起即应给婴儿补充其他含铁食物如蛋黄等。蛋黄可以逐渐由 1/4 个、1/2 个直到全蛋黄。半岁后可供肝泥、菜泥等食品。早产儿及低出生体重儿的铁储备相对不足,在婴儿期容易出现铁缺乏,应补充一定的铁剂。《中国居民膳食营养素参考摄入量》建议婴儿铁的适宜摄入量为:6个月前 0.3mg/d,6个月后 10mg/d。

(3)锌　锌对婴儿的发育极为重要,缺锌的婴儿食欲降低,发育迟缓,可导致侏儒症。通常含蛋白质丰富的动物性食物含锌都较丰富。近年来世界各国对婴儿缺锌问题都很重视;我国也存在婴儿缺锌问题,婴儿断奶前应注意乳母膳食中锌的含量,断奶后应注意选择适于婴儿食用的含锌丰富的食品。《中国居民膳食营养素参考摄入量》建议婴儿锌的适宜摄入量为:6个月前 1.5mg/d,6个月后 8mg/d。

(4)碘　碘是人体必需元素之一,甲状腺利用碘和酪氨酸合成甲状腺素,甲状腺素能促进物质分解代谢,维持基本生命活动,促进婴儿身高、体重、骨骼、肌肉的生长和发育。碘的缺乏会导致不同程度的脑发育落后,而且是不可逆转的。碘的推荐摄入量为 0～12 个月婴儿每天 $50\mu g$。

(5)钠　母乳喂养的婴儿不必额外补充钠。4 个月前婴儿食用的菜水、菜泥中应不加盐,以免增加肾负担及诱发成年高血压。0～6 个月婴儿每天需摄入 200mg 钠,6～12 个月婴儿每天需摄入 500mg 钠。

6.维生素

婴儿缺乏任何一种维生素都会影响其正常的生长发育。母乳中的维生素尤其是水溶性维生素含量受乳母的膳食和营养状态的影响。如果乳母的膳食均衡,其乳汁中的维生素一般能满足婴儿的需要。用非婴儿配方奶喂养婴儿时,则应注意在膳食中补充维生素 A、维生素 D、B族维生素、维生素 E、维生素 K 和维生素 C 等各种维生素。

(1)维生素 A　维生素 A 的生理功能中促进生长和提高机体抵抗力的作用对婴儿最为明显,缺乏维生素 A 的婴儿发育迟缓,体重不足,也易患病。乳类是婴儿维生素 A 的主要来源。婴儿断奶后应多吃肝、蛋黄和各种绿叶蔬菜。必要时可适量补充维生素 A 制剂或鱼肝油。注意不要过量,否则会引起维生素 A 中毒。《中国居民膳食营养素参考摄入量》建议婴儿维生素 A 的适宜摄入量为 $400\mu g$ RE/d。

(2)维生素 D　维生素 D 能促进体内钙、磷的吸收,对正在发育的婴儿预防佝偻病的发生极为重要。人乳及牛乳中的维生素 D 含量均较低,从婴幼儿出生 2 周到 1 岁半之内都应补充维生素 D。因此,给婴儿适量补充维生素 D 制剂和适当晒太阳,可以预防维生素 D 缺乏所致的佝偻病。《中国居民膳食营养素参考摄入量》建议婴儿维生素 D 的适宜摄入量为 $10\mu g/d$。

(3)B族维生素　维生素 B_1、维生素 B_2 参与能量的代谢,故其供给量原则上应与能量摄入量相适应。婴儿缺乏维生素 B_1 还会引起婴儿脚气病,婴儿缺乏维生素 B_2 会引起舌、眼和皮肤三个方面的病症。我国居民膳食中容易缺乏维生素 B_1、B_2,因此,对婴幼儿也应特别注意 B 族维生素的供给。

(4)维生素 E　早产儿和低出生体重儿易发生维生素 E 的缺乏,可引起溶血性贫血、血小板增加等症。人初乳中维生素 E 的含量为 14.8mg/L,过渡乳和成熟乳维生素 E 的含量分别为 8.9mg/L 和 2.6mg/L。牛乳中维生素 E 的含量远低于人乳,约 0.6mg/L。《中国居民膳食营养素参考摄入量》建议婴儿维生素 E 的适宜摄入量为 3mg/d。

(5)维生素 K　维生素 K 主要参与人体内正常的凝血过程,由于新生儿肠道内的正常菌群尚未建立,肠道细菌合成维生素 K 较少,新生儿容易发生维生素 K 缺乏性出血疾病。因此,对新生儿尤其是早产儿,出生初期要通过注射维生素 K 针剂来补充维生素 K。出生 1 个月以后,一般不容易出现维生素 K 缺乏。但若长期使用抗生素,则应注意补充维生素 K。

(6)维生素 C　维生素 C 对骨、牙、毛细血管间质细胞的形成非常重要。人乳中含有一定量的维生素 C,母乳喂养的婴儿不易缺乏。牛乳中维生素 C 含量较少,且在煮沸和存放过程中易被破坏而损失。因此,以牛乳喂养的婴儿应及时补充富含维生素 C 的果汁如橙汁、深绿色叶菜汁或维生素 C 制剂等。《中国居民膳食营养素参考摄入量》建议婴儿维生素 C 的适宜摄入量为:小于 6 个月 40mg/d,大于 6 个月 50mg/d。

7.水

小儿年龄愈小,需水量愈大。进食量大、摄入蛋白质和矿物质多者,水的需要量也大。牛乳含蛋白质及矿物质较人乳多,因此人工喂养的婴儿水分需要增多。人工喂养婴儿的需水量每日约为 150mL/kg 体重,母乳喂养婴儿为每日 120mL/kg 体重。

(二)婴儿的合理喂养

合理喂养在婴儿时期很重要,它关系着婴儿的正常生长和发育。婴儿生长发育快,但消化功能尚未完善,喂养不当容易发生腹泻和营养不良。母乳喂养是婴儿喂养的最好方式,近年来世界各国都提倡母乳喂养。无母乳时,如能正确掌握人工喂养的方法,也可以使婴儿生长发育正常。通常把婴儿喂养分为母乳喂养、混合喂养和人工喂养三种方式。

1.母乳喂养

健康母亲的乳汁可使婴儿从出生至 4 个月不会出现营养不良。母乳由母亲直接哺喂,不易污染,且温度适宜、经济方便。从成分看,母乳是婴儿最适宜的食物,含有婴儿所需的、最合适比例的营养素。

母乳的营养特点有:

(1)母乳营养全面。每 100mL 乳汁含蛋白质 1.2g、脂肪 3.5g、乳糖 7.5g、矿物质 0.2g 及各种维生素。此外还含有助消化的脂肪酶和淀粉酶。

(2)母乳中的蛋白质以易于消化吸收的乳清蛋白为主。母乳中乳清蛋白与酪蛋白之比为 70∶30,而牛乳为 18∶82,乳清蛋白易于消化吸收。

(3)母乳中的矿物质含量比牛乳低,渗透压比牛乳低,更符合婴儿的生理需要,适合新生儿肾功能尚未发育完善的特点,不会给婴儿的肾脏造成过重的负担。

(4)母乳中的乳糖含量较高,约为 7%,高于牛乳,能促进婴儿肠道中的双歧杆菌的生长,从而抑制大肠杆菌及肠道致病菌的生长,减少腹泻,同时亦可促进钙的吸收。

(5)母乳中还含有多种免疫物质及酶类,如分泌免疫球蛋白及溶菌酶、吞噬细胞等,可增强婴儿的免疫功能和抗病能力,降低发病率。

(6)母乳中含有某些激素和生长因子。这些激素对于维持、调节和促进婴儿各器官的生长、发育与成熟有重要作用。母乳中的生长因子可以调节婴儿的生长发育,参与中枢神经系统及其他组织的生长分化。

(7)母乳既卫生又无菌,经济、方便,温度适宜,而且新鲜、不变质。

母乳中铁和维生素D的含量不高,其他营养素的含量也随母乳的营养状况而有差别,为了满足婴儿的生长发育,婴儿要多晒太阳,以母乳喂养的婴儿在4个月龄左右应适当添加辅助食品,以满足其生长的需要。

母乳喂养的好处除满足婴儿的营养需要外,还对母亲及婴儿有许多持续有益的健康效应。母乳喂养可降低婴儿患感染性疾病的风险;母乳喂养也可降低婴儿成年后得非感染性疾病及慢性疾病的风险;母乳喂养有利于预防小儿过敏性疾病的发生;母乳喂养可降低母亲乳腺癌的发病危险;母乳喂养有利于增进母子间的感情。研究证实,婴幼期的早期营养影响着儿童期神经行为的发育及表现,甚至对成年时期的某些慢性疾病也具有持续影响。所以,世界卫生组织和儿童基金会提出鼓励、支持、保护、帮助母乳喂养,母乳喂养不仅仅是母子之间的相互行为,而且是整个社会的行为,母乳喂养需要全社会的支持。我国为了推动和普及母乳喂养,大力推广"爱婴医院"和"母婴同室"活动。

2.混合喂养及人工喂养

由于条件限制,婴儿无法完全用母乳喂养,如母乳不足,或者母亲需要外出工作等,就需要补充母乳代用品,这种由母乳和母乳代用品喂养的方式称为混合喂养。

在混合喂养中,乳母要尽量保持母乳的分泌,定时喂奶,让婴儿吸空乳汁;同时要注意休息和营养,保持良好的心态,这样有利于乳汁的分泌。乳母若需要外出超过6个小时,至少要挤一次奶,将挤出的奶装在消过毒的瓶子里密封,放入冰箱保存,并于当天食用。母乳不足部分,可添加适量婴儿配方食品——母乳代用品,具体的量应以婴儿吃饱为止,也可根据婴儿的体重和母乳缺少的程度来确定。

由于种种原因,不能用母乳喂养婴儿时,可采用牛乳、羊乳等动物乳或其他代乳品喂养婴儿,这种以非母乳喂养婴儿的方法即为人工喂养。特别强调的是,对0～4个月的婴儿,首先提倡母乳喂养,只有在实在无法用母乳喂养的情况下才采用人工喂养这种方式。

人工喂养时,首先建议选用适合各个月龄婴儿的配方奶粉喂养,不宜直接用普通液态动物奶、成人奶粉、蛋白粉等喂养婴儿。因为婴儿配方奶粉是人类通过不断对母乳成分、结构及功能等方面进行研究,以母乳为蓝本对动物乳进行改造,调整其营养成分的构成和含量,添加了多种微量营养素,使其产品的性能、成分及含量基本接近母乳的一种奶粉。其次,在选用配方奶粉喂养时,一定要认真阅读奶粉冲调说明,严格按照说明中注明的水与奶粉比例、冲调程序等进行冲调。婴儿的肠胃发育尚未完善,无论使用哪一种代乳品,都应该严格按相应的冲调原则操作,否则很容易引起婴儿腹泻或其他健康问题。最后,人工喂养时,要为婴儿选择合适的奶瓶(含奶嘴)。奶瓶及奶嘴的清洗、消毒一定要彻底,并使用清洁的饮用水调制婴儿配方食品。

无论是混合喂养还是人工喂养,1～3个月的婴儿基本上都是以乳为主,注意每天都要喂饮白开水,尤其是人工喂养的婴儿。从2个月起要开始适量补充鱼肝油,多晒太阳,并喂一些果蔬汁。随着婴儿的迅速生长,这些喂养方式将逐渐不能满足婴儿发育的需要,必须补充一些辅助食品才能保证婴儿正常发育所需的营养素。一般来说,4～6个月起就应逐步添加辅助食品,但因婴儿个体差异,开始添加辅食的时间并没有一个严格的规定,应根据婴儿生长发育的具体状况而定。给婴儿增加辅助食品时，品种和数量都必须由少到多、由稀到稠，循序渐进，并随时观察婴儿的消化能力和适应状况，不断加以调整。从4个月开始补充蛋黄；半岁后可喂肝泥，此外还可以喂胡萝卜泥、水果泥等，以及含淀粉丰富的食物（如稀粥等）；7～8个月可喂烤馒头片、面包片，培养小儿的咀嚼能力，有利于牙齿的发育。蛋白质丰富的食物，如鱼肉、肉末、豆腐等，8个月以后可逐渐喂给。

二、幼儿的营养需求和合理膳食

1～3岁之间为幼儿期，是生长发育的重要时期。在这个阶段，幼儿的体重每年约增加2kg；身高在整个幼儿期约增长25cm，到3岁时身高约为100cm；头围在这个时期每年增长1.5～2cm；1岁时胸围与头围基本相等，2岁以后胸围超过头围；进入幼儿期后，虽然小儿大脑发育速度已显著减慢，但并未结束，如大脑神经细胞间的联系会逐渐复杂起来，肠胃消化等系统的功能也仍在发育。幼儿的生长发育虽不及婴儿迅速，但也十分旺盛，对各种营养素的需求还是比较高的。

(一)幼儿的营养需求

1.能量

幼儿期的小儿已学会走、蹦、跑。与婴儿期相比，幼儿期的小儿自主活动量大大增加，需要的能量也比婴儿期要多。《中国居民膳食营养素参考摄入量》提出，1岁、2岁和3岁幼儿每日能量的参考摄入量为：男孩分别为 $4.60 \times 10^6 J/(kg \cdot d)$、$5.02 \times 10^6 J/(kg \cdot d)$、$5.64 \times 10^6 J/(kg \cdot d)$；女孩分别为 $4.04 \times 10^6 J/(kg \cdot d)$、$4.81 \times 10^6 J/(kg \cdot d)$、$5.43 \times 10^6 J/(kg \cdot d)$。

2.蛋白质

幼儿对蛋白质的质量要求比成人高，一般要求蛋白质所供能量应占膳食总能量的12%～15%，其中有一半应是优质蛋白质。《中国居民膳食营养素参考摄入量》建议1岁、2岁和3岁幼儿蛋白质的参考摄入量分别为：35g/d、40g/d和45g/d。蛋白质主要以动物性食物、豆类和坚果类食物供应为主。

3.脂肪

对于幼儿期的小儿，《中国居民膳食营养素参考摄入量》建议脂肪的参考摄入量应以占总能量的30%～35%为宜，其中必需脂肪酸应占总能量的1%，应注意适当补充必需脂肪酸亚油酸和α-亚麻酸。

4.碳水化合物

在幼儿期生长的幼儿，随着活动量的增大，身体消耗的能量也在增多，对碳水化合物供能的需求也变大。一般2岁以后的幼儿，随着活动量的增大，来自淀粉类食物的能量要逐渐增加到占总能量的50%～55%。另外，对于2岁以上的幼儿，美国推荐每天膳食纤维的最低摄入量应该是其年龄加5g。例如，3岁的幼儿每天膳食纤维的摄入量应为8g。膳食纤维的摄入应避免过多，以免影响其他营养素的吸收和利用。

5.矿物质

幼儿期较易缺乏的矿物质有钙、铁、碘、锌等，这些矿物质对小儿的生长发育极其重要。1～3岁幼儿钙的适宜摄入量为600mg/d，奶及其制品是膳食钙的最好来源；由于膳食中的铁主要以植物性铁为主，吸收率低，因此尤其要注意预防幼儿期缺铁性贫血，膳食铁良好的食物来源是动物肝脏和血,建议 1～3 岁幼儿铁的适宜摄入量为 12mg/d;幼儿期缺碘会影响生长发育,1～3 岁幼儿碘的推荐摄入量为 50μg/d;1～3 岁幼儿锌的推荐摄入量为9.0mg/d,膳食锌最好的食物来源是蛤贝类,如牡蛎、扇贝等,其次是动物的内脏(尤其是肝)、蘑菇、坚果类(如花生、核桃、松子等)和豆类。

6.维生素

维生素是幼儿生长发育不可缺少的营养素。幼儿期膳食中应特别注意维生素 A、D、B_1、B_2、C 等的供给。1～3 岁幼儿维生素 A 的适宜摄入量为 500μg RE/d,注意不宜过量服用,以免出现维生素 A 中毒;1～3 岁幼儿维生素 D 的推荐摄入量为 10μg/d;幼儿每日维生素 B_1 和维生素 B_2 的推荐摄入量都为 0.6mg/d;幼儿维生素 C 的推荐摄入量为 60mg/d。

7.水

水是组成人体结构、实现代谢和发挥功能的必要营养素之一。幼儿的新陈代谢相对高于成人,对能量和各种营养素的需求量也相对更多,对水的需求量更多。1～3 岁幼儿每千克体重约需水 125mL/d。

(二)幼儿的合理膳食

1～3 岁的幼儿正处在快速生长发育的时期,虽然幼儿的生长发育不及婴儿迅速,但对各种营养素的需求还是相对较高的。此外,幼儿机体的各项生理功能也正在逐步发育完善中,如牙齿的数目有限,胃肠道消化、酶的分泌及胃肠道蠕动能力远不如成人。因此,对于幼儿的膳食安排不能完全与成人相同,需要特别关照。

在幼儿每日的膳食中要有一定量的牛奶、瘦肉、鱼及豆制品等蛋白质营养价值高的食物,其中优质蛋白质以占总蛋白质的 1/2 以上为宜。应适当摄入部分动物肝脏,多食用各种绿叶蔬菜和水果,以保证矿物质和维生素的供给量。幼儿平均每人每天各类食物的参考摄入量为:粮谷类 100～150g,鲜牛奶不低于 350mL 或全脂奶粉 40～50g,鱼、肉、禽、蛋类或豆制品(以干豆计)100～130g,蔬菜、水果类 150～250g,植物油 20g,糖 0～20g。

幼儿的食物通过烹饪后应达到软、细、碎、烂,便于幼儿咀嚼;且品种要多样化,注意色、香、味,增加幼儿的食欲,避免食用油炸、油腻、质硬或刺激性强的食品。饮食要定时,除三顿主食外,上午 10 时及下午 4 时可各加一餐点心。要正确选择零食品种,合理安排吃零食的时间,给予零食的数量和时间以不影响幼儿主餐的食欲为宜,要控制纯能量类零食,如糖果、甜饮料等含糖高的食物的摄入量。

第二节 儿童和青少年的营养与膳食

一、儿童的营养与膳食

儿童期分为两个阶段,即学龄前儿童(4～6 岁)和学龄儿童(7～12 岁)。4～6 岁的儿童生长发育较快,必须有足够的能量、蛋白质、维生素和矿物质等营养素,以供其生长发育的需要。7～12 岁的儿童处于人生中第二个生长发育高峰期,此时期的儿童体力活动增多,新陈代谢旺盛,因此,对各种营养素的需求量很高。营养供给是否充足、全面、比例适宜,不仅关系到儿童的生长发育和身体健康,而且与其智力发育、学习状况等密切相关。

(一)学龄前儿童的营养需求

1. 蛋白质

学龄前儿童摄入蛋白质的最重要目的是满足细胞和组织增长的需要,因此对蛋白质的质量,尤其是必需氨基酸的种类和数量有特殊的要求。学龄前儿童蛋白质的推荐摄入量为45～60g/d,其中来源于动物性食物的蛋白质应占50％左右,其余的蛋白质可由植物性食物如谷类、豆类等提供。

2. 脂肪

脂肪对儿童的生长发育是十分重要的,是儿童生长发育所需要的供能物质,儿童免疫功能的维持、脑的发育和神经髓鞘的形成都需要脂肪,尤其是必需脂肪酸。建议学龄前儿童脂肪的摄入量应占总能量的30％～35％,亚油酸供能不应低于总能量的3％,α-亚麻酸供能不低于总能量的0.5％。

3. 碳水化合物

碳水化合物是人体主要的能量来源。儿童正处在生长发育期,有必要为其提供全面的营养,并保证各营养素之间的平衡。建议学龄前儿童碳水化合物的摄入量应占总能量的50％～60％。但不宜食用过多的白糖和甜食,而应以大米、面粉和各种豆类的碳水化合物为主,并保证适量的膳食纤维的摄入。

4. 矿物质

为促进学龄前儿童的骨骼生长,学龄前儿童钙的适宜摄入量为800mg/d。奶及奶制品钙含量丰富,吸收率高,是儿童最理想的钙来源。要保证学龄前儿童钙的适宜摄入水平,每日奶的摄入量为300～600mL。铁缺乏引起的缺铁性贫血是儿童期最常见的疾病,学龄前儿童铁的适宜摄入量为12mg/d,动物性食品中的血红素铁的吸收率一般比植物性食物要高,因此,动物肝脏、动物血、瘦肉是铁的良好来源。膳食中丰富的维生素C可促进铁的吸收。学龄前儿童锌的推荐摄入量为12mg/d,锌最好的食物来源是贝类食物。学龄前儿童碘的推荐摄入量为50μg/d,食用碘强化食盐烹调的食物是碘的重要来源,学龄前儿童每周应至少吃一次海产品,以补充碘和其他营养素的摄入。

5. 维生素

维生素A对学龄前儿童的成长有重要意义,学龄前儿童维生素A的推荐摄入量为500～600μgRE/d。B族维生素(如维生素B$_1$、维生素B$_2$和烟酸)在保证儿童体内的能量代谢、促进其生长发育等方面有重要的作用,学龄前儿童对维生素B$_1$、维生素B$_2$和烟酸的推荐摄入量分别为0.7mg/d、0.7mg/d和7mgNE/d。维生素C对学龄前儿童身体组织机能的调节起着重要的作用,学龄前儿童维生素C的推荐摄入量为70mg/d。

(二)学龄前儿童的合理膳食

与幼儿期的幼儿相比,学龄前儿童的生长速度减慢,各器官持续发育并逐渐成熟。安排合理的膳食不仅可保证供给其生长发育所需的足够营养,而且可为其成年后的健康打下良好基础。学龄前儿童合理膳食的一般原则是:食物多样,谷类为主;多吃新鲜蔬菜和水果;经常吃适量的鱼、禽、蛋、瘦肉;每天饮奶;常吃大豆及其制品;膳食清淡少盐;正确选择零食,少喝含糖高的饮料;食量与体力活动平衡;保证体重正常增长;不挑食、不偏食,培养良好的饮食习惯;吃清洁卫生、未变质的食物。

学龄前儿童1日食物建议:每日供给牛奶200～300mL(不要超过600mL),1个鸡蛋,

100g 无骨鱼或禽肉或瘦肉及适量的豆制品,150g 蔬菜(尤其是深绿色蔬菜)和适量水果,谷类每日需 150～200g,并建议每周进食 1 次富含维生素 A 的猪肝和富含铁的猪血,每周进食 1 次富含碘、锌的海产品。学龄前儿童胃的容积小,肝脏中的肝糖原储存量少,加上活动量大,容易饥饿,应适当增加餐次,以一日"三餐两点"制为宜,两餐之间各加一次点心,适应学龄前儿童的消化能力。

学龄前儿童的膳食需单独制作。烹调方式多采用蒸、煮、炖等,软饭逐渐转变成普通米饭、面条及包点。每天的食物要更换品种及烹调方法,最好一周内不重复,并尽量注意色、香、味的搭配。

幼儿园是学龄前儿童尤其是城镇学龄前儿童生活的主要场所,即使是日托制幼儿园,儿童膳食的 60%～70% 都由幼儿园供给,所以家中的饮食要同幼儿园供餐配合,互相补充,使花色品种多样化,荤素菜搭配,粗细粮交替。

(三)学龄儿童的营养需求

7～12 岁的儿童是学龄儿童,这个时期的儿童除了有紧张的学习任务外,生长发育依然旺盛,他们活泼好动,肌肉发育特别快,身高平均每年增长 5cm,体重每年增加 2～3kg。由于遗传等因素的影响,这个时期的儿童个体差异很大,但总的来说,他们对各种营养素的需求量都还是很高的。

7～12 岁儿童的营养需求为:蛋白质推荐摄入量为 60～75g/d,其供能占总能量的 12%～14%,应保证优质蛋白质的摄入,以供肌肉组织和器官发育的需要;脂肪的摄入量应占总能量的 25%～30%,在脂肪种类的选择上要注意优先选择含必需脂肪酸的植物油;碳水化合物一直在人类膳食中担当供能的主要角色,因此,碳水化合物的摄入量应占总能量的55%～65%,膳食中要注意避免摄入过多的食用糖,特别是含糖饮料;由于骨骼生长迅速,对矿物质尤其是钙的需求量很大,其他微量元素(如铁、锌、碘、铜等)及各种维生素也必须充分供给。

(四)学龄儿童的合理膳食

7～12 岁这个时期的儿童大脑活动量激增,应保证能量和营养素供给量的充足。若此时营养供给不足,学龄儿童就会出现疲劳或抵抗力下降的现象,如蛋白质不足会导致发育迟缓、体重减轻,甚至出现智力障碍、注意力不集中等症状。

根据 7～12 岁儿童对能量和营养素的需要,在膳食安排上一般应遵循的原则是:三餐定时定量。早餐和中餐的营养素供给应占全天的 30% 和 40%,保证早餐的质量和数量,保证优质蛋白质、矿物质和维生素的充足供应,适当限制脂肪、甜食的摄入,多吃蔬菜、水果等含膳食纤维多而能量少的食物;多摄入富含铁和维生素 C 的食物,防止贫血;增加课间餐,补充能量和其他营养素;少吃零食,饮用清淡饮料;重视户外活动,以避免发胖。学龄儿童每日膳食建议供给 300mL 牛奶,1～2 个鸡蛋,鱼肉或禽肉 100～150g,谷物类 300～500g。

家长应重视孩子的饮食与营养,科学合理地安排膳食,让孩子养成良好的饮食习惯,促进他们正常发育以及其成年后保持良好的健康状况。

二、青少年的营养与膳食

13～18 岁的少年期或青春期的孩子统称为青少年。这个时期正是他们体格和智力发育的关键时期,各器官逐渐发育成熟,其生长速度、第二性特征的成熟程度、学习及运动能力等各方面都和其个体的营养状况有关系。青春期充足的营养摄入可以保证其体格和智力的正常发育,为成人时期乃至一生的健康奠定良好的基础,且青春期女性营养状况的好坏还会影响下一代的健康。

(一)青少年的营养需求

1.能量

青春期体格发育极为迅速,食欲旺盛,热能摄取量迅速增加,男孩的能量需要多于女孩,男孩能量的推荐摄入量约为 $12.00 \times 10^6 J/d$,女孩约为 $9.62 \times 10^6 J/d$。

2.蛋白质

蛋白质在青少年的生长发育中占有十分重要的地位。蛋白质经常供给不足,将引起发育迟缓、抵抗力弱、病后不易康复等现象。男孩的生长发育速度开始较女孩更快,故男孩的蛋白质推荐摄入量为 85g/d,女孩为 80g/d。

3.脂肪

青少年的脂肪摄入量不宜过多,以避免超重或肥胖的发生,一般推荐摄入量占总能量的 $20\% \sim 30\%$。

4.矿物质

(1)钙 充足的钙有利于青春期骨骼的生长和发育,如钙供给不足,会发生佝偻病或轻度骨质疏松症。为了满足生长发育的需要,青春期青少年钙的适宜摄入量为 1000mg/d。

(2)铁 充足的铁能让青春期的青少年保持充沛的精力,投入到高强度的学习中。如果因为缺铁引起贫血,可能会降低他们的学习效率和免疫能力。青少年铁的适宜摄入量为:男孩 20mg/d;女孩因为生理原因每月都有铁的额外损失,故摄入量要比男孩多,为 25mg/d。

(3)锌 锌对人体第二性特征的发育有非常重要的作用。青春发育期缺锌可导致青少年味觉减退、创伤愈合不良,严重时可导致生长和性发育停滞。青少年膳食中锌的参考摄入量,男女分别为 19mg/d、15.5mg/d。

(4)碘 青春发育期对碘的需求量增加,若供应不足,容易出现甲状腺肿大,需要特别预防。推荐青少年膳食中碘的供给量为 $150\mu g/d$。注意碘的摄入不能过多,否则会对身体有害。

5.维生素

青少年活动量大,能量代谢增加,对维生素的需求量也增加,尤其是男性青少年对 B 族维生素需求量的增加更加显著。推荐青少年膳食中维生素 B_1 和维生素 B_2 的参考摄入量为:男孩 1.5mg/d,女孩 1.2mg/d。此外,青少年的学习任务重,用眼多,维生素 A 的充足供应有助于保护视力。推荐青少年膳食中维生素 A 的摄入量为:男孩 $800\mu g$ RE/d,女孩 $700\mu g$ RE/d。维生素 C 可促进铁的吸收,预防贫血,必须供给充足。推荐青少年膳食中维生素 C 的摄入量为 100mg/d。

(二)青少年的合理膳食

青少年的膳食安排应符合其生长发育快、能量需求量大、对营养要求高的特点。一般膳食安排的原则是:三餐定时定量。保证吃好早餐,少吃零食,多吃谷类,保持充足的能量,每天需谷类 $400 \sim 500g$;保证鱼、肉、蛋、奶、豆类和蔬菜的摄入,应保证有一半以上为优质蛋白质;不抽烟、不饮酒。青少年吸烟严重危害身心健康,饮酒影响体格和精神发育,应避免吸烟、饮酒。平时应多参加体育活动,避免盲目节食。青少年尤其是女孩往往为了减肥盲目节食,造成长期营养不良,会导致机体电解质平衡紊乱,有的会诱发癫痫,严重者会导致死亡。正确的减肥方法是合理控制饮食,适量运动,使能量的摄入和消耗达到平衡,以保持适宜的体重。

青少年的主要任务是学习,在复习、考试期间又应如何合理地安排好他们的膳食呢？由于复习、考试期间大脑处于高度活跃和紧张状态,在这种状态下,大脑对氧和某些营养素的需求和消耗比平时多,主要需要补充的营养素是碳水化合物、维生素 C、B 族维生素等;还要增加钙、镁、钾等矿物质的供给,因为它们可以降低神经和肌肉的紧张性,有利于保持稳定的情绪。所以在复习、考试期间,摄入适宜的主粮、水果、蔬菜、酸奶等食物,可以供应充足的碳水化合物、维生素 C、B 族维生素、钙、钾和镁等营养素。在此期间不应刻意注重营养而改变饮食习惯或进食过多,否则,反而会影响大脑功能的正常发挥。因为大脑良好的营养和功能状况主要还是依靠平时长期合理的膳食供应,而不是一朝一夕就能达到的。另外,饮食要卫生,注意色、香、味的搭配,增进食欲,三餐不可过饱,保证充足的睡眠,不饮咖啡和浓茶等,都是复习、考试期间要注意的。

第三节　老年人的营养与膳食

随着年龄的增加,人体各种器官的生理功能都会有不同程度的减退,容易发生代谢紊乱,导致患营养缺乏病和慢性非传染性疾病的危险性增加。合理饮食是身体健康的物质基础,对改善老年人的营养状况、增强抵抗力、预防疾病、延年益寿、提高生活质量具有重要作用。

一、老年人的生理特征

(一)代谢功能降低

老年是人类生命过程中的一个段落。随着年龄的增加,老年人的基础代谢能力降低,与中年人相比降低了 15%～20%。体内的合成代谢能力降低,分解代谢能力增强,合成代谢与分解代谢失去平衡,引起细胞功能的下降。

(二)消化系统功能减退

随着年龄的增加,老年人体内各种器官的生理功能都会有不同程度的减退,尤其是消化功能,如牙齿脱落、消化液分泌减少、胃肠道蠕动缓慢,它直接影响人体的营养状况,使机体对营养成分的吸收利用率下降。

(三)人体成分改变

老年人体内的细胞数量下降,突出表现为肌肉组织的重量减少,出现肌肉萎缩、体力渐衰。身体水分减少,主要是细胞内液减少,影响体温的调节,降低了老年人对环境的适应能力。老年人骨组织中的矿物质在减少,尤其是钙减少,易出现骨密度降低,因此老年人易发生不同程度的骨质疏松症及骨折现象。

(四)器官功能减退

进入老年阶段,心脏功能降低,心率减慢,心搏输出量减少,血管逐渐硬化,要防止老年心脑血管疾病。脑功能、肾功能及肝代谢能力均随年龄的增加而有不同程度的下降。老年人脑细胞及肾细胞的数量较青年时期大为减少,肾单位再生力下降,肾小球滤过率降低。胰腺功能也下降,使老年人的糖耐量也随之下降,血糖调节作用减弱,易发生高血糖症。免疫功能的降低使老年人的抵抗能力也随之下降。

(五)老年妇女的特殊生理改变

老年妇女绝经后,卵巢功能衰退,导致雌激素水平下降,血脂代谢、骨代谢等功能出现异常,因而比同年龄的男性更易患心血管疾病和骨质疏松症。所以,在一定意义上,老年妇女的营养和膳食更应该受到重视。

二、老年人的营养需求与合理膳食

(一)老年人的营养需求

1.能量

实验证明,老年人的基础代谢比青壮年时期要下降10％～15％。因体力渐衰,活动量逐渐减少,较少从事体力劳动,因而热能的消耗也随之降低。如按轻体力来计,一般60岁、70岁、80岁的男性每日的能量推荐摄入量分别为7.94×10^6J/kg、7.94×10^6J/kg、7.74×10^6J/kg,一般60岁、70岁、80岁的女性每日的能量推荐摄入量分别为7.53×10^6J/kg、7.10×10^6J/kg、7.10×10^6J/kg。但对于老年人的个体而言,生活方式和生活质量不同,对能量的需求量还是有很大的差异的,要因人而异,适度调整总能量的摄入。

2.蛋白质

蛋白质对老年人极为重要,随着机体的老化,蛋白质以分解代谢为主,蛋白质的合成过程逐渐缓慢,蛋白质利用率降低,机体组织的新陈代谢不能及时得到蛋白质的供应,反过来又加速了机体组织的衰老,所以老年人要注意摄入蛋白质的质和量。老年人要适当多吃一些富含优质蛋白质的食品,优质蛋白质应占蛋白质总量的50％左右,如大豆及其制品就是老年人的最佳选择之一。由于老年人消化道功能降低,肾脏功能减退,摄入的蛋白质又不可过多,否则会加重肝、肾的负担,还可能增加体内胆固醇的合成,因此,60岁以上的老年人蛋白质的推荐摄入量为:男性75g/d,女性65g/d。

3.脂肪

脂肪是重要的营养素之一,能提供较高能量,还可以促进脂溶性维生素的吸收,提供必需脂肪酸及合成内分泌激素和胆固醇类物质等。但脂肪摄入过多,会引起某些老年性疾病,如血清中总脂、甘油三酯、胆固醇的含量都会升高,高胆固醇血症和高甘油三酯血症是动脉粥样硬化的危险因素,所以老年人不宜过多进食脂肪。因此,脂肪的摄入量要加以限制,应限制在总能量的20％～30％,并减少动物脂肪的摄入。摄入的脂肪中饱和脂肪酸、单不饱和脂肪酸与多不饱和脂肪酸的比例以1∶1∶1为宜。每天摄入的胆固醇不应超过300mg。只有动物性的食物才含有胆固醇,要严格限制富含胆固醇的食物(如肝、肾、脑、鱼子、蛋黄等)的摄入量。

4.碳水化合物

老年人由于胰岛素分泌减少,对葡萄糖的耐受性下降,代谢能力下降,糖类过高可诱发糖尿病、糖源性高脂血症,因而老年人的糖类摄入要适宜,尤其蔗糖摄取量不宜过高。按我国饮食状况,碳水化合物供能以不超过总能量的50％～60％为宜。老年人宜选择多种谷类食品,可因地制宜地选食粗、杂粮,粗细搭配,这样还可以保证摄入一定量的膳食纤维。因为膳食纤维能刺激肠道蠕动,改善便秘,有预防高血压、动脉粥样硬化、胆结石、糖尿病及结肠癌的作用。因此,老年人的膳食中应有适当的粗粮。

5.矿物质

(1)钙　老年人的日常膳食中,最容易因摄入不足而缺乏的矿物质是钙。老年人对钙的吸收能力下降,吸收率一般在20%以下。这是因为:一是老年人胃肠道功能差、胃酸分泌量少,肠道吸收钙的能力低;二是老年人户外活动减少,缺乏日照,容易缺乏维生素D,影响钙的吸收;三是老年人对钙的利用和储存能力下降,继而引起其代谢障碍,易发生钙的负平衡;四是人体本身对钙的吸收率低。因而,老年人应多摄入富含钙的食物,如乳类、豆类制品、深绿色叶菜、海带、虾皮等,并坚持适当的户外活动,多晒太阳,适量补充钙剂,同时也要补充维生素C和维生素D制剂以促进钙的吸收。老年人每日摄入800~1000mg钙才能达到供给的标准。

(2)铁　老年人对铁的吸收利用能力在下降,同时循环系统机能也相应较差,重要器官的血流量减少,造血功能减弱,血红蛋白的含量也因此减少,所以缺铁性贫血是老年人的常发病之一。老年人应多摄入吸收率较高的血红素铁,如动物肝脏、瘦肉、牛肉等,同时还应多食用富含维生素C的蔬菜、水果,以利于铁的吸收。老年人铁的参考摄入量为12mg/d。

此外,每日膳食中也需要有一定的微量元素(如锌、铜、硒)的供给量,以满足机体的需要。

6.维生素

维生素对调整机体代谢、防止衰老和增强抵抗力有一定的作用,因此老年人需要充足的维生素。一般老年人膳食中易于缺乏的维生素是维生素A、维生素B_1及维生素B_2,它们的参考摄入量分别为800μg RE/d、1.3mg/d、1.4mg/d。

维生素E具有抗氧化性,缺乏维生素E时,体内细胞会出现一种棕色的色素沉积物,随着这种物质在体内的堆积,就会形成俗称的老年斑。补充维生素E可以减少衰老细胞中这种特有的棕色的色素沉积物,并可改善皮肤弹性。老年人维生素E的适宜摄入量为14mg/d。

维生素C有利于胆固醇的排泄,既可防止老年人血管硬化过程加速,又可增强老年人的抵抗力,延缓衰老过程,因此老年人应摄入充足的维生素C。其参考摄入量为130mg/d。

老年人对维生素B_6、维生素B_{12}、叶酸的需求量较大,它们不足可引起高同型半胱氨酸血症。这三种B族维生素的充足摄入,将有助于降低动脉硬化的危险。

7.水

老年人的肠道功能下降,排便能力较差,再加上肠道中黏液分泌减少,大便容易秘结。所以老年人每天应有一定的饮水量,以利于排便,同时有利于肾排泄,避免结石的形成。一般认为,老年人每日饮水量应在2000mL左右(包括食物中的水分);饮水也不宜过多,否则容易增加心脏和肾的负担。老年人不应在感到口渴时才饮水,而应该有规律地主动饮水,其中可包括不太浓的茶。

(二)老年人的合理膳食

为了能延缓衰老,防止各种老年常见病的出现,提高生命质量,达到健康长寿,老年人的膳食必须合理安排。根据老年人的生理特点和对营养的要求,在其膳食中应含有足量的蛋白质、维生素和膳食纤维,总能量和动物脂肪的供给应降低,并含有铁、钙等足量的矿物质及必要的微量元素。一般老年人合理安排膳食的原则如下:

1.食物多样化,营养平衡

老年人的膳食安排应注意营养平衡,主食中应包括一定量的粗粮、杂粮,以增加膳食纤维的摄入;优选各类豆制品和低脂或脱脂奶制品;适量食用含脂肪较少的鱼类、禽肉、瘦肉等动物性食品;多选用新鲜的蔬菜和不同品种的水果;多选用含有不饱和脂肪酸的植物油,如豆油、花生油和芝麻油等。重视预防营养不良和贫血。

2.食物宜清淡、少盐、少油

老年人的味觉比较迟钝,容易摄入过量的盐或糖。过多摄入盐、糖、油对预防高血压、动脉粥样硬化、糖尿病、心脏病等疾病不利。因此,老年人的饮食调味要以清淡为宜,少盐、少油。

3.食物粗细搭配、合理烹饪、易于消化吸收

老年人的饮食应提倡软烂,选择更适合老年人的煮、蒸、焖等烹调方法。油炸、煎、烤的食品不适合老年人食用。应经常变换花色品种,增进老年人食欲;同时要建立合理的饮食规律,少食多餐,定时定量,不过饥过饱,不暴饮暴食。

合理的营养有助于老年人延缓衰老,保持健康的体魄,而营养不良或营养过剩、紊乱则有可能加速衰老的进程。因此,运用现代营养学知识,选择与安排合理的平衡膳食是预防早衰、延年益寿的一个重要方面。

第四节　孕妇的营养与膳食

孕妇是指处于妊娠特殊生理状态下的妇女,她们通过胎盘转运供给胎儿生长发育所需的营养,经过 280d,将一个肉眼看不见的受精卵孕育成新生儿。同非孕同龄妇女相比,她们需要更多的营养素去满足胎儿生长发育的需要,并为产后泌乳进行营养的储备。

一、妊娠与营养

(一)妊娠期的生理特点

妊娠是一个复杂的生理过程,为了妊娠的成功,孕期妇女的生理状态及机体代谢发生了较大的适应性改变。

1.消化功能的改变

孕妇早期常有食欲下降、恶心、呕吐等症状,12周后逐渐消失。孕期胃酸分泌下降,胃肠蠕动减缓,常有胃肠胀气、便秘症状。但孕妇对某些营养素的吸收加强,后半期对铁、钙、维生素 B_{12} 的吸收较孕前增加。

2.肾脏负担加重

孕妇需排出自身及胎儿的排泄物,使肾脏负担加重,肾血流量及肾小球滤过率增加。

3.血容量增加

由于胎儿血液循环的需要,孕妇的血容量随妊娠月份的增加而逐渐增加,从 10 周开始到 32～34 周达最高峰,以后逐渐下降,产后 4～6 周恢复至孕前状态。

4.能量代谢改变

此期甲状腺功能旺盛,母体基础代谢率增加。孕妇体重在足月时平均增加 10～12kg,前半期增加 3～4kg,后半期增加 6～8kg。

5. 水潴留增加

正常妊娠母体内逐渐潴留较多钠,除供胎儿需要外,其余分布在母体细胞外液中,随着钠的潴留,体内水分的潴留增加。整个妊娠过程中母体的含水量增加 6.5～7kg。

(二)妊娠期营养的重要性

孕期营养状况的优劣对孕妇自身的健康和胎儿的生长发育直至成年后的健康都将产生至关重要的影响。

孕期营养不良对胎儿和母体都会产生多种不利影响。妊娠期营养不良对母体的影响有:易引起营养性贫血(缺铁性贫血、巨幼红细胞贫血)、骨质软化症、营养不良性水肿(蛋白质摄入严重不足、维生素 B_{12} 严重缺乏引起)。对胎儿的影响主要包括胎儿在母体内生长停滞,宫内发育迟缓,易导致:①早产及新生儿低出生体重发生率增加;②胎儿先天性畸形发生率增加;③围生期婴儿死亡率增高;④影响婴儿的体格和智力发育。

孕期的营养合理才能适应孕妇因妊娠引起的各器官、系统发生的重大生理变化。若此期间能量摄入不足,蛋白质、脂肪、维生素、矿物质等营养素普遍缺乏,孕妇自身不能适应孕期的重大生理变化,就容易出现呼吸道、泌尿系统感染等,严重时可引起妊娠毒血症、子痫症等病症。

(三)孕妇的营养需求

由于怀孕不同时期胚胎的发育速度不同,孕妇的生理状态、机体的代谢变化和对营养素的需求也不同。按妊娠的生理过程及营养需要特点,可将妊娠期分为孕早期(孕 1～12 周)、孕中期(孕 13～27 周)、孕末期(孕晚期,孕 28 周～分娩)三个时期。

1. 能量

由于母体及胎儿新生组织生成的脂肪在体内的大量贮留,使孕妇基础代谢升高,消耗的能量高于非孕时期,因此孕妇的能量需要增加。根据孕期胎儿发育的特点,能量的供给除了需要随孕期的变化而变化外,还应根据孕妇的活动消耗量来考虑。一般认为孕中、末期体重每周增加0.3～0.5kg 最为理想。推荐孕妇孕中、末期的能量供给在非孕基础上增加836kJ/d。

2. 蛋白质

为了保证胎儿的正常发育及适应孕妇自身的生理调整,怀孕期间供给充足的蛋白质对孕妇和胎儿来说都特别重要。蛋白质供给充足可促进胎儿肌肉、内脏器官的发育;充足的蛋白质可减轻孕妇妊娠期贫血和营养不良性水肿等症状,并能增加产后乳汁的分泌。

蛋白质供给充足是新生儿健康的保证之一,如胎儿时期蛋白质营养不良,则胎儿大脑发育受到的不利影响是后天无法弥补的。资料表明,蛋白质摄入量充分的母亲,婴儿的身长较长。膳食中蛋白质摄入不足的妇女所生的婴儿不但体形小,而且出生后容易感染疾病。

根据我国的饮食习惯,大部分以谷物为主食,考虑到谷类蛋白质的利用率低,所以孕早、中、末期膳食蛋白质参考摄入量的增加值分别为 5g/d、15g/d、20g/d。优质蛋白质的供给量以占总蛋白质量的 2/3 为宜。

3. 脂类

脂类是人类膳食能量的重要来源,体内脂肪在整个妊娠期的储备量为 2～4kg,其中包括孕末期胎儿体内的脂肪储备、孕妇产后泌乳的脂肪储备。由于脂类对胎儿脑神经系统及视网膜的发育有重要的作用,决定了孕期对脂肪以及多种特殊脂肪酸的需要,因此孕妇膳食中应供应充足的脂肪,以利提供必需脂肪酸,保证孕妇自身和胎儿发育的需要。由于孕期孕妇血脂水平较平时升高,摄入脂肪总量不宜太多,脂肪供能以占总能量的 20%~30% 为宜,其中饱和脂肪酸、单不饱和脂肪酸、多不饱和脂肪酸的含量都以不超过 10% 为宜,多不饱和脂肪酸中 $n-6$ 多不饱和脂肪酸与 $n-3$ 多不饱和脂肪酸的比值为(4~6)∶1。

4.碳水化合物

葡萄糖为胎儿代谢所必需的重要物质,孕中、末期膳食中碳水化合物所提供的能量仍以占总能量的 55%~60% 为宜。由于肠蠕动减慢,孕妇常患便秘,因而膳食中应有一定数量的膳食纤维,以促进排便。

5.矿物质

(1)钙　成年妇女体内约含钙 1kg,孕期需增加贮存 30g 的钙以备泌乳的需要。胎儿体内的钙量与体重增长呈线性关系。胎儿骨、齿的钙化程度取决于孕妇膳食中钙、磷及维生素 D 的含量。孕妇如果钙摄入不足,胎儿所需的钙则将会从孕妇骨骼中被动员出来,这势必会影响母体的骨密度。因此孕妇每日要摄入充足的含钙丰富的食物以满足生理需要。《中国居民膳食营养素参考摄入量》建议孕中期妇女钙的适宜供给量为 1000mg/d,孕末期妇女钙的适宜供给量为 1200mg/d。钙的摄入要适量,过多会影响身体对其他营养素的吸收,还会导致孕妇便秘。此外,增加膳食中钙供给量的同时也要增加维生素 D 的供给。钙的最好来源是奶及奶制品,豆类及豆制品、芝麻、小虾皮等都是钙良好的食物来源。

(2)铁　妊娠期妇女对铁的需求量比非妊娠期高。一方面是为满足胎儿和胎盘的生理需要,因为除胎儿的血液和肌肉等组成需要铁外,胎儿还需要贮留一部分铁在肝脏内,以供出生后头几个月的消耗。另一方面是为满足孕妇孕期血浆中红细胞增加的需要。妊娠生理现象会导致孕妇血液相对稀释而常引起生理性贫血,加之孕妇自身还需在体内贮留一部分铁以备补偿分娩时流血的损失,所以孕妇膳食中应补充含铁丰富的食物。《中国居民膳食营养素参考摄入量》建议孕早、中、末期妇女铁的适宜供给量分别为 15mg/d、25mg/d、35mg/d。动物肝脏、动物血、瘦肉是铁的良好来源,含量丰富,吸收好。此外,蛋黄、豆类、某些蔬菜(如油菜、芥菜、雪里蕻、菠菜、莴笋叶等)也提供部分铁。

(3)锌　人体内蛋白质的合成过程必须由含锌的酶催化,胎儿期蛋白质合成旺盛,因此孕妇需要通过食物摄入较多的锌。另外,人群调查研究表明,胎儿畸形发生率的增加与妊娠期锌营养不良及血清中锌浓度的降低有关。因此,《中国居民膳食营养素参考摄入量》建议孕早、中、末期妇女锌的参考摄入量分别为 11.5mg/d、16.5mg/d、16.5mg/d。动物性食物是锌的最好来源。如果孕妇在同时补充钙剂和铁剂,要注意它们对锌的拮抗作用,应额外适宜补点锌。

(4)碘　碘是甲状腺素的组成成分,妊娠期甲状腺机能旺盛,碘的需求量增加,此期间孕妇若缺乏碘,容易发生甲状腺肿大,也可致胎儿甲状腺功能低下,从而引起以生长发育迟缓、认知能力降低为标志的不可逆转的克汀病。《中国居民膳食营养素参考摄入量》建议孕妇在整个妊娠期碘的摄入量为 200μg/d。

6.维生素

妊娠期孕妇的生理功能有较大的变化,因而各种维生素的需求量也随胎儿的长大及能量消耗的增加而增加。

(1)维生素 A　由于胎儿发育的需要,胎儿肝脏需贮存一定量的维生素 A,母体为泌乳的需要也需增加维生素 A 的贮留。《中国居民膳食营养素参考摄入量》建议孕早、中、末期妇女维生素 A 的摄入量分别为 $800\mu g$ RE/d、$900\mu g$ RE/d、$900\mu g$ RE/d。视黄醇来源于动物肝脏、牛奶、蛋黄，β-胡萝卜素来源于深绿色、黄红色蔬菜和水果。维生素 A 摄入量也不宜过多，过多的维生素 A 不仅可引起中毒，而且有导致胎儿出现先天性畸形的可能。

（2）维生素 D　为维持孕妇正钙平衡，孕期维生素 D 的供给应比平时多。孕妇如经常接触充足的阳光，并在平衡膳食的情况下，一般不易发生维生素 D 缺乏。过量摄入维生素 D 也可引起中毒，所以孕期补充维生素 D 亦需慎重。《中国居民膳食营养素参考摄入量》建议孕早、中、末期妇女维生素 D 的摄入量分别为 $5\mu g/d$、$10\mu g/d$、$10\mu g/d$。

（3）B 族维生素　维生素 B_1、维生素 B_2 和烟酸主要参与能量代谢，妊娠中后期能量消耗增多，则它们的需求量也增加。另外，人体内水溶性维生素的贮留不多，妊娠期中母体的水溶性维生素主动进入胎体，而且随尿的排出量的增加而增加，则孕妇对维生素 B_1、维生素 B_2、烟酸的需求量较非孕妇女多，因此足够的摄入量是十分重要的。《中国居民膳食营养素参考摄入量》建议孕期妇女维生素 B_1、维生素 B_2 和烟酸的摄入量分别为 $1.5mg/d$、$1.7mg/d$、$15mg/d$。

（4）叶酸　叶酸在细胞（如红细胞、白细胞）的快速增生过程中起着极为重要的作用，它同血液的生成密切相关，妊娠期若缺乏叶酸，常易引起巨红细胞性贫血，严重时还会引起流产、死胎及产后出血等症状。叶酸缺乏还可增加胎儿发生神经管畸形及早产的危险，因而孕妇对叶酸的需求量较非孕妇女约增加 1 倍。《中国居民膳食营养素参考摄入量》建议孕早、中、末期妇女叶酸的摄入量都为 $600\mu g/d$。建议孕妇在整个妊娠期间多摄入富含叶酸的动物肝脏、深绿色蔬菜及豆类食物。

（5）维生素 C　维生素 C 对胎儿骨骼、牙齿的正常发育，造血系统的健全和机体的抵抗力都有促进作用。孕妇对维生素 C 的需求量增加，以满足母体和生长发育的胎儿的需要。《中国居民膳食营养素参考摄入量》建议孕早、中、末期妇女维生素 C 的推荐摄入量分别为 $100mg/d$、$130mg/d$、$130mg/d$。

二、孕妇的膳食

为降低胎儿出生缺陷、提高生育质量、保证妊娠的成功，合理膳食和均衡营养是成功妊娠所必需的物质基础。

(一)孕早期膳食

孕早期(孕 1～12 周)胎儿生长发育缓慢，孕妇对能量及各种营养素的需求量与孕前基本相同。妊娠让孕妇机体经历了一系列的调整过程，晨起或饭后常常表现出不同程度的恶心、呕吐、厌食、厌油、偏食、嗜酸等异常反应，此间膳食宜清淡，早餐可食用烤馒头片、面包片等食物以减轻呕吐，增进食量。在不妨碍健康的前提下，尽量适应孕妇的胃口，提供孕妇所喜好的食物，同时多提供新鲜蔬菜、水果等食物，并给予足量的 B 族维生素和维生素 C，以减轻妊娠早期反应。

在此期间，虽有孕妇会因妊娠反应进食较少，但必须保证每日至少摄入 150g 的碳水化合物，以免因饥饿导致血液中的酮体蓄积，进而出现代谢性酸中毒。孕妇在孕早期应尽量摄取蛋白质营养价值高的食物，如鱼、肉、蛋、奶等。

膳食指南指出，在一般人群膳食的基础上，孕早期妇女的膳食还应遵循以下原则：膳食清淡、适口;少食多餐;保证摄入足量富含碳水化合物的食物;多摄入富含叶酸的食物并补充叶酸;戒烟、禁酒。

(二)孕中、末期膳食

从孕中期开始,胎儿进入快速生长发育期,直至分娩。与胎儿的生长发育相适应,母体的子宫、乳腺等生殖器官也逐渐发育,母体开始在体内储备蛋白质、脂肪、钙、铁等多种营养素以备分娩和泌乳期的需要。特别是孕末期,胎儿生长最快,膳食中优质蛋白质、富含钙铁的食物要充足,以满足孕妇显著增加的营养素需求。

在孕中期(孕13~27周),孕早期妊娠反应已过,孕妇食欲大增,胎儿生长发育加快,对能量和各种营养素的需求量明显增加,应选择营养丰富的食物,如蛋类、瘦肉、乳类、鱼类、豆类等,以增加优质蛋白质的供给,同时还应多食用富含膳食纤维的蔬菜、水果,如芹菜、韭菜、香蕉、苹果,防止便秘的发生。此外,每周进食1次海产品,以补充碘、锌等微量元素;每周进食1次(约25g)动物肝脏,以补充维生素A和铁,或进食1次动物血,以补充铁。由于孕妇个体之间有较大的差异,在安排膳食时不可机械地要求每位孕妇进食同样多的食物。

在孕末期(孕28周~分娩),胎儿体内组织、器官迅速发育,脑细胞分裂增殖加快,骨骼开始钙化,同时孕妇子宫增大,乳腺发育增快,对蛋白质、能量以及维生素和矿物质的需求量明显增加。此期间要注意增加具有特殊营养价值的食物,如奶类、蛋黄、瘦肉、内脏、海产品、坚果类,以满足胎儿和孕妇对优质蛋白质、磷脂、必需脂肪酸、矿物质和维生素的需要。此期间还常有孕妇出现贫血和缺钙的现象,因此在膳食调配中要增加含铁丰富、吸收率高的动物性食物和富含钙质的奶类、虾皮、海带等食物的摄入。

此外,在此期间还应注意:孕末期胎儿的生长速度加快,孕妇膳食中的能量供给既要满足其生长的需要,又要避免因供能过多,造成胎儿体重超重,或是孕妇体重增加过多对产后恢复不利的现象出现。

膳食指南指出,孕中、末期妇女的膳食在一般人群膳食的基础上应增加以下内容:适当增加鱼、禽、蛋、瘦肉、海产品的摄入量;适当增加奶类的摄入量;常吃含铁丰富的食物;进行适量活动,维持体重的适宜增长;禁烟戒酒,少吃刺激性食物。

第五节 哺乳期妇女的营养与膳食

胎儿分娩后,产妇就进入了哺乳期。哺乳期妇女的营养不仅与本身的健康有关,还直接影响婴儿及其至青少年时期的健康及智力发展。因此,哺乳期妇女的营养是关系到优生、优育、提高人口素质的重大问题。

一、哺乳期妇女的营养需求

母乳所含的各种营养素比较全面,而且与婴儿的生长发育和胃肠功能相适应,所以说母乳是婴儿的理想食品。哺乳期妇女的营养需求有两个方面:其一是为正常泌乳提供物质基础;其二是恢复或维持母体健康的需要。

1. 能量

在哺乳期,乳母对能量的需求量增加,以补充她们泌乳所消耗的能量和提供乳汁本身的能量。一般哺乳期中乳母的基础代谢要上升10%~20%。通常每产生100mL奶需要消耗约290kJ的能量，机体转化乳汁的效率约为80%，若按每日分泌750mL乳汁计算，则需要消耗2.18×10^6J能量。泌乳所消耗的能量中，1/3是由孕期的脂肪储备为其提供，另外的2/3就需要由膳食提供。《中国居民膳食营养素参考摄入量》建议乳母能量摄入在非孕妇女的基础上要多2.09×10^6J/d。蛋白质、脂肪、碳水化合物三大营养素的供能比分别为13%～15%、20%～30%、55%～60%。

乳母摄入能量也不宜过多，部分妇女产后体重迅速增加导致肥胖，能量供给过多可能是最重要的原因。

2. 蛋白质

乳母的蛋白质营养状况与乳汁的分泌、乳母的健康和婴儿的生长发育都有很大的关系。

人乳中的蛋白质含量平均约为1.2g/100mL，且多为生物价值较高的蛋白质。按日泌乳量750mL计，每日乳汁中约含蛋白质9g，母体膳食蛋白质转变为乳汁蛋白质的有效率为70%，如果摄入蛋白质的生物价值低，则其转变率会更低。因此，除满足母体自身需要外，每日需额外补充蛋白质20～30g，以保证乳汁中蛋白质的含量。《中国居民膳食营养素参考摄入量》建议乳母蛋白质的供给量在非孕妇女的基础上增加20g/d。膳食中应增加富含优质蛋白质的鱼、禽、蛋、瘦肉及海产品的摄入。

3. 脂类

婴儿中枢神经的发育及脂溶性维生素的吸收都需要脂类的存在，因此乳母的膳食中必须有适量的脂类，且要包含一定量的必需脂肪酸，以供婴儿大脑等系统的发育。人乳脂肪酸的种类与膳食有关，若膳食中脂类所含的必需脂肪酸增多，则乳汁中相应的必需脂肪酸也增多。目前我国乳母脂肪的推荐量与成人相同，膳食脂肪供给以占总量的20%～30%为宜。乳母最好每日能食用数个核桃和少量花生、芝麻等坚果，以提供必需脂肪酸，但要注意控制脂肪总量的摄入。

4. 矿物质

正常情况下，每100mL乳汁中含30～34mg钙，按日泌乳量750mL计，乳母每日通过乳汁分泌损失225～255mg钙。乳汁中的钙含量较为稳定，而且无论乳母膳食中的钙含量是否充足都是如此。所以，当乳母膳食中钙的摄入量不能满足需要时，乳母骨骼中的钙将被用来维持乳汁钙含量的稳定，乳母因缺钙而易患骨质软化症，出现腰酸腿痛、肌肉痉挛等症状。为保证乳汁中钙含量的稳定、母体的钙平衡及后续骨健康，乳母应增加钙的摄入量。《中国居民膳食营养素参考摄入量》建议，乳母膳食钙的适宜摄入量为1200mg/d。为增加钙的吸收和利用，乳母也应注意补充维生素D或多做户外活动，以促进钙的吸收与利用。

由于铁是不能通过乳腺进入乳汁的，因此人乳中铁的含量不高，不能满足婴儿生长发育的需要，一般6个月内的婴儿可靠出生前的贮存和辅食来补铁以满足发育需要。哺乳期妇女为了防止母体贫血和加速产后身体的复原，仍需要较高的膳食铁的补充，膳食中仍应多供给含铁丰富的食物。《中国居民膳食营养素参考摄入量》建议，乳母膳食铁的适宜摄入量为25mg/d。

5. 维生素

乳母本身对维生素的需求量不高，但维生素对人体的生长发育起着非常重要的作用，一旦缺乏，势必会给哺乳的婴儿带来不利影响，因为母乳中维生素的含量受乳母膳食的直接影响。另外，婴儿对某些维生素的储备通常较低，而需要却相对较多，故必须依赖母乳提供。

如果乳母维生素摄入或储备不足,使乳汁中维生素的含量降低,将对婴儿的生长发育产生不利影响。

(1)维生素 A　维生素 A 可以通过乳腺进入乳汁,乳母膳食维生素 A 的摄入量可以影响乳汁中维生素 A 的含量。乳母维生素 A 的膳食推荐摄入量为 $1200\mu g$ RE/d。

(2)维生素 D　由于维生素 D 几乎不能通过乳腺进入乳汁,故母乳中维生素 D 的含量很低。乳母膳食维生素 D 的推荐摄入量为 $10\mu g$/d,并建议乳母多进行户外活动,以改善维生素 D 的营养状况,促进膳食钙的吸收,必要时可补充维生素 D 制剂。

(3)B 族维生素　多数水溶性维生素均可通过乳腺进入乳汁。维生素 B_1 可以促进乳汁的分泌,维生素 B_1 严重摄入不足可导致婴儿患脚气病。由于膳食中的维生素 B_1 转变为乳汁中的维生素 B_1 的有效率仅为 50%,因此应增加膳食中维生素 B_1 的供给量。乳母膳食维生素 B_1 的推荐摄入量为 1.8mg/d,应增加富含维生素 B_1 的食物,如瘦猪肉、粗粮和豆类等的摄入。

维生素 B_2 及烟酸皆能自由通过乳腺进入乳汁。乳母维生素 B_2 的膳食推荐摄入量为 1.9mg/d,多吃肝、奶、蛋以及蘑菇、紫菜等食物可改善维生素 B_2 的吸收。乳母的烟酸推荐摄入量为 1.8mg/d,烟酸的食物来源主要是动物性食品,如肝、肾、瘦肉、鱼等。

(4)维生素 C　乳汁中维生素 C 的含量与乳母的膳食有密切关系。乳母膳食维生素 C 的推荐摄入量为 130mg/d。只要经常吃新鲜蔬菜与水果,特别是鲜枣与柑橘类等,就容易满足需要。维生素 C 的可耐受最高摄入量为 1000mg/d。

6.水

乳汁分泌量与水的摄入量密切相关。水分不足时,直接影响泌乳量。乳母除日常饮水外,还要多吃流质食品,如肉汤、骨头汤、各种粥类等,既可补充水分,又可补充其他营养素,但要避免喝浓茶和咖啡等刺激性的饮品。

二、哺乳期妇女的合理膳食

哺乳期妇女对各种营养素的需求量都在增加,因此,哺乳期妇女的膳食必须选用营养价值较高的食物,进行合理调配,组成平衡膳食。哺乳期妇女合理安排膳食的一般原则如下:

(1)食物要多样化。主食应粗细搭配,每天食用一定量的杂粮,如燕麦、小米、赤小豆、绿豆等,每日 $300\sim500$g。

(2)增加鱼、禽、蛋、瘦肉及海产品的摄入,以提供充足的优质蛋白质,每日以 $200\sim250$g 为宜。在经济条件受限制的地区,可充分利用大豆类食品提供蛋白质和钙质。

(3)多食含钙丰富的食品,如乳及乳制品,每天至少摄入 250mL(g)。此外,小鱼、小虾米(皮)含钙丰富,可以连骨带壳食用。深绿色蔬菜、豆类也可提供一定数量的钙。

(4)多食含铁丰富的食品,如动物的肝脏、肉类、鱼类、某些蔬菜(如油菜、菠菜等)、大豆及其制品等。

(5)摄入足够的新鲜蔬菜、水果,每天至少要保证供应 500g 以上,要多选用绿叶蔬菜。

(6)多喝汤水,如炖鸡汤、炖排骨汤、炖猪蹄汤等。哺乳期妇女每天摄入的水量与乳汁分泌量密切相关。

(7)烹调方法宜多选用炖、煮的方式,烹调时宜清淡少盐,少用刺激性调料品,避免辣椒、酒等刺激性食物的摄入,以免通过乳汁影响到婴儿的健康。

母乳是婴儿最理想的膳食，而乳汁分泌是一个十分复杂的神经内分泌调节过程。除精神方面的刺激会影响乳汁分泌的质和量外，哺乳期妇女的膳食营养也是影响乳汁分泌量的重要因素，不合理的膳食会影响哺乳期妇女分泌乳汁的质量和泌乳期的长短。因此，应重视哺乳期妇女的合理膳食，使母婴得到营养和健康的保证。

本章小结

　　特定生理时期人群包括婴幼儿、儿童和青少年、老年人以及处在特殊生理状态的孕妇和哺乳期妇女。这些特定人群在不同的生理时期表现出不同的生理特点和营养需求，根据这些特点和需求应予以特殊的膳食指导。

　　婴幼儿期是人的一生中生长最旺盛的阶段，合理喂养和辅助食品的科学添加对其生长乃至一生的健康状况都有作用；儿童和青少年期也是身体处于快速发育的时期，体力活动加强，同时还肩负着繁重的学习任务，营养全面、比例合适的膳食安排对他们的健康是很重要的；老年人各个方面的机能都在慢慢减退，膳食安排要随生理的变化而变化，应以多样、清淡、营养密度大的膳食为主；孕期和哺乳期妇女的膳食要兼顾自己和孩子的营养需求，所以对各种营养素的需求量都有所增加，膳食中应控制脂肪摄入总量，适当增加优质蛋白质、矿物质和维生素的摄入。

复习思考题

一、名词解释

混合喂养　　辅食　　婴儿配方奶粉　　孕妇　　母乳喂养

二、判断题

1. 母乳营养全面，完全能满足婴儿的营养需求。　　　　　　　　　　（　　）
2. 青少年合理膳食中要注意控制零食的摄入。　　　　　　　　　　（　　）
3. 老年人的生理代谢特点是基础代谢率增加。　　　　　　　　　　（　　）
4. 哺乳期妇女缺钙容易引起骨质疏松。　　　　　　　　　　　　　（　　）
5. 新生儿应喂初乳，因为初乳的营养素含量高。　　　　　　　　　（　　）

三、选择题

1. 大部分营养素可通过乳汁提供给婴儿，但（　　　　）难以通过乳腺进入乳汁，母乳喂养儿应在出生2～4周后补充和多晒太阳。

　　A. 维生素 A　　　　B. 维生素 B　　　　C. 维生素 C　　　　　D. 维生素 D

2. 学龄前儿童在饮食习惯上的主要营养问题是（　　　　）。

　　A. 暴饮暴食　　　　　　　　　　B. 饮食不定时

　　C. 零食过少　　　　　　　　　　D. 饮食无规律、偏食、零食过多

3. 老年人代谢组织的总量逐年下降，基础代谢下降（　　　　）。

A. 10%～15%　　　B. 15%～20%　　　C. 20%～25%　　　D. 25%～30%

4.孕妇营养不良,对母体和胎儿造成的影响不包括(　　　)。

A.低出生体重儿　　　　　　　　　B.胎儿先天畸形

C.母体发生骨质疏松　　　　　　　D.胎儿宫内发育迟缓

5.下列哪些矿物质是强调要在孕妇膳食中增加的?(　　　)

A.钙、氯、钠、钾　　　　　　　　　B.钙、铁、锌、碘

C.铜、钙、碘、硒　　　　　　　　　D.铁、锌、铬、锰

四、填空题

1.婴儿添加辅食应从_____个月龄开始。

2.孕妇缺少叶酸时,胎儿易出现_____。

3.青少年合理膳食的一般原则是早餐要保证_____,三餐要_____。

4.母乳喂养时间至少要坚持_____个月。

5.老年人发生腰酸背痛时,从营养学上首先要考虑的疾病是_____。

五、简述题

1.对婴儿采用母乳喂养有哪些优点?

2.婴儿何时要添加辅食?为什么?添加辅食有哪些要求?

3.学龄前儿童的营养需求和合理膳食有哪些要点?

4.为什么说青春发育期青少年的营养供给一定要充分?

5.老年期的生理代谢特点与营养供给有何关系?

6.孕妇合理营养的重要性表现在哪里?

7.哺乳期妇女合理膳食的安排与普通妇女有何不同?

六、技能题

某位家长带一位3岁的小孩前来咨询,患儿常有多汗、易惊、出牙迟及枕秃等症状。前胸部两侧肋骨与软骨交界处外凸成"肋骨串珠";肋下缘外翻;胸部前凸成"鸡胸";脊柱后凸成驼背;腹肌软弱无力,腹胀。

请分析:

(1)该儿童可能患有什么疾病?

(2)请给予营养指导。建议补充含相关营养素丰富的动物性食物和植物性食物各3种及2种避免食用的食物。

第五章 特定环境人群的营养与膳食

第一节 特定职业人群的营养与膳食

在一定情况下,人们不可避免地要在特定的职业环境下生活和工作,甚至包括要不可避免地接触各种有害物质(如重金属铅、汞、镉,芳香类物质苯、苯胺、硝基苯等)。长期在特定职业环境下生活和工作,会引起人体内代谢的改变,甚至会干扰、破坏机体正常的生理过程,或干扰、破坏营养物质在体内的代谢,或损害特定的靶组织、靶器官,进而危害到人体健康。适宜的营养和合理的膳食可能会增强机体对这种特定的职业环境的适应能力以及对有毒有害物质的抵抗能力。

一、运动员的营养与膳食

运动员在训练和比赛中,机体处于高度应激状态,这时主要的生理表现是因肌肉活动量增加而引起机体代谢加强,能量消耗增大,并伴有短时大量出汗、脉搏加快、心血输出量下降、肌力减弱并产生疲劳等现象。这时机体对能量的需求,对水分、矿物质和水溶性维生素等各种营养素的需求要比正常人多。为了训练和比赛的需要,合理的营养对运动员来说是一个非常重要的因素,它对运动员在运动时机体能保持一个良好的竞技状态,运动后的体力能快速恢复都有着重要的意义。

(一)运动员的营养需求

1.能量

运动是一种强烈的体力活动,需要消耗大量的能量,只有摄取充足的能量,才能满足运动员机体的正常需要,保持充沛的体能。运动员的能量供应主要以碳水化合物为主,脂肪要少。对于大多数运动员来说,膳食中三大营养素——碳水化合物、脂肪和蛋白质的供能比例以4∶1∶1较为合适。而对于某些耐力型运动项目的运动员,碳水化合物、脂肪和蛋白质的供能比例应为7∶1∶1。因为机体中肌糖原贮存量高者,保持速度耐力的时间较长;肌糖原贮存量低者,速度耐力下降,所以碳水化合物是运动员最喜欢的供能物质。

2.蛋白质

蛋白质不是能量的主要来源,但蛋白质供应对运动员也很重要,因为蛋白质是构成人体结构的基本成分,运动员在大运动量训练和肌肉增长阶段需要较多的蛋白质,尤其是高生物价的优质蛋白。大运动量的训练加快体内的新陈代谢,引起体内的蛋白质分解代谢加强,很可能会出现负氮平衡和运动性贫血。增加蛋白质的供应,能促进肌肉的增长,增强肌肉的力量,促进血红蛋白的合成以及体能的快速恢复,并且维护氮平衡。运动员对蛋白质的需求量以每天 1.5~2.2g/kg 体重为宜。蛋白质补充也不宜过多,否则会增加肝、肾的负担,对运动员的健康不利。

3.碳水化合物

碳水化合物是体内能量的主要来源物质,容易氧化,耗氧量少,热价高,在任何运动场合都参与 ATP 的合成。膳食中的碳水化合物可以转变为葡萄糖,高浓度血糖刺激胰腺分泌胰岛素,它有助于葡萄糖向肌肉及其他组织转运,分别形成肌糖原、肝糖原和血糖贮备以便供能。对运动员来说,充足的糖原贮备是肌肉工作强有力的保障。因此,适当地补充碳水化合物是很有必要的,通常运动员每日碳水化合物的摄入量以 4~10g/kg 体重为宜。

另外,运动员通常会在赛前几天采用糖原填充法来提高肌糖原含量,以提高耐力水平。在比赛时,运动员的膳食以碳水化合物为主,最好是易消化的降解淀粉,既可快速供能,又因渗透压小而不致使人感到口渴。

4.脂肪

脂肪供能量高、体积小,适当增加脂肪量,提高人体动用脂肪的能力,可节约体内糖原和蛋白质的消耗。动用脂肪供能,机体会消耗更多的氧气,使运动员的耐力下降。此外,高脂肪的补充还会导致身体增胖,将会对运动很不利,因此,脂肪的摄入量不应过高,供给量一般以占总热能的 20%~25% 为宜,且应以不饱和脂肪酸为主的植物脂肪为主。

但对个别运动项目,如举重、拳击、摔跤等,为达到高一级别体重,在膳食中会适当考虑增加食物当中的脂肪含量。

5.矿物质和水

运动员在训练和比赛中,由于运动量大,消耗能量多,会引起大量出汗并带走大量水分和矿物质。运动员体内失水、失盐过多,会导致酸碱不平衡,体温升高,心率加快,四肢无力,疲劳感增强,运动能力急剧下降。因此运动时适当地补充矿物质和水是很有必要的。

除此之外,对于运动员来说,矿物质的重要性还在于,体内许多矿物质都具有激活控制代谢过程的酶的作用,所有矿物质都要参与机体各种生理过程的调节。比如,60%或更多的酶都含有锌,这些酶有的参与细胞内的能量生成,有的起传送作用;钙能引起肌肉的收缩、肌糖原的分解;磷是机体许多酶的主要成分,糖和脂肪代谢都需要磷化合物的参与;与运动能力有重要关系的矿物质还有钾、铜等,它们对维持机体内环境的稳定性、神经和肌肉的兴奋性等都具有积极意义。

水是很重要的营养素,水具有运输营养、排除废物、维持血液流量和酸碱平衡的作用。

人的机体含水约 60% ,它是机体各种营养素的功能得以实现的环境基础。运动中代谢热产物增加,此时对运动员来说,水的重要性在于,它能在运动中起到调节体温及防止脱水的作用。运动员脱水若达到体重的 2% ,可使有氧耐力能力下降;脱水若达体重的 7% ,运动能力会严重降低。所以运动员在气候炎热的条件下进行训练或比赛时,或是大运动量引起大量出汗时,应注意水和盐的补充,维持体液平衡。训练或比赛后补足失去的水和盐是机体功能得以良好恢复的方法之一。体液丢失越多,运动能力受到的影响也就越大。

6.维生素

虽然维生素不参与供能,消耗量也不是很大,但由于它们直接参与人体的能量代谢,所以也是运动员营养中必不可少的。大多数维生素,特别是 B 族维生素,它们既是能量生成过程所必需的酶的组成成分,又具有许多其他生理功能。而维生素 A、E、C 有很强的抗氧化能力,可以防止细胞膜的过氧化。维生素 D 的功能是调节钙的代谢平衡。

在运动中,维生素并不能作为能源,但它们是碳水化合物和脂肪代谢释放能量所必需的物质。此外,它们还有协助调节神经系统的功能,并保证机体能量补充系统处于一个适宜状态。

(二)运动员的合理膳食

合理的膳食是保障运动员的营养需求与保持运动能力的最重要的物质基础。提供合理的膳食,有助于运动员提高体力,增强肌肉的耐力、灵敏性和柔韧性,及时消除疲劳,快速恢复体力,使机体在比赛中处于最佳状态,为取得好的比赛成绩奠定良好的物质基础。

由于各个运动项目的能量代谢不同,因此对营养的要求也各不同,下面介绍几种运动的合理膳食安排的一般原则。

田径运动中的短跑属于速度型运动,不仅要求运动员跑动速度快,还要求灵敏性高,膳食应供给较多易消化的碳水化合物以及时供能,还要提供足够的磷、蛋白质、维生素 B_1 、维生素 C;中、长跑运动属于长时间、强度较大的运动,运动中总能量消耗很大,出汗多,要求运动员有比较好的体力和耐力,膳食中应供给充足的碳水化合物,以增加体内的糖原贮备,同时要供给丰富的蛋白质和铁,还要提供充足的维生素 B_1 和维生素 C,以促进疲劳的消除和体力的恢复;跳高和跳远运动员的膳食安排基本上同短跑运动员一样;举重、摔跤、柔道和投掷属于力量型的运动,消耗能量较多,对肌肉的质量要求较高,而肌肉力量与肌肉蛋白质的增加有关,因此,这些项目的运动员应摄入比其他运动员更多的优质蛋白质、脂肪和碳水化合物,还需要多摄入富含维生素 B_2 的食物,因为维生素 B_2 可促使肌肉蛋白质的合成,此外,还应补充适量的镁、钾、钙、钠等矿物质。

球类运动员应具有较好的体力、速度、耐力、灵敏度等素质,所以他们的膳食中应含有丰富的碳水化合物,尤其是慢消化的碳水化合物,可以持续地提供能量,并保持血糖水平的稳定,以在比赛的时候保持足够的体力。此外,蛋白质、维生素 B_1 、维生素 C 和磷也要供应充足。在大运动量训练和比赛中应提供含矿物质和维生素的饮料,补充因大量出汗而流失的体液,维持体液平衡。

游泳是一项在特殊环境下的体育运动,对游泳运动员在速度、力量、灵敏度、耐力等方面有较高的要求。游泳是在水下环境中进行的运动项目,运动员在水中时机体散热较多,因此膳食中应供给足够的碳水化合物、蛋白质、维生素 B_1 、维生素 C 和磷等,脂肪摄入不宜多。此外,游泳还受水温的影响,游泳运动员应从膳食中增加碘的摄入,以适应低温环境中甲状腺素分泌增多时对碘的需要的增加。

体操等技巧性运动属于灵敏性运动,该项运动的特点是运动员的神经系统在活动中处于高度集中和紧张的状态,虽然机体内总的能量消耗不是特别大,但神经系统的能量消耗却很大,因此食物中能量不宜提供过多,脂肪的摄入要限制,注意加强神经系统的营养,多供给含磷、维生素 B_1 和维生素 C 的食物。

此外,射击、射箭和击剑运动项目对运动员视力的要求特别高,因此膳食中增加维生素A 的摄入十分必要。登山运动在高山缺氧环境中进行,食物应以碳水化合物为主,辅以适量蛋白质,维生素 C 的供应一定要充足。滑雪运动在寒冷地区进行,食物应有足够的碳水化合物和脂肪,以及一定数量的维生素 B_1、磷、钠和碘。

不同的运动项目对膳食的要求是不同的,在比赛的不同阶段(比赛前、比赛当天和比赛后),运动员的膳食也应有所不同,宜在原膳食的基础上进行适当的调整以应对比赛。一般而言,比赛当天的饮食应速效、高热、体积小、易消化,含矿物质、维生素丰富,无刺激,无干豆、粗杂粮、韭菜等产气食物及多纤维食物,膳食应为运动员平时习惯的饮食。比赛前,以控制体重、增加糖原贮备的膳食为主;比赛当天,以高碳水化合物(易消化、能快速供能)、低脂、偏清淡的膳食为主;比赛中要补充水和矿物质;比赛后要以能快速恢复体力的膳食为主,增加碳水化合物、矿物质和维生素的膳食供应,补充比赛过程中体能的消耗。一般在饭后2.5h 才能进行运动。

总体而言,运动员的一般膳食多是以低脂、高碳水化合物、偏高蛋白质为特色,还应补充充足的维生素和矿物质。

二、职业性接触有毒有害物质人群的营养与膳食

职业性接触有毒有害物质可使机体正常的生理功能发生变化。为保护作业人员的健康,首先,应该加强环境保护,改善工艺,减少作业人员接触有毒有害物质的机会;其次,应该选择正确、营养的膳食,以减少有毒有害物质的吸收和累积,加速有毒有害物质在体内的代谢和排泄,提高机体的抵抗能力,减轻危害程度;最后,一般应给予保护肝脏的食物,如优质蛋白质和易吸收的碳水化合物,并补充各种维生素,以增强肝脏的解毒能力以及保护肝脏的正常结构和功能。

(一)营养素与毒物

1. 蛋白质

良好的蛋白质营养状况可提高机体对毒物的耐受能力,增强机体的解毒能力,修补、再生受损的器官。尤其是含硫氨基酸(如甲硫氨酸、胱氨酸和半胱氨酸等)的充足供应,能给机体提供巯基。巯基一方面能结合某些金属毒物,影响其吸收,促使其排出体外;另一方面能为体内合成重要解毒剂(如谷胱甘肽、金属硫蛋白等)提供原料,这些均有利于机体的解毒和防癌。

2. 脂肪

脂肪能增加脂溶性毒物在肠道的吸收和体内的蓄积。膳食中脂肪的供能比大于30%时,能增加脂溶性毒物(如有机氯、苯以及饱和烃类、卤代烃类、芳香烃类等)在肠道的吸收和体内的蓄积程度。为避免高脂肪膳食所导致的毒物在小肠吸收的增加,专家建议脂肪供能比不宜超过 25%。但磷脂作为生物膜的重要成分,适量地补充又有助于提高氧化酶的活

性,加速生物转化及毒物的排出。所以,应在脂肪总摄入量不变的条件下,增加富含磷脂的食物的摄入。

3.碳水化合物

机体解毒反应是个耗能的过程,饥饿引起肝糖原减少,糖原的减少对肝脏解毒功能有不良的影响。因此,增加膳食中碳水化合物的供给量,可以提高机体对苯、卤代烃类和磷等毒物的抵抗力。另外,膳食纤维能在肠道内结合某些有毒有害物质,并促使其排出体外。

4.矿物质

矿物质的解毒作用主要表现在两个方面:一方面是对某些金属毒物有直接、间接的拮抗作用,以抵抗有毒金属的吸收并促使其排出;另一方面是构成机体某种酶的成分,或是激活某种酶活性的重要物质,而这些酶又是机体解毒反应的关键物质。

锌对金属毒物有直接、间接的拮抗作用。锌在消化道可拮抗镉、铅、汞、铜等的吸收,在体内可恢复被铅等损害的一些酶的活性。锌亦可使还原型谷胱甘肽生成增多,增强谷胱甘肽过氧化物酶和谷胱甘肽转硫酶的活性,提高机体的解毒和防癌能力。故补锌能提高机体的抗毒能力。

铁与机体能量代谢和防毒能力有直接或间接关系,缺铁使一些含铁酶(如细胞色素氧化酶、过氧化氢酶等)的活性降低,进而影响机体的生物氧化和解毒反应。某些毒物,例如镉、锰、铅等有害金属,能干扰铁的吸收和利用,直接或间接地引起缺铁性贫血,补充铁对这些毒物有一定的防治作用。

硒是谷胱甘肽过氧化物酶的成分,在机体内起抗氧化作用。缺硒使该酶的含量下降,影响毒物的转化。另外,硒在元素周期表中与硫同族,化学性质相似,能与某些金属毒物(如汞、镉、铅等)形成难溶的硒化物,减轻这些毒物的毒性。

职业性接触有毒有害物质人群的膳食中要保证锌、铁、硒等矿物质的供应,以抵抗有毒金属的吸收并促进其排出。

5.维生素

维生素是机体生理生化反应的重要物质,其解毒作用和矿物质类似。例如维生素 C 是抗氧化剂,可使机体内的氧化型谷胱甘肽再生成还原型谷胱甘肽,继续发挥对毒物的解毒作用。维生素 C 可提供活泼的羟基,和有毒物质结合促使其排出体外。同时,维生素 C 可缓解某些金属(如铅、汞、镉、砷等)对机体的毒害作用。B 族维生素对中毒靶组织和靶器官有保护作用,例如临床上通常把维生素 B_1、维生素 B_{12}、维生素 B_6 作为神经系统的营养物质用于铅中毒人群。滴滴涕、狄氏剂等农药可抑制维生素 A 的肠道吸收,继而增加其他化学物质的毒性。因此,有毒有害物质的接触者应摄入较多的维生素 A、维生素 C、B 族维生素等维生素,以提高机体免疫能力,增强肝脏的解毒功能,减轻毒害物质对身体造成的伤害。

(二)部分职业性接触有毒有害物质人群的营养与膳食

1.铅作业人员的营养与膳食

铅主要侵害人的造血系统、神经系统等系统,引起慢性或急性中毒。铅作业人员的膳食中应富含硫氨基酸的优质蛋白质,增加排铅能力,摄入量以占总能量的 15% 左右为宜,其中的动物蛋白质宜占总蛋白质的 50%。

铅作业人员宜补充足量的维生素 C。维生素 C 与铅结合形成溶解度较低的抗坏血酸铅盐,可减轻铅在体内的吸收。铅作业人员每天应补充 125mg 维生素 C,已有中毒症状者每天应摄入 200mg 维生素 C。同时增加膳食中 B 族维生素的摄入量,可阻止铅在神经组织中的蓄积。

铅作业人员每日膳食供应中应至少有一餐为少钙多磷的膳食(钙磷比为 1∶8),最好与正常膳食、高钙高磷膳食或高钙少磷膳食交替使用,这样有利于将骨骼内沉积的磷酸铅转化为可溶性的磷酸氢铅进入血液,并进一步排出体外。因此,当发生铅急性中毒时,应供应多钙少磷的膳食,使铅以磷酸三铅的形式暂时沉积在骨骼中。当急性期过后,改用少钙多磷的膳食,骨骼中的铅又以磷酸氢铅的形式溶出,排出体外。

铅会对造血系统造成毒性,在对铅中毒进行预防和治疗时,要在铅作业人员平衡膳食的基础上适当补充铁、维生素 B_{12} 及叶酸,以促进血红蛋白的合成和红细胞的生成。

脂肪可促进铅在小肠中的吸收,故铅作业人员的膳食中脂肪量不宜过多。铅作业人员应多吃富含果胶的水果,可使肠道中的铅与果胶结合,生成沉淀排出体外,降低铅的吸收。此外,每天要保证锌、铜等矿物质的摄入,它们可与铅相互作用,减弱铅在体内的蓄积和毒性作用。

2. 苯作业人员的营养与膳食

苯对神经细胞、骨髓造血机能和血管壁有破坏作用。对于苯作业人员的膳食安排,应该保证在合理膳食的基础上多摄入富含硫氨基酸的优质蛋白质,可提高谷胱甘肽还原酶的活性,增加机体对苯类毒物的解毒作用。蛋白质对预防苯中毒有一定意义。

苯是脂溶性的,所以膳食中脂肪过多会促进苯的吸收,增加苯在体内的蓄积,导致苯排出速度减慢,因此,苯作业人员的膳食中应控制脂肪的摄入。

苯的解毒过程主要在肝脏中进行,与维生素 C 的含量有关。因此,苯作业人员应在原膳食的基础上多补充维生素 C,其摄入量约为 150mg/d。

苯对造血系统有毒性,苯作业人员在平时的膳食中应补充促进造血的有关营养素。苯作业人员的膳食中应多摄入含铁丰富的食物,适当增加维生素 B_6、维生素 B_{12}、维生素 B_5、叶酸等维生素的摄入,以促进血红蛋白的合成和红细胞的生成,这对苯引起的造血系统损坏有改善作用。另外,对因毒性而引起的出血倾向者除补充维生素 C 外,还应补充维生素 K。

3. 汞作业人员的营养与膳食

汞的毒害表现为中枢神经和肾脏受损。汞与巯基具有特殊的亲和力,可使许多含巯基的酶失去活性,引起生理功能的紊乱。慢性汞中毒可引起机体不断损失蛋白质,而受损的脏器需蛋白质来修复。所以,接触汞的作业人员应在平时的膳食中多补充优质蛋白质,其中胱氨酸的巯基可与汞结合排出体外,减少汞对机体的损伤。

果胶物质能与汞结合,加速汞离子的排出,减轻对人体的危害。硒和维生素 E 都有缓解汞中毒的作用。在调配汞作业人员的膳食时除了应多补充优质蛋白质外,还要选择含硒较多的海产品、肝、肾等食物,多摄入含维生素 E 丰富的绿色蔬菜、坚果等食物,多摄取含有大量果胶物质的食物,降低体内毒物的浓度。

4. 农药作业人员的营养与膳食

生产和使用农药的人员会受农药的危害。常用的农药是有机氯和有机磷,它们在进入体内后可长期蓄积,损害中枢神经系统和肝、肾等器官。

农药作业人员的膳食中蛋白质要供应充足,每人每日应有不低于 90g 的供给,因为蛋白质高的膳食可缓解农药对人体造成的危害。有些农药是脂溶性的,因此,膳食中应适当限制膳食脂肪的摄入，避免高脂肪膳食所导致的农药毒物在小肠吸收的增加，造成蓄积中毒。解毒过程一般在肝脏中进行，维生素C可提高肝脏的解毒功能，故接触农药者还应每日在原有的摄入水平上至少多补充维生素C 50mg左右。滴滴涕、狄氏剂等农药可抑制维生素A在肠道的吸收，造成体内维生素A的缺乏。因此，膳食中要适量多供应维生素A，减轻农药对机体造成的损伤。此外，维生素B_1、维生素B_2、维生素C、维生素PP、叶酸、蛋氨酸等对预防和减轻农药的毒性也有一定的作用，这些营养素在农药作业人员原有的膳食基础上要适量多摄入一些，对农药中毒有一定的防御作用。

5. 电磁辐射技术工作者的营养与膳食

辐射与放射从理论的本质来说称为电磁辐射。随着科学技术的进步，电磁辐射技术已经被广泛应用于国防、工农业生产、交通运输、通信、信息产业等各个领域。众所周知，电磁辐射对人体健康是有一定损伤的，电磁辐射技术工作者也不可避免地要在电磁辐射的干扰下长期工作，这势必会影响技术工作者的身体健康。适宜的营养和膳食会增加机体对这种特殊环境的适应能力，并增加机体对电磁辐射的抵抗力。

电磁辐射可以直接或间接损伤生物大分子，造成DNA损伤，DNA损伤是电磁辐射的主要危害。电磁辐射也会影响机体的三羧酸循环，造成机体的各主要营养素代谢过程出现故障，从而影响机体正常的功能。

长期受到小剂量照射的放射性技术工作者应摄取适宜的能量，以防能量不足造成对辐射的敏感性增加。高蛋白膳食可以减轻机体的辐射损伤，特别是补充生物价高的优质蛋白质，可以减轻放射损伤，促进机体的恢复。蛋白质的摄入以占总能量的12%～18%为宜，蛋白质以优质蛋白质为主，以肉、蛋、牛奶、酸奶为佳。放射性技术工作者应增加必需脂肪酸和油酸的摄入，以降低辐射损伤的敏感性。由于辐射可引起血脂升高，故总脂肪的摄入量不应增加，只是应增大必需脂肪酸和油酸占总脂肪的百分比，选用富含必需脂肪酸和油酸的油脂，如葵花籽油、大豆油、玉米油、茶籽油或橄榄油。果糖防治辐射损伤的效果较好，放射性技术工作者可以多增加水果的摄入。电磁辐射的全身效应可以影响矿物质代谢，放射性技术工作者的膳食中还需要补充适量的矿物质。

由于电磁辐射产生大量的自由基，电磁辐射损伤主要是自由基引起的损伤，因此在接受照射之前和受到照射之后，电磁辐射技术工作者对有抗氧化作用的维生素的需求量较大，应选用富含维生素、矿物质和抗氧化物质的蔬菜，如卷心菜、马铃薯、番茄和水果等，以补充大量的维生素C、维生素E和β-胡萝卜素，以及维生素K、维生素B_1、维生素B_2、维生素B_6或泛酸，减轻自由基带来的损伤，对预防和减轻辐射损伤有较好的效果。但是必须强调，维生素对放射损伤的防治效果是有限的。另外，适量饮绿茶也有助于抗辐射。

第二节　特定温度作业人员的营养与膳食

机体要在一定的温度(37℃)下才能保证正常的生理代谢活动，生命才能继续。但有时在一定情况下，人们可能不可避免地要在特殊的温度(高温、低温)条件下生活和工作。在这些特殊的环境条件下，长期受过高或过低的温度的影响，可干扰、破坏人的机体正常的生命活动，例如干扰、破坏营养物质在体内的代谢活动，对人体健康产生不利影响。适宜的营养和膳食能增强机体对特殊环境的适应能力，增加机体对有毒有害因素的抵抗力。

一、高温作业人员的营养与膳食

高温环境通常指 32℃ 以上的工作环境或 35℃ 以上的生活环境。在高温环境下,人体会出现一系列自我调节的生理功能变化来维持体温的相对恒定。如机体过热时,机体会通过大量出汗散热来调节体温,保持相对平衡稳定;机体过热会产生消化液分泌减少、胃蠕动下降、整个消化功能减弱等变化。这些适应性改变导致机体对营养的需求产生特殊性。

(一)高温作业人员的营养需求

1.能量

在高温环境下,一方面机体的各种代谢活动加速,势必需要有足够的能量来保证;另一方面,体力劳动的强度也影响能量需求。一般认为高温作业人员对每日总能量的需求量比普通工人平均高 15% 左右。

2.蛋白质

在高温环境下,机体的蛋白质分解代谢加速,加上大量出汗,还引起机体的汗氮损失量增加,而且损失的汗氮中有 1/3 是必需氨基酸,因此,高温作业人员每日膳食中的蛋白质供应量应增加,但增加量不宜过多,原则上蛋白质的供应量以占总能量供应的 12%～15% 为宜,其中的一半应为优质蛋白质。

3.碳水化合物和脂肪

在高温环境下,能量供应量增加,但碳水化合物和脂肪的供能比通常还是按一般的标准比例供能,摄入脂肪的比例不宜过高,以免影响食欲。

4.水和矿物质

高温环境中,机体为散发热量而大量出汗,每天的出汗量达 3～5L,比常温下的出汗量多 5～7 倍。汗液中 99% 为水,0.3% 为矿物质,还有少量氨基酸。汗液中的矿物质包括钠、钾、钙、镁、铁等,其中最主要的是钠盐,占汗液矿物质总量的 54%～68%,其次为钾。大量出汗后如不及时补充水和矿物质,就会引起水盐代谢紊乱和血清中的钾浓度下降,出现体温升高、出汗减少、口干、头晕、心悸等中暑病理现象,严重时甚至威胁到生命安全。因此,高温作业人员应及时按出汗量饮水,原则是少量多次,饮水时可加点食盐,补充丢失的钠。考虑到大量出汗会损失多种矿物质,高温作业人员不仅要在膳食或饮料中补充钠,而且要多吃富含钾的豆类和富含各种矿物质的新鲜果蔬类、坚果类、奶制品、动物性食品。必要时也可采用混合盐片来补充丢失的矿物质。

5.维生素

高温环境中,由于大量出汗,机体内的水溶性维生素也会随之流失,所以高温作业人员的每日膳食中还应适量补充水溶性维生素。排出的汗液中维生素 C 的损失最大,其次是 B 族维生素。高温环境中,除了出汗会损失大量的维生素外,由于机体对能量的代谢加强,与能量代谢相关的维生素(如维生素 B_1、B_2)的需求量也相应增加。高温环境下机体对维生素 A 的需求量也增加。所以高温作业人员在每日膳食中应注意多吃新鲜的蔬菜、水果、大豆和动物性食品,以增加各种维生素的摄入。

(二)高温作业人员的合理膳食

在高温环境下,人体内生理和营养的代谢都会发生很大的改变,所以要有特殊的膳食安排,才能使高温作业人员更好地适应高温环境下的工作和生活,并让身体保持一个良好的健康状态。

高温作业人员在膳食中应注意：一是要合理搭配，摄入脂肪的比例不宜过高，适量摄入动物或豆类蛋白，如瘦肉、猪肝、蛋类、鱼类及豆制品，以补充优质蛋白质及 B 族维生素。二是要补充各种维生素和矿物质。由于在高温环境下机体过热，出汗多，维生素和钠、钾等矿物质损失多，因此膳食中应补充富含矿物质的食物，尤其是钾盐和维生素丰富的蔬菜、水果和豆类，可多食青豆、马铃薯、菠菜、海带、柿饼、香蕉等食物，其中水果中的有机酸还可刺激食欲并有利于胃内食物的消化。三是高温作业人员应多饮用汤水，如菜汤、肉汤、鱼汤等。这些含盐汤水不仅可适当地补充在高温环境下损失的水和盐，而且在餐前饮少量的汤还可增加食欲。对大量出汗的人群，宜在两餐进膳之间补充一定量的含盐饮料。

在高温条件下，人体会出现食欲减退，消化机能下降，胃液、胰液、胆汁和肠液等消化液分泌量减少的现象。因此，为增加高温作业人员的食欲，烹调时应注意做到花色多样，清淡带酸，饭菜可口。此外，高温作业人员还应注意饮水时勿暴饮、过量，勿在进食后马上投入工作。

二、低温作业人员的营养与膳食

低温环境多指环境温度在 10℃ 以下的环境，常见于寒带及海拔较高地区的冬季及冷库作业等。低温必然会影响人体的生理和营养代谢。比如在低温的环境中，机体会出现基础代谢率增高 10%～15%、甲状腺素分泌增加、肌肉会不由自主地打寒战等生理改变现象，这些都会使机体散热量增加，为维持体温的恒定，机体就要消耗更多的能量。因此，低温环境下机体的这些生理及代谢的改变导致其对营养也有特殊的要求。

（一）低温作业人员的营养需求

1. 能量

低温环境下人体总能量的需求量较常温同等劳动强度者高，具体可因寒冷程度、防寒保温情况和体力活动强度的不同而不同。一般在低温环境下，机体的基础代谢升高，甲状腺素分泌增加，低温引起的寒战，厚重的防寒服装增加的体力负荷，都会使机体消耗能量，从而造成对能量需求量的增加。因此，低温环境下作业人员摄入的能量以较常温下多 10%～15% 为宜。

低温环境下三大营养素的供能比和常温环境下相比有以下变化：碳水化合物的供能比降低了，但碳水化合物作为能量的主要来源，其供能占总能量的比应不低于 50%；提高了脂肪的供能比，因为脂肪的供能高、体积小，脂肪供能一般应占总能量的 35%～40%；蛋白质供能有所增加，蛋白质供能占总能量的 13%～15%。

2. 蛋白质

在低温环境中，作业人员机体对蛋白质（特别是某些必需氨基酸）的需求量也适当增加。一般认为低温作业人员的膳食中蛋白质的供给以占总能量的 13%～15% 为宜，其中含蛋氨酸较多的动物蛋白质应占总摄入蛋白质的 45%。因为研究发现，甲基对提高耐寒能力极为重要，而蛋氨酸又是甲基的主要供体，蛋氨酸可通过甲基转移作用提供一系列寒冷适应过程所必需的甲基。所以，摄入充足的动物蛋白质，可以保证充足的必需氨基酸蛋氨酸的供给，增强机体的耐寒能力。

3. 碳水化合物

一般情况下,碳水化合物是机体的主要供能物质。在低温条件下,寒冷刺激使甲状腺素分泌增加,使碳水化合物氧化所释放的能量不能以 ATP 的形式存在,而以热的形式直接向体外散发,碳水化合物能增强机体短期内对寒冷的耐受能力。在低温环境下,碳水化合物还是机体能量的一个主要来源,其在膳食中的供给占总能量的比例不应低于 50%。

4.脂肪

在持续长时间的低温试验中,高脂肪较高碳水化合物更具有提高机体抗寒能力的作用。但应注意,动物对高脂肪膳食有一个适应过程。当膳食脂肪大量增加时,机体需要一段时间来改善体内的酶系统,把能量代谢从碳水化合物型调整到脂肪型。一般认为,低温环境下机体对脂肪的利用增加,较高的脂肪供给可增强人体对低温的耐受力,脂肪供给以占总能量的 35%~40% 为宜。

5.维生素

在低温环境下,机体对维生素的需求量增加,与温带地区比较,增加量为 30%~35%。低温使机体耗能增加,对与能量代谢有关的维生素 B_1、维生素 B_2、尼克酸等的需求量也随之增加。专家建议低温作业人员维生素 B_1 的供给量为 2~3mg/d,维生素 B_2 的供给量为 2.5~3.5mg/d,尼克酸的供给量为 15~25mg/d。

研究发现,维生素 C 营养水平高的动物耐寒的能力高,对低温的适应性强。因此,低温作业人员的膳食应多补充维生素 C,可提高机体对低温的耐受能力。此外,受寒冷地区条件的限制,蔬菜及水果供应通常不足,维生素 C 也应额外补充,所以建议低温作业人员维生素 C 的供应量除日常供给充足外,还要额外补充 70~120mg/d。

研究还发现,维生素 A 也有利于增强机体对寒冷的耐受能力,低温作业人员的膳食中维生素 A 的推荐供给量为 1500μg/d。在寒冷地区,由于人们的户外活动少,日照时间短,使人体内维生素 D 的合成不足,故维生素 D 的供给应增加,其推荐供给量为 10μg/d。

6.矿物质

长期在低温环境下工作和生活的人群,由于机体内维生素 D 合成不足,因此极易缺乏钙。故低温作业人员和寒冷地区的居民应增加富含钙的食物的摄入,如奶或奶制品。

食盐对低温作业人员也特别重要,研究表明,低温环境下摄入较多的食盐,可使机体的产热功能增强。对寒带地区居民的营养调查也表明,其食盐摄入量高达 26~30g/d,相当于温带居民的 2 倍。寒带居民高食盐的摄入量是否会引起高血压尚有不同意见,但寒带地区居民钠盐的供给可稍高于温带居民。

研究发现,低温作业人员血清中的微量元素(如碘、锌、镁等)的含量比常温作业人员的低,在低温作业人员的膳食中要注意选择摄入含上述营养素较多的食物,以维持机体正常的生理功能,增强对低温环境的适应能力,提高工作效率。

(二)低温作业人员的合理膳食

根据低温环境下作业人员的营养需求特点,合理膳食的安排可提高低温作业人员对低温环境的耐受能力和适应能力,使他们的机体能保持一个正常的状态,有利于提高他们的工作效率。

低温作业人员合理膳食的主要内容包括:一是增加能量的供应,三大供能营养素——蛋白质、脂肪、碳水化合物的供能比分别为总能量的 13%~15%、35%~40%、45%~50%。其中脂肪供能比应显著高于其他地区,宜补充大量高能量密度的食物,如花生、核桃、瓜子、栗子、松子、白糖、红糖、蜂蜜、巧克力、葡萄酒、啤酒等。二是保证蛋白质的充足供应,尤其是动物蛋白质的供给。在安排膳食时,特别注意鱼类、禽类、肉类、蛋类、豆类及其制品的供应。同时还可适当选择含高蛋白、高脂肪的坚果类食物。三是保证充足的矿物质和维生素的供应,尤其是富含维生素 A、维生素 D、维生素 B_1、维生素 B_2、维生素 C、尼克酸的食物和富含钙、钠等矿物质的食物。可多吃绿叶蔬菜、新鲜水果、牛奶、鸡蛋、动物内脏等食物,宜吃红辣椒、胡萝卜、南瓜、西红柿等富含胡萝卜素的食物,保证充足的维生素和矿物质的供应。四是食盐的推荐摄入量为每人 $15\sim20$g/d,高于非低温地区。

此外,在平时的膳食中,低温作业人员应该注意避免吃生冷食物,且每餐都要吃饱。女性在月经期不宜参加低温工作。

总之,在低温环境下的作业人员的一般膳食是以高能、高脂为特色,另外补充充足的维生素和矿物质。

本章小结

本章主要介绍了特定职业和特定温度下人群的营养与膳食。膳食是保障运动员的营养需求与保持运动能力的最重要的物质基础。不同的运动项目对膳食的要求是不同的,运动员的膳食多以低脂、高碳水化合物、偏高蛋白质为特色,另外补充充足的维生素和矿物质。职业性接触有毒有害物质的作业人员的膳食一般是以保护肝脏、减少有毒物质的吸收和累积为特色,膳食中以摄取多优质蛋白质、多纤维、低脂肪和充足的维生素食物为主。高温环境下的作业人员的一般膳食是以高能、偏高蛋白质、低脂、有汤水的膳食为主,另外补充充足的维生素和矿物质。低温环境下的作业人员的一般膳食是以高能、高脂为特色,另外补充充足的维生素和矿物质。

复习思考题

一、名词解释

特定环境人群　　高温环境　　低温环境　　铅中毒

二、判断题

1. 膳食中脂肪过多可促进苯的排泄,减少苯在体内的蓄积。　　　　　　　　　（　　）

2. 登山运动在高山缺氧环境中进行,食物应以蛋白质为主,辅以适量碳水化合物,维生素 C 的供应一定要充足。　　　　　　　　　　　　　　　　　　　　　　（　　）

3. 高温作业人员的膳食中多供应汤水,可适当地补充在高温环境下损失的水和盐,而且在餐前饮少量的汤还可增加食欲。　　　　　　　　　　　　　　　　　（　　）

4. 在比赛当天,运动员的膳食应以碳水化合物为主,最好是易消化的降解淀粉,既可快速供能,又因渗透压小而不致使人感到口渴。　　　　　　　　　　　　　（　　）

5. 一般在低温环境下,机体的基础代谢升高,甲状腺素分泌减少。　　　　　（　　）

三、选择题

1.一般认为,低温环境下机体对脂肪的利用增加,较高的脂肪供给可增强人体对低温的耐受力,脂肪供给以占总能量的(　　)为宜。

A. 25%～30%　　　　B. 35%～40%　　　　C. 30%～35%　　　　D. 45%～50%

2.高温作业人员的膳食供给要考虑微量元素的平衡,因此应适当增加(　　)的摄入。

A. 食盐　　　　　B. 植物油　　　　　C. 米饭　　　　　D. 鸡精

3.油漆工易发生苯中毒,所以膳食中不宜摄入过多的(　　),以免吸收大量的苯。

A. 维生素 A　　　　B. 葡萄糖　　　　C. 脂肪　　　　D. 蛋白质

4.游泳运动员应从膳食中增加微量元素(　　)的摄入,以适应低温环境。

A. 铁　　　　　　B. 铜　　　　　　C. 硒　　　　　D. 碘

5.从事高温作业的人员,尤其要注意(　　)的补充。

A. 蛋白质　　　　B. 水和盐　　　　C. 脂肪　　　　D. 碳水化合物

四、填空题

1.铅作业人员每日膳食供应中应至少有一餐为少_____的膳食。

2.登山运动在高山缺氧环境中进行,食物应以_____为主,辅以适量蛋白质,维生素 C 的供应一定要充足。

3.汞与_____具有特殊的亲和力,所以,接触汞的作业人员应在平时的膳食中多补充优质蛋白质。

4.高温作业人员饮水时要注意勿_____,勿在进食后马上投入工作。

5.在低温环境下长期工作和生活的人群,由于机体内_____合成不足,因此极易缺乏_____。

五、简述题

1.运动员对营养有什么特殊要求?

2.举例说明职业性接触有毒有害物质作业人员的膳食要点。

3.高温条件下的作业人员有何特殊营养需求?

4.低温条件下的作业人员对营养的需求有什么特殊性?如何安排他们的膳食?

六、技能题

铅厂的作业人员最近普遍出现恶心、呕吐、食欲不振、腹胀、便秘、便血、腹绞痛、眩晕、烦躁不安等慢性铅中毒症状。在对铅厂的作业人员进行药物治疗的同时,请给出膳食营养治疗的干预计划。

第六章 常见疾病与膳食

知识目标
1. 了解肥胖病、糖尿病、心脑血管疾病、肿瘤的概念及分类。
2. 理解肥胖病、糖尿病、心脑血管疾病、肿瘤患者的膳食种类及其特点。
3. 掌握肥胖病、糖尿病、心脑血管疾病、肿瘤患者的营养需求特点与营养治疗。

技能目标
能够运用营养学基础理论,对肥胖病、糖尿病、心脑血管疾病、肿瘤患者的膳食进行评价,并制定饮食控制措施。

思政目标
通过分析肥胖、三高、癌症等慢性病的成因,倡导健康的膳食、生活方式,实施"三减三健",树立全面健康理念,推动健康中国行动,培养学生强化普及营养健康责任和担当意识。

第一节 肥胖病患者的膳食

肥胖是人类健康的大敌,将成为 21 世纪的主要疾病。从现代医学的角度看,肥胖并非是"富态",而是一种病态。据估算,目前世界上超重和肥胖者至少有 12 亿人,美国每年至少有 30 万人死于与肥胖有关的疾病。儿童肥胖率在包括中国在内的一些发展中国家不断上升,正成为新的公共卫生问题。近年来,随着人民物质生活条件的改善,我国的肥胖病患者正不断增加,尤以大城市的发病率为高。2002 年全国健康调查结果显示,我国成人超重率为 22.8%,其中大城市的成人超重率为 30%;成人肥胖率为 7.1%,其中大城市的成人肥胖率为 12.3%;大城市的儿童肥胖率为 8.1%。估算全国肥胖病患者已超过 7000 万人。肥胖病的发展趋势不容乐观,肥胖已成为人类健康的大敌。

一、肥胖的定义及种类

肥胖是指人体脂肪的过量储存,表现为脂肪细胞增多和(或)细胞体积增大,即全身脂肪组织块增大,与其他组织失去正常比例的一种状态。肥胖常表现为体重增加,超过了相应身高所确定的理想体重。目前多以理想体重、体质指数(BMI)和腰围为依据来判断肥胖。体重超过理想体重的 20% 或体质指数大于 28 可称为肥胖。

$$理想体重(kg) = 身高(cm) - 105 \tag{6-1}$$

$$体质指数(BMI) = \frac{体重(kg)}{[身高(m)]^2} \tag{6-2}$$

腹部脂肪堆积(腹部肥胖)是中国人肥胖的特点,中国人体质指数超过 25 的比例明显低于欧美人,但腹部肥胖的比例却比欧美人高。研究发现,体质指数正常或接近正常的人,若腰围男性大于 101cm，女性大于 89cm，或腰围与臀围的比值男性大于 0.9，女性大于 0.85，其危害与体质指数高者一样大。这就提醒人们在判断胖与不胖及其危害大小的时候，不仅要重视体质指数的高低，还要测量腰围的大小。中国成人超重和肥胖的体质指数及腰围界限值与相关疾病危险的关系见表 6-1。

表 6-1 中国成人超重和肥胖的体质指数及腰围界限值与相关疾病危险的关系

分类	体质指数（kg/m²）	腰围（cm）		
		男：<85 女：<80	男：85～95 女：80～90	男：≥95 女：≥90
体重过低	<18.5	—	—	—
体重正常	18.5～23.9	—	增高	高
超重	24.0～27.9	增高	高	极高
肥胖	≥28	高	极高	极高

注：相关疾病指高血压、糖尿病、血脂异常和危险因素聚集。

一般来说，肥胖可分为以下三大类：

1. 遗传性肥胖

若肥胖者的饭量不如瘦者，其病因就可能与遗传有关。这种肥胖主要指因遗传物质（染色体、DNA）发生改变而导致的肥胖。这种肥胖极为罕见，常有家族性肥胖倾向。

2. 继发性肥胖

继发性肥胖主要是由于脑垂体-肾上腺轴发生病变、内分泌紊乱或其他疾病、外伤引起的内分泌障碍而导致的肥胖。

3. 单纯性肥胖

单纯性肥胖主要是指排除由遗传性、代谢性疾病，外伤或其他疾病所引起的继发性、病理性肥胖，而单纯由于营养过剩所造成的全身性脂肪过量积累。

二、肥胖发生的原因

引起肥胖的原因很多，有遗传、病理、药物诸因素等。现代医学认为，肥胖同进食过多，饮食所含热能过高，超过了人体代谢、生长发育、生育哺乳以及生产劳动等热能消耗的需要有关。因此，科学家对肥胖在认识上较为一致的看法是营养失去平衡，摄取过多脂肪和产热量高的食物。不仅某些营养素过剩可引起肥胖，而且营养不良或微量营养素不足也可引起肥胖。总之，肥胖的原因很多，但都与饮食密切关联，许多不良饮食习惯如偏食、嗜酒等，都易造成肥胖。

（一）饮食因素

肥胖的基本原因是从饮食中摄入的热能超过身体消耗的热能。人体所摄入的食物不论是蛋白质、脂肪，还是碳水化合物，只要所含的总热能过多，体内消耗不完，多余的热能必然转化为脂肪储存起来，使体脂增加。此外，人们的饮食习惯和膳食组成对体脂的消长也有影响。那些晚餐安排得十分丰富而又过食、酗酒的人，要比一般人易于发胖。

（二）体力活动

体力活动是决定热能消耗量最重要的因素，同时也是抑制机体脂肪积聚的一种最有效的办法。体力活动消耗热能的多少与活动强度、活动时间以及对活动的熟练程度密切相关。所以肥胖现象很少发生在重体力劳动者或经常积极进行体育运动的人群中。人们在青少年时期,由于体力活动量大、基础代谢率高,肥胖现象较少出现;可是一到中年以后,由于其活动量和基础代谢率下降,尤其是那些生活条件较好又很少进行体力活动的人,过多的热能就会转变为体脂储存起来,从而导致肥胖。

(三)遗传因素

肥胖在某些家族中特别容易出现,流行病学调查显示,肥胖的父母常有肥胖的儿女;父母体重正常,其子女肥胖的概率约为10%,而父母中一人或两人均肥胖者,其子女肥胖的概率分别可增至50%和80%。所以说,遗传物质对肥胖的发生、发展有一定的影响。

(四)内分泌代谢紊乱

内分泌腺分泌的激素参与调节机体的生理机能和物质代谢,例如甲状腺、肾上腺、性腺、垂体等分泌的激素直接或间接地调节物质代谢。如果内分泌腺机能失调,或滥用激素药物,将引起脂肪异常而使脂肪堆积,出现肥胖。

三、肥胖病患者的合理膳食

肥胖对心脑血管系统、呼吸系统、内分泌系统、免疫系统等都会产生影响,肥胖影响儿童正常的生长发育,对其心理行为、智力行为也有不良影响。肥胖病患者细胞免疫功能低下,患糖尿病、心脑血管系统疾病和肿瘤的概率增加,所以肥胖病患者摄入合理膳食对健康有举足轻重的作用。

(一)合理控制总热能

人体在正常情况下,热能的摄入与消耗保持平衡。无论个体消化、利用食物的能力如何,出入平衡都不会发生肥胖病。肥胖则必定是"入大于出"。脂肪是人体热能的贮存形式,过多的营养物质转变为脂肪堆积在体内,达到一定水平,即为肥胖病。为了减肥,首先必须控制热能的摄入,减少脂肪的摄入量。脂肪是产热最高的能源物质,1g脂肪经充分氧化,在体内可释放出9kcal热量,是糖和蛋白质的两倍。根据医学家的观察,肥胖人群的食物中脂肪量总是比其他热源性营养素多。由此可见,减少脂肪的摄入量在减肥中具有重要作用。当摄入脂肪过多时,多余的脂肪会在体内储存起来,这种储存越多,人也就越胖。所以减肥过程中必须控制过量摄取脂肪,要限制动物脂肪和油炸食品的摄入。但完全拒绝脂肪的摄入,对人体也是有害的。摄入适量的脂肪是必要的,而且不会造成肥胖。

在进食时,可先喝一小碗汤,然后再吃一些脂肪含量少、体积大的食物,如炒小白菜、菠菜豆腐汤、酱黄瓜等,最后再吃主食,这样就能减少总热能的摄入。

(二)适量摄入糖

营养学家认为,富含糖类的食品比富含脂肪的食品能更迅速地给人以饱胀的感觉。同时也指出,糖虽是必需的,但用量要适度,尤其是肥胖病患者更应适当加以限制(特别是单糖),因为其分子易被吸收,容易在体内转变成脂肪,如蔗糖、果糖、麦芽糖等。平时吃的水果糖、巧克力、甜点心就属于这一类,肥胖的人要少吃或不吃这类甜食。对于多糖类的淀粉,如米、面、薯类的摄入也应适量,食入过多也可使热能过量,引起肥胖。

(三)多吃蔬菜

多吃蔬菜可以补充维生素和矿物质,如维生素 A、维生素 B_6、维生素 B_{12}、尼克酸和铁、锌、钙等,这些物质对脂肪的分解代谢起着重要作用。日本东京大学的两位著名营养学家通过反复研究认为,有些人肥胖的原因是饮食中缺乏能使脂肪转变为热能的营养素,这些营养素就是维生素 B_2、维生素 B_6、烟酸等,只要在日常饮食中增加富含这些营养素的食物,就能促进体内的脂肪代谢,收到减肥的效果。此外,蔬菜中含有膳食纤维和一些活性物质,能促进脂肪、糖类的代谢,起到减肥的作用。尤其是当肥胖病人进食量减少时,人体的新陈代谢速度降低,易使人疲劳、情绪低落和紧张不安。如果多吃些蔬菜,可以消除饥饿感,新陈代谢的速度也不会下降,而且摄入的热能较少。

(四)饮水要充足

有些肥胖者错误地认为喝水多了会使人发胖,不仅限制饮食,喝水也加以控制,即使在很渴的情况下,仍坚持不喝或少喝水,结果体重不但没减轻,反而比正常喝水的人体重增加得更快。其实,胖人减肥限制水的摄入,反而会降低减肥的效果。现代科学研究发现,人体如果水分摄入不足,肾脏的正常生理机能就不能维持,加重了肝脏的负担,会影响肝脏转化脂肪功能的发挥,使脂肪代谢减慢,造成脂肪堆积,体重增加。在减肥过程中,因脂肪代谢活动加强,产生的各种废物增多,需要更多的水分来排除废物。在正常情况下,每人每天需要饮水 2000mL 左右,而肥胖者每超过理想体重 13.5kg,便需增加饮水 500mL。充分喝水可使代谢运转正常,体重更易得到控制,所以,减肥时应适当增加饮水量,每天至少要饮 8 杯水。

(五)适度节食

节食是减肥的措施之一。要科学地节食,不能盲目。首先要调整好心态,防止因节食而使心理和情绪受到影响,对吃饭失去兴趣,尤其在饥饿时,想吃又不敢吃的矛盾心理会使心情烦躁、焦虑、不安,这样不仅难以坚持,影响节食效果,而且还会因节食不当导致产生健忘症。因此,要善于控制情绪,调整好心态,以愉快的心情来对待节食,这是成功节食的关键。节食量不可过大,不可急于求成,要知道将超出正常人 20% 以上的体重在几天之内降下来是绝对不可能的。因此,节食是一种在长时期内缓慢渐进的饮食行为,关键在于坚持。一般以每周减轻体重 0.5~1kg 为好。如果吃得过少,反而会引起饥饿,既对身体不利,又难以持久。

(六)形成合理的饮食结构

在热能相等的情况下,数量多比数量少的食物更易于接受。尤其是在经济不发达地区或特定条件下,为追求数量多,过多进食碳水化合物和脂类而引起肥胖的病例常可见到。

(七)制定合理的进餐制度

进餐的方式对肥胖的发生也有影响。据调查发现,在同一地区,在一天总食量相似的情况下,每天只进食一餐比每天进食两餐的人群发生肥胖的比例高,而每天进食两餐又比每天进食三餐发生肥胖的比例高。

减肥者应合理安排一日三餐,每餐定时定量,吃好早餐,午餐适当增加,晚餐少吃。不得在睡前进食,要控制零食;要纠正挑食、偏食、暴饮暴食的不良习惯;要粗细、干稀、荤素搭配,适量吃点鱼、肉、蛋,不拒绝面食和谷类食品,要多吃杂粮、粗粮;食物多样化,不局限于某一种食品,防止食物单调。

第二节　糖尿病患者的膳食

糖尿病在我国古代典籍中早有记载，称为消渴病。糖尿病的发病与治疗都与饮食有密切的关系，并且受到了广泛的关注。糖尿病可发生于任何年龄阶段。1998 年全国流行病学的调查结果显示，25～64 岁人群糖尿病患病率为 2.5%。1978 年，我国患糖尿病的人数为650 万，1995 年糖尿病患者达 1500 万人，近年来糖尿病患病人数每年以 100 万以上的数字在递增。2000 年的全国营养调查结果显示，成人糖尿病发病率达 2.6%，其中大城市的糖尿病发病率为 6.4%，中小城市为 3.9%。

一、糖尿病的定义及分类

糖尿病是一组代谢综合征，是由于胰岛素分泌不足或靶细胞对胰岛素的敏感性下降（胰岛素抵抗）等原因，引起葡萄糖、脂肪、蛋白质以及电解质、酸碱平衡等代谢紊乱。以高血糖为共同主要特征，常伴有心血管、肾脏、神经、眼部等器官的慢性并发症，严重时可因酮症酸中毒、高渗性昏迷等急性代谢紊乱而威胁生命。

糖尿病的典型症状为多尿、多饮、多食和体重减轻。应当指出，有些病人可能长期无症状，有些病人可能以并发症作为首要症状而被发现。

从 1980 年以来，我国一直采用国际上通用的世界卫生组织提出的糖尿病分类标准。1997 年，美国糖尿病协会（ADA）提出了修改糖尿病诊断和分类标准的建议，通过了糖尿病新的分类方案，我国目前也已执行。新的分类法将糖尿病按病因学分为 4 类，即Ⅰ型糖尿病（胰岛素依赖型）、Ⅱ型糖尿病（非胰岛素依赖型）、其他特殊类型糖尿病（继发性糖尿病）和妊娠糖尿病。临床上常见的糖尿病为Ⅰ型糖尿病和Ⅱ型糖尿病，占 95%～98%，一般讲的糖尿病就是指这两种类型。

二、糖尿病患者的饮食控制原则

饮食控制是糖尿病综合治疗的一个重要方面。其饮食调控目标为：接近或达到血糖正常水平；保护胰岛 β-细胞，增强胰岛素的敏感性；维持或达到理想体重；接近或达到血脂正常水平；预防和治疗急、慢性并发症；全面提高体内营养水平，增强机体抵抗力。

糖尿病患者的饮食调控原则和合理膳食如下：

(一)合理控制热能

合理控制热能是糖尿病营养治疗的首要原则。能量供给根据病情、血糖、尿糖、年龄、性别、身高、体重、劳动强度、活动量大小及有无并发症确定。总热能确定以维持或略低于理想体重为宜。确定能量需要量通常有如下步骤：

1.计算理想体重

$$理想体重(kg) = 身高(cm) - 105$$

2.确定体型

$$肥胖度(\%) = \frac{实际体重 - 标准体重}{理想体重} \times 100\% \qquad (6\text{-}3)$$

肥胖度≤−20% 的为消瘦，肥胖度≥20% 的为肥胖，−20%≤肥胖度≤20% 的为正常或轻度不良。

3.根据体型和劳动强度来确定能量需要量

按表6-2计算糖尿病能量需要量,肥胖者或消瘦者均应将体重控制在理想的体重范围内。

表6-2　成年人糖尿病能量供给量[kJ(kcal)/kg]

体型	住院病人	轻体力劳动者	中体力劳动者	重体力劳动者
正常	84~105*(20~25)	126(30)	146(35)	167(40)
消瘦**	126(30)	146(35)	167(40)	188~209(45~50)
肥胖**	63~84(15~20)	84~105(20~25)	126(30)	146(35)

＊老年人活动量极少者规定每天84kJ(20kcal)/kg;

＊＊消瘦为小于正常体重20％;肥胖为大于正常体重20％。

(二)合理选用碳水化合物

通常碳水化合物供能应占总热能的50％～60％。适量的碳水化合物可改善糖耐量,而不增加胰岛素供给,还可提高胰岛素的敏感性。太高的碳水化合物比例会使血糖升高并增加胰岛的负担;比例太低又会引起脂肪过度分解,出现酮症酸中毒。控制了碳水化合物的数量后还要对其种类加以限制。食物糖类组成不同,血糖生成指数也不同。食物血糖生成指数(GI)是指食物能够引起人体血糖升高的能力,是相对于葡萄糖进行比较的,通常葡萄糖的血糖生成指数为100。血糖生成指数是该食物含50g碳水化合物引起的血糖反应,它表示含50g碳水化合物的食物与相当量的葡萄糖或白面包在一定时间(2h)内体内血糖应答水平的百分比值。其公式为:

$$GI=\frac{\text{含有 50g 碳水化合物的食物的餐后血糖应答}}{\text{50g 葡萄糖(或白面包)的餐后血糖应答}}\times 100 \qquad (6\text{-}4)$$

通常认为,血糖生成指数的判断如下:$GI>70$ 为高;GI 在 $55\sim70$ 之间为中;$GI<55$ 为低。部分食物的血糖生成指数见表6-3。

表6-3　部分食物的血糖生成指数

食物名称	GI	食物名称	GI	食物名称	GI
黑米粥	42.3	燕麦麸	55.0	大米饭	83.2
糯米饭	87.0	玉米	55.0	烙饼	79.6
白面条	41.0	荞麦面粉	59.3	马铃薯	62.0
蜂蜜	73.0	藕粉	32.6	蒸芋头	47.7
小米	71.0	牛奶	27.6	油条	74.9
大豆	18.0	绿豆	27.2	扁豆	38.0
馒头(富强粉)	88.1	乳糖	46.0	米饭+鱼	37.0
葡萄	43.2	苹果	36.0	西瓜	72.0
猕猴桃	52.0	柚子	25.0	豆腐干	24.0

荞麦面、莜麦面、二合面(玉米面和黄豆面)、三合面(玉米面、黄豆面和白面)的血糖生成

指数均低于白米、白面,表明粗粮升高血糖的速度低于细粮。糖尿病患者食用糖类时最好选用吸收较慢的多糖,如玉米、荞麦、红薯等产生的糖,尽量不食用单糖或二糖。如食用水果,应适当减掉部分主食,时间要妥善安排,最好放在两餐之间。

(三)增加膳食纤维的摄入

流行病学调查和临床研究都已证实膳食纤维有降低血糖和改善糖耐量的作用。膳食纤维在胃肠道内可与淀粉等碳水化合物交织在一起,延缓其消化、吸收;它还有降脂、降血压、降低胆固醇和防止便秘的作用。摄入膳食纤维较多的人群,糖尿病发病率较低;糖尿病患者饮食中的膳食纤维量增加,尿糖含量下降。但膳食纤维增加太多,可影响矿物质的吸收,通常认为每摄入 1000kcal 能量,补充 12~28g 膳食纤维即可。

(四)控制脂肪和胆固醇的摄入

心脑血管疾病及高脂血症是糖尿病的常见并发症,因此糖尿病患者的饮食应适当降低脂肪供给量。另外,脂肪又是人体能量来源的一部分,糖尿病患者每天的脂肪供能以占总热能的 20%～30% 为好。其中应限制动物脂肪和胆固醇的摄入,增加多不饱和脂肪酸的摄入,一般建议饱和脂肪酸、单不饱和脂肪酸、多不饱和脂肪酸之间的比例为 1：1：1;减少胆固醇的摄入量,少吃胆固醇含量高的食物,如动物内脏、鱼子、蛋黄等,总量应保持在 300mg/d 以下。如果有高胆固醇血症或高血压,摄入量应严格控制在 200mg/d 以下。

(五)选用优质蛋白质

糖尿病患者糖原异生作用增强,蛋白质消耗增加,常呈负氮平衡,要适当增加蛋白质供给,多选用大豆、鱼、禽、瘦肉等食物,优质蛋白质至少占总蛋白质的 1/3。蛋白质提供的热能以占总热能的 15% 左右为宜,或按每天 1.0～1.5g/kg 的量供给。孕妇、乳母营养不良或存在感染时,如肝肾功能良好,可按每天 1.5～2.0g/kg 的量供给。儿童糖尿病患者,则按每天 2.0～3.0g/kg 的量供给。肾功能如有不全,应限制蛋白质的摄入,具体应根据肾功能的损害程度而定,一般按每天 0.5～0.8g/kg 的量供给。

(六)提供丰富的维生素和矿物质

矿物质及维生素是参与机体某些特殊生理功能的重要成分,糖尿病与它们有密切的关系。如限制钠的摄入量不高于 6g/d,可以预防和减少高血压、冠心病、高脂血症及肾功能不全等糖尿病并发症的发生。近年来有关微量营养素与糖尿病的研究越来越多。研究表明:改善患者缺铬的状况,对糖尿病患者空腹血糖的控制及减少并发症的发生都有好处;糖尿病患者体内的硒含量明显低于正常人;烟酸对糖尿病血糖值有显著的抑制作用。所以,糖尿病患者在日常生活中,应多选用新鲜的果蔬来补充维生素和矿物质,摄入甜水果量较大时要注意减少部分主食。

(七)食物多样

糖尿病患者的常用食品一般分为谷类、蔬菜、水果、大豆、奶、瘦肉、蛋、油脂八类。患者每天都应摄入这八类食品,每类食品选用 1～3 种。

(八)合理安排进餐

糖尿病患者的饮食能量餐次分配比特别重要。通常结合饮食习惯、血糖及尿糖升高时间、服用降糖药时间,尤其是注射胰岛素的时间及病情是否稳定,来确定其分配比例。进餐要定时、定量,一天可安排 3～6 餐。三餐比例为 1：1：1,也可为 1：2：2 或其他比例。尽可能少食多餐,防止一次进食量过多,加重胰岛负担;或一次进食量过少,发生低血糖或酮症酸中毒。急重症糖尿病患者的饮食摄入应在医师或营养师的严密监控下进行。

第三节 心脑血管疾病患者的膳食

心脑血管系统包括心脏、动脉、毛细血管、静脉,是一个密闭的管道系统。其中心脏起着泵的作用,动静脉为输血的管道,血液在心脑血管中持续流动,将氧气和营养物质经毛细血管壁输送至全身各个组织和细胞,再将组织、细胞产生的二氧化碳及代谢产物,经肺、肾排出,由此保证机体的生命活动。如果心脏和血管发生病变,可导致全身或局部血液循环障碍,甚至危及生命。

心脑血管系统疾病是对人类健康与生命威胁最大的一组疾病,目前在世界范围内各种疾病的发病率和死亡率的统计中,心脑血管疾病占第一位。据欧美一些国家的统计,心脑血管疾病的死亡率是恶性肿瘤的两倍。我国每年死于心脑血管疾病的人数在 200 万人左右,而且有些心脑血管疾病的病因和发病机理还未完全清楚,治疗效果也不尽如人意。

一、心脑血管疾病的定义

心脑血管疾病是心脏血管和脑血管疾病的统称,主要包括动脉粥样硬化、冠心病、高血压等,是危害人类健康的严重疾病,也是造成死亡的主要原因之一。其形成是一个慢性过程,在周围环境多因素的作用下,尤其是膳食长期失衡导致体内的碳水化合物、脂肪、胆固醇等代谢异常,致使心脑血管系统发生了一系列的病理变化。心脑血管疾病与营养有密切关系,通常经过膳食调整,合理营养,可预防其发生与发展。

(一)动脉粥样硬化

动脉粥样硬化是一种与血脂异常及血管壁成分改变有关的动脉疾病。动脉粥样硬化的发病原因是多因素的,除了年龄、性别、遗传以外,更主要的是与环境因素,特别是与营养因素有关。营养因素通过影响血浆脂类和动脉壁成分,直接作用于动脉粥样硬化发生和发展的不同环节上,也可通过影响高血压病、糖尿病以及其他内分泌代谢失常而间接导致动脉粥样硬化及其并发症的发生,动脉粥样硬化与这些疾病常常互为因果关系。当动脉粥样硬化病变累及冠状动脉和脑动脉时,可引起心绞痛、心肌梗死、脑出血、脑血栓形成或破裂出血。

(二)冠心病

冠状动脉性心脏病(CHD)简称冠心病,是指由于冠状动脉缺血(痉挛、狭窄、冠状动脉粥样硬化)而引起心肌供血不足所造成的缺血性心脏病(广义)。严格地说,冠心病是所有冠状动脉性心脏病的统称,但冠状动脉粥样硬化性心脏病占绝大多数(95%以上)。狭义的冠心病是指冠状动脉粥样硬化性心脏病。习惯上把 CHD 看作冠状动脉粥样硬化性心脏病的同义词。

冠心病患者通常血脂较高,其病因主要是脂质代谢紊乱而导致的动脉粥样硬化。当冠状动脉内膜脂质沉着时,粥样斑块形成,可使冠状动脉管腔变小、变窄,心脏供血不足,造成心肌缺血、坏死,引起心绞痛、心肌梗死。或由于冠状动脉硬化,使心肌的供血长期受到阻碍,引起心肌萎缩、变形、纤维组织增生,出现心肌硬化或纤维化。

(三)高血压

高血压是指动脉血压持续升高到一定水平而导致对健康产生不利影响或引发疾病的一

种状态。按病因种类，高血压可分为原发性高血压和继发性高血压，高血压患者中约 90％为原发性高血压，约 10％为继发性高血压。继发性高血压是指继发于某一种疾病或某一种原因之后发生的血压升高。原发性高血压真正的病因目前尚未完全阐明，但与遗传、年龄、营养和环境有关。在营养因素中，高热能、高盐等都可能导致高血压。

我国高血压病日是 10 月 8 日。据卫生部门统计，我国现有高血压病患者 1 亿人，每年新增 300 万人以上。现有脑卒中患者 500 余万人，每年新发病 150 万人，死亡 20 万人，其中76％的人有高血压病史。冠心病患者约有 1000 万人，65％有高血压病史。

二、心脑血管疾病患者的合理膳食

(一)营养与动脉粥样硬化、冠心病

1. 膳食营养因素与动脉粥样硬化、冠心病

(1)热能　流行病学研究发现，无其他疾病的时候，能量摄入与体重成正比，而高体重是冠心病发生的危险因素。所以应该控制能量净剩量，减少体重。

(2)脂肪　脂肪总摄入量（尤其是饱和脂肪酸）与动脉粥样硬化发病率和死亡率呈显著正相关关系，膳食脂肪可促进胆固醇的吸收，使血胆固醇升高，饱和脂肪酸对血胆固醇升高的影响明显，而多不饱和脂肪酸及单不饱和脂肪酸有降低血胆固醇的作用。富含 $n-3$ 系列不饱和脂肪酸（主要为 EPA、DHA）的鱼油可抑制血浆肾素的活性，有降低血胆固醇、血甘油三酯的含量，抗血小板凝集，降低血压等作用。饱和脂肪酸（如月桂酸、肉豆蔻酸和棕榈酸）具有较强的升高血胆固醇的作用；单不饱和脂肪酸（如橄榄油和茶油）能降低血胆固醇的浓度；多不饱和脂肪酸（$n-3$ 和 $n-6$ 系列不饱和脂肪酸）均有降低血胆固醇的作用。

(3)胆固醇　胆固醇含量与冠心病的发病率呈正相关关系。胆固醇的来源分外源性和内源性。如果一味限制外源性胆固醇的摄入，体内胆固醇会自动增加合成。如果外源性胆固醇摄入过多，体内胆固醇含量也会升高。

(4)碳水化合物　碳水化合物摄入过多，肝脏会利用游离脂肪酸和碳水化合物合成极低密度脂蛋白（VLDL），使血液中甘油三酯的含量增高。碳水化合物的这种能力因种类而异，建议心脑血管疾病患者多摄入多糖类碳水化合物，少食用果糖。膳食纤维有降低血胆固醇的作用，尤其是果胶的作用更明显。

(5)蛋白质和氨基酸　适当的蛋白质摄入不影响血脂，高蛋白膳食可促进动脉粥样硬化的形成。植物蛋白中，脂肪酸和胆固醇含量都低，尤其是大豆蛋白还有降低血胆固醇和预防动脉粥样硬化的作用。牛磺酸具有保护心脑血管功能的作用。

(6)维生素　维生素 C 可参与胆固醇代谢形成胆酸的羟化反应，从而增加胆固醇的排出，使血液胆固醇水平降低；维生素 C 还可促进胶原蛋白的合成而使血管的韧性增加，弹性增强，减缓动脉粥样硬化对机体的损伤；同时维生素 C 也是一种重要的抗氧化剂，可捕捉自由基，防止不饱和脂肪酸的脂质过氧化反应，减少氧化型低密度脂蛋白的形成。维生素 E 同样具有抗氧化的作用，并可提高对氧的利用率，使机体对缺氧的耐受力提高，增强心肌代谢及应激能力。烟酸有防止动脉粥样硬化的作用，在药用剂量下有降低血清胆固醇和甘油三酯、促进末梢血管扩张等作用。维生素 B_6 缺乏时可引起脂质代谢紊乱和动脉粥样硬化。

(7)矿物质　镁、钙与血管的收缩和舒张有关，钙有利尿作用和降压效果，镁能使外周血管扩张。食盐过量可使血压升高，促使心脑血管疾病发生。过量的铁可引起心肌损伤、心律

失常和心衰等,铁螯合剂可促进心肌细胞功能形成,从而促进脂质的氧化修饰。铜锌比值低时,冠心病发病率低,铜缺乏可影响弹性蛋白和胶原蛋白的关联而引起心血管损伤,也可使血胆固醇含量升高。过多的锌则会降低血中高密度脂蛋白的含量。碘可减少胆固醇在动脉壁的沉着。硒对心肌有保护作用。钒有利于脂质代谢。可见,膳食中种类齐全、比例适当的常量和微量元素有利于减少心脑血管疾病的发生。

2.动脉粥样硬化、冠心病的饮食预防

(1)控制热能　摄入能量大于消耗热能,净剩热能就会以脂肪的形式储存,导致血甘油三酯升高,引起高甘油三酯血症,增加产生动脉粥样硬化等疾病的危险性,故膳食总热能不宜过高,以维持正常体重为适宜。

(2)控制脂肪及胆固醇　脂肪供能应控制在总热能的30%以下,且以植物脂肪为主,如玉米油、花生油、豆油、麻油、茶油等,这些脂肪含不饱和脂肪酸较多,能促进血浆胆固醇转化为胆酸,防止动脉粥样硬化的形成。应避免经常食用过多的动物性脂肪和含饱和脂肪酸的植物油,如肥肉、猪油、奶油、椰子油、可可油等。

高血胆固醇是形成动脉粥样硬化的一个重要因素,应避免经常食用高胆固醇食物,如鱿鱼、牡蛎、蟹黄、蛋黄、猪脑、动物内脏等。

(3)调整膳食中蛋白质的构成　适当降低动物蛋白的摄入,提高植物蛋白的摄入,对冠心病患者是有益的。植物蛋白应占总蛋白摄入量的50%以上,大豆及其制品是较理想的蛋白质来源。

(4)供给充足的维生素和矿物质　冠心病患者保证有充分的维生素供给量是十分必要的,如维生素C、尼克酸、维生素E等。同时,增加钙、钾、镁、锌、碘、铜、铁等矿物质的摄入,有降低血胆固醇和改善心肌功能的作用。这些营养素在谷类、豆类、果蔬、虾、蟹、海藻类植物(海带、淡菜、紫菜)、坚果(核桃、花生)、瘦肉、乳、蛋等食品中都有。

(5)保证膳食纤维素的供给,减少精制糖的摄入　膳食纤维可促进粪便的排泄,这样既可减少膳食中脂肪和胆固醇的吸收,又可促进胆酸的排泄。提高膳食中的纤维素含量,还可增加饱腹感,避免饮食过量而产生高血糖和高血脂。应限制蔗糖、果糖等的摄入。

(二)营养与高血压

1.膳食营养因素与高血压

(1)食盐　摄入食盐过多会导致体内钠潴留,而钠主要存在于细胞外,使胞外渗透压增高,水分向胞外移动,细胞外液包括血液总量增多。血容量的增多造成心输出量增大,血压升高。对于敏感人群,中等量限制钠量即每天4～6g食盐,血压即可下降,症状也有好转。爱斯基摩人平均摄入食盐4g/d,患高血压病的患者较少。建议每日将食盐的摄入量控制在5g左右,治疗时应该为3～4g。

(2)钾　动物试验证实,钾对心肌细胞有保护作用,富含钾的食物可以抵消一部分钠太多的影响。钾摄入量的增加,可使钠的排出量增加而使血压下降。钾钠比例至少应大于1。通常可以多吃些含钾离子多的食物,或将钾盐与钠盐混合使用。如果出现低血钾症,临床上可以考虑以药物补钾。含钾高的食物有毛豆、海带、黄豆、红小豆、香蕉、芹菜等。

(3)钙　高钙膳食有利于降低血压,可能和钙摄入多时的利尿作用有关,此时钠的排出增多。资料显示,每天摄入1000mg钙,持续8周可使血压下降。此外,高钙时血中降钙素的分泌增加,降钙素可扩张血管,有利于血压的降低。含钙高的食物有豆类及其制品、葵花子、核桃、牛奶、花生、虾皮、绿叶蔬菜等。

（4）脂肪　脂肪摄入过多会导致机体能量过剩，使身体变胖、血脂增高、血液的黏滞系数增大、外周血管的阻力增大、血压上升。高血压患者不仅要限制脂肪的摄入总量，还要注意脂肪的饱和度。总量应控制在 40～50g/d。尽量用多不饱和脂肪酸含量高的植物油，少用含饱和脂肪酸多的动物油，对预防血管破裂有一定作用。摄入食物的胆固醇含量太高，可引起高脂蛋白血症，促使脂质沉淀，加重高血压病情。营养学会推荐摄入食物胆固醇的含量以在 300mg/d 以下为好。

（5）蛋白质　总能量控制后，蛋白质摄入量应为 1g/(kg·d)，植物蛋白质以占总蛋白质的一半以上为好。动物蛋白质中尽量选用脂肪含量低的，如鸡、鸭、鱼、虾、牛奶等。

（6）碳水化合物　多糖类食物如淀粉、玉米、大米、糙米、面粉等，它们含有较丰富的膳食纤维，可以加快肠道蠕动，避免便秘，同时也可减少脑出血的机会；它们还可以加速胆固醇、盐等不利因素的排出，对预防和治疗高血压有一定好处。单糖类食物有升高血脂的作用，故应少吃。

（7）维生素 C　维生素 C 可使胆固醇氧化，排出体外，改善血管的弹性，降低外周阻力，有一定的降压作用，并可延缓因高血压造成的血管硬化，预防血管破裂出血的发生。高血压患者应多摄入富含维生素 C 的食物，如新鲜水果、绿叶蔬菜等。

2. 高血压的饮食预防

（1）限制总热能的摄入　限制能量摄入的目的是将体重控制在标准范围内，体重每降低 12.5kg，收缩压可降低 10mmHg，舒张压降低 7mmHg。体重过高与高血压的发病有密切的关系。临床上多数肥胖的高血压患者，通过控制热能降低体重后，血压也有一定的下降。要想很好地控制体重，还应注意适当的体育锻炼，如慢跑、散步、骑车等，这样效果更好。热能的供应要根据患者的基础代谢、活动量综合考虑，以 1800～2300kcal/d 为好。对于体重超标者，热能要比正常体重者减少 20%～30%，以每周减轻 1kg 体重为宜。在饮食中还要注意三餐热能的合理分配，特别应注意晚餐的能量不宜过高。

（2）提倡戒烟、禁酒、适量饮茶　烟草中的成分会刺激血管、心脏，使心跳速度过快、血管收缩、血压升高。长期大量吸烟，可引起小动脉的持续收缩，小动脉壁增厚而逐渐硬化，产生高血压、动脉粥样硬化，并增加并发症的严重性。吸烟的高血压患者发生脑血管意外的危险性比不吸烟者高 4 倍。

长期酗酒，对消化系统有直接影响，对心脑血管系统也会产生间接影响。它会加速脂肪、胆固醇在血管里的沉积，加速动脉硬化。

茶叶中除含有多种维生素和微量元素外，还含有茶碱和黄嘌呤等物质，有利尿和降压作用，可适当饮用。通常以饮清淡的绿茶为宜。

（3）忌食某些食物　高血压患者禁忌的食物有：肥猪肉、肥羊肉、肥鹅、肥鸭、剁碎的肉馅、猪皮、猪蹄、肝、肾、肺、脑、鱼子、蟹黄、全脂奶油、腊肠、冰激凌、巧克力、蔗糖、油酥甜点心、蜂蜜、各种水果糖等；刺激性食物，如辣椒、芥末、胡椒、咖喱、浓咖啡等。

高血压患者在注意合理营养的同时，应积极参加体育锻炼。许多研究表明，长期有规律的有氧健身锻炼能改善和增强心脑血管机能，延缓和推迟心脑血管结构和机能的老化，并对脂代谢有良好影响，可有效地防治心脑血管疾病，起到强身健体和延年益寿的作用。

第四节　肿瘤患者的膳食

近年来,随着我国经济的发展,人民的生活水平逐渐提高,随之而来的"富贵病"患病率有逐年上升的趋势。许多研究证明,肿瘤的发生与遗传因素或环境因素有密切关系,其中饮食习惯的不良改变、膳食结构的不合理、营养素摄入不足、营养过剩或营养不平衡等都是发生肿瘤的重要原因。

膳食中的营养素可影响肿瘤的发生,而膳食中的污染物质,如黄曲霉毒素可加重某些营养素的缺乏及不平衡。

肿瘤患者因代谢改变,在接受各种治疗的过程中需注意营养问题,以增进治疗效果、改善机体状况、延长寿命等。

一、肿瘤的定义

肿瘤是人体中正在发育的或成熟的正常细胞在某些不良因素的长期作用下,细胞群出现过度增生或异常分化而生成的新生物,在局部形成肿块。肿瘤与正常的组织和细胞不同,它不按正常细胞的新陈代谢规律生长,变得不受约束和控制,不会正常死亡,导致细胞呈现异常的形态、功能和代谢,以致破坏正常的组织器官的结构并影响其功能。

肿瘤有良性肿瘤和恶性肿瘤之分,所有的恶性肿瘤统称为癌症。良性肿瘤对局部的器官、组织只有挤压和阻塞的作用,一般不破坏器官的结构和功能,也很少发生坏死和出血。恶性肿瘤细胞能向周围浸润蔓延,甚至扩散、转移到其他器官组织,继续成倍增生,造成对人体或生命的极大威胁。

癌症的发病率受人体内因和外部环境的影响。癌症的致病内因有先天性免疫缺陷、遗传因素、内分泌失调、年龄因素和胚胎残存组织。癌症的致病外因有化学性因素、物理性因素、生物因素和其他因素等。

二、膳食对癌症的影响

医学研究表明,大约1/3的癌症发病与膳食有关。不良的饮食习惯和不合理的膳食结构都可能导致癌症的发病。膳食因素对癌症的影响主要表现如下:

(一)脂肪摄入过量

脂肪摄入过量会提高乳腺癌、结肠癌、直肠癌、肺癌、宫颈癌、前列腺癌、胆囊癌的发病率,因此在防癌膳食中应强调减少膳食中总脂肪的摄入。

(二)蔬菜和水果摄入不足

蔬菜和水果中含有丰富的抗坏血酸、胡萝卜素、膳食纤维、叶酸等。有资料表明,摄入蔬菜和水果不足者易患肺癌、喉癌、口腔癌、胃癌、结肠癌、直肠癌。

抗坏血酸为抗氧化剂,可抑制活性氧自由基对细胞DNA的损伤,还能阻止致癌的亚硝胺类化合物在体内合成。膳食纤维可通过增加粪便量刺激肠道蠕动及稀释致癌物,减少致癌物对肠道的毒害。叶酸对多种癌症有较好的抑制作用。

蔬菜和水果中含有的多种抑癌物质起综合协同作用,而非单个营养素发挥作用,试图仅摄取单一食物难以达到保健的目的,单一食物补充过量反而有害。

（三）不良饮食习惯

经反复高温加热的剩油可产生致癌物和促癌物。根据报道，多次使用的剩油加到食物中可诱发大鼠肿瘤。

（四）烟熏食物

例如，熏肉在制作过程中产生致癌物3,4-苯并芘，并可渗透到食物中。

（五）饮酒

据报道，饮酒可增加妇女患乳腺癌的危险性，且随饮酒量的增大而增高。

（六）霉菌及其毒素

已知有20多种霉菌及其毒素对动物有致癌性。我国食道癌和肝癌的高发可能与居民摄入被霉菌污染的食物有关。

（七）N-亚硝基化合物

N-亚硝基化合物是一大类有致癌性的物质，其中研究较多的是亚硝胺，此外还有亚硝基脲、亚硝脒以及环状亚硝胺等。有些亚硝基化合物是有毒性作用的，但因具体的化学结构不同，其毒性大小也不同。亚硝基化合物主要造成肝脏损伤，可有出血及坏死、胆管增生、纤维化等，还会造成肾、肺、睾丸、胃等部位的损伤。肉类制品、鱼类制品、酒类及发酵食品中含亚硝基化合物较多。

三、防癌、抗癌的食物

足量的维生素C、维生素A，微量元素硒、锌等，可以起到抵消、中和、降低致癌物质的致癌作用，达到防癌、抗癌的目的。

（一）含维生素C丰富的食物

含维生素C丰富的食物有各种新鲜蔬菜和水果，如芥菜、沙棘、酸枣、菜花、柑橘、鲜枣、山楂、萝卜、甘蓝、草莓、豆芽、四季豆、番茄、莴苣、香蕉、苹果、杏、猕猴桃等。

番茄具有其他蔬菜所没有的"番茄红素"，是一种使西红柿变红的天然色素，它能消灭某些促使癌细胞生成的自由基，因此具有抗癌作用。绿色蔬菜的颜色越是浓绿，其抗氧化剂含量也就越高，就越能有效地防癌、抗癌。

柑橘类水果中含有丰富的胡萝卜素以及黄烷素等多种天然抗癌物质。十字花科蔬菜包括甘蓝、花椰菜、芥菜和萝卜等，此类蔬菜最好生食或半生半熟食用，因为烧的过熟会破坏其中的抗癌化合物。

（二）含维生素A丰富的食物

富含维生素A的动物性食物主要有动物的肝脏、鱼类、海产品、奶油和鸡蛋等。此外，带鱼、鲫鱼、鳝鱼、鱿鱼、蛤蜊、牛奶等也富含维生素A。

富含胡萝卜素的蔬菜主要是橙黄色和绿色蔬菜。每天吃120～150g菠菜、胡萝卜、韭菜、油菜、荠菜、马兰头等，就能满足儿童对维生素A的需要。雪里蕻、小白菜、红薯、大葱、西红柿、柿子椒等也是补充维生素A的良好食物来源。

（三）含大蒜素丰富的食物

有资料表明，大蒜素具有明显的抗癌作用，其对胃液分离出的硝酸盐还原菌的生长及其产生亚硝酸盐的能力均有明显的抑制作用，可降低人体胃液中亚硝酸盐的含量，从而降低患胃癌的风险。含大蒜素的食物主要有葱、大蒜等葱科植物。

（四）含微量元素丰富的食物

含硒、碘、锌的食物能起到防癌、抗癌的作用。这类食物有如下几种：

1．含硒的食物

芝麻、麦芽含硒量最高。硒的丰富来源还有海产品、动物内脏、大蒜、蘑菇、金针菇、苋菜、黄油、啤酒酵母、小麦胚和猪、羊肉等。

2．含碘的食物

海带、紫菜、淡菜、鱼干、干贝、海参、龙虾等海产品是碘的良好食物来源。

3．含锌的食物

猪肉、羊肉、牛肉、鱼类和其他海产品的含锌量丰富。

（五）提高免疫力的食物

提高免疫力的食物有猕猴桃、黑芝麻、苹果、沙丁鱼、蜂蜜、牛奶、猪肝、猴头菌、海参、牡蛎、阿胶、枸杞、海马、甲鱼、山药、红枣、香菇、魔芋等。

四、肿瘤患者的合理膳食

肿瘤的发生与膳食有很大关系，而食物所含成分较复杂，有些进入人体后可转变为致癌物，长期食用可增加患癌症的危险。而有些食物成分中又含有抑癌物，可减少患癌症的危险。因此，合理的饮食对于维护健康、减少患癌症的危险十分重要。

（一）食物多样化，营养要均衡

食物多样化可以保证膳食中含有多种营养素，而且能避免食物单一所造成的某种营养素过量或缺乏，保证营养素的全面、均衡。不同食物存在的致癌物质不同，量也不同，食物多样化能避免单一食物摄入过多时其所含的致癌物质摄入过多。

（二）减少脂肪的摄入量

膳食中脂肪含量高时，肺、直肠、前列腺及乳腺肿瘤发生的概率增加，因此应避免脂肪摄入过量。

（三）增加维生素、矿物质和膳食纤维的摄入量

应多吃富含维生素、矿物质和膳食纤维的新鲜蔬菜、水果、五谷杂粮和菌类食品，增加膳食纤维的摄入量。

（四）限制饮酒

在机体的某些部位，酒精也与一些致癌因素有协同作用，因此，饮酒是发生癌症的危险因素，特别是那些直接接触酒精的组织（如口腔和咽喉）。

（五）提高饮食卫生质量

少吃腌渍、盐渍和烟熏食物，不吃烧焦、发霉、腌渍失度和腐烂变质的食物。

本章小结

肥胖病患者要注意合理控制总热能、适量摄入糖、多吃蔬菜、饮水要充足、适度节食、形成合理的饮食结构及制定合理的进餐制度。糖尿病患者要合理控制热能、合理选用碳水化合物、增加膳食纤维的摄入、控制脂肪和胆固醇的摄入、选用优质蛋白质、提供丰富的维生素和矿物质、食物多样化、合理安排进餐等。动脉粥样硬化、冠心病患者的饮食要注意：控制热

能;控制脂肪及胆固醇;调整膳食中蛋白质的构成;供给充足的维生素和矿物质;保证膳食纤维的供给,减少精制糖的摄入。高血压患者要限制总热能的摄入;提倡戒烟、禁酒、适量饮茶;忌食某些食物。膳食对癌症有非常重要的影响。肿瘤患者的食物要多样化,营养要均衡;减少脂肪的摄入量;增加维生素、矿物质和膳食纤维的摄入量;限制饮酒;提高饮食卫生质量。

复习思考题

一、名词解释

糖尿病　　血糖生成指数　　肥胖病　　心脑血管疾病　　肿瘤

二、判断题

1.营养膳食因素是常见慢性病(如心脑血管疾病、糖尿病、肥胖病)的重要病因,改善营养膳食因素是预防和治疗这些疾病的重要手段。　　　　　　　　　　　　　（　　）

2.利用食物的 GI(血糖生成指数)可指导糖尿病患者进行合理膳食。　　（　　）

3.因为水果含糖较多,所以糖尿病患者不能吃水果。　　　　　　　　（　　）

4.控制高血压最好的方式是:控制体重、运动、减少盐的摄取、限制饮酒和定时服用医师所指定的降血压药物。　　　　　　　　　　　　　　　　　　　　　（　　）

5.肥胖病患者应采用低蛋白饮食。　　　　　　　　　　　　　　　　（　　）

6.良性肿瘤对人体没有危害。　　　　　　　　　　　　　　　　　　（　　）

7.膳食纤维可有效预防动脉粥样硬化,所以食用越多越好。　　　　　（　　）

8.体质指数(BMI)大于 24 的人群可定为肥胖人群。　　　　　　　　（　　）

9.成人高血压大于 120/80mmHg 即可诊断为高血压。　　　　　　　　（　　）

10.食用富含 EPA、DHA 的鱼油具有降血压效果。　　　　　　　　　（　　）

三、选择题

1.Ⅰ型糖尿病与Ⅱ型糖尿病的主要区别是（　　）。

A.发病年龄　　　　　　　　　　　　　　B.病情

C.糖尿病家族史　　　　　　　　　　　　D.对胰岛素的依赖及发生酮症的倾向

2.某患者,男,45 岁,脑力劳动者,身高 168cm,体重 63kg,诊断为Ⅱ型糖尿病。其饮食治疗中全天热量摄入应为（　　）。

A.1200～1600kcal　　B.1600～1900kcal　　C.1900～2200kcal　　D.2200～2500kcal

3.正常成人每日胆固醇的摄入量应该（　　）。

A.＜100mg　　　　　　B.＜200mg　　　　　　C.＜300mg　　　　　　D.＜400mg

4.（　　）是抗动脉粥样硬化因子。

A.乳糜微粒　　　　B.极低密度脂蛋白　　C.低密度脂蛋白　　　D.高密度脂蛋白

5.对所有高脂血症患者,首要的、基本的、需长期坚持的治疗措施应该是（　　）。

A.饮食治疗　　　　　B.药物治疗　　　　　C.血液净化治疗　　　D.体育锻炼

一中年男性知识分子,身高170cm,体重85kg,长期喜欢吃油腻食物,最近出现心前区压痛,到医院检查,心电图异常改变,持续三天,发现血脂总血浆胆固醇为12.3mmol/L,血浆甘油三酯为3.2mmol/L,比正常值高1倍以上,其父亲有心肌梗死病史。临床诊断为高脂血症和冠心病。请回答第6~9题,并将正确答案填在括号内。

6.该男子的体质指数属于( )。

A.超重 B.肥胖 C.过轻 D.正常

7.对于该男子发生高脂血症和冠心病的相关因素,你认为不可能的是( )。

A.肥胖 B.高油脂膳食 C.性别 D.遗传因素

8.你认为该男子的理想体重是( )。

A.65kg B.70kg C.80kg D.85kg

9.不属于该男子的饮食治疗原则是( )。

A.摄取高能量食物、高蛋白食物 B.热量摄取的控制

C.多食用含纤维食物 D.多补充水分、电解质

10.有降低血脂作用的食物有( )。

A.白酒 B.鱼类 C.黑木耳 D.奶类

11.下列食物中血糖指数最高的是( )。

A.粳米 B.玉米 C.燕麦 D.葡萄糖

12.下列哪一种微量元素与尼克酸等一起组成葡萄糖耐量因子,能加强胰岛素的作用,促进组织对葡萄糖的利用?( )

A.铁 B.硒 C.铬 D.铜

13.膳食纤维在人体内具有重要的生理功能,有利于预防癌症、糖尿病和肥胖病,因此,在膳食中应该( )。

A.提倡荤食,反对素食 B.提倡只吃粗粮,少喝牛奶

C.粗细搭配,多吃果蔬 D.只吃水果蔬菜,不吃肉食

14.下列哪种物质不能降低血胆固醇?( )

A.饱和脂肪酸 B.多不饱和脂肪酸 C.纤维素 D.果胶

15.长期过量摄入下列哪种食物最不容易引发癌症?( )

A.动物脂肪 B.蔬菜 C.白酒 D.熏肉

四、填空题

1.糖尿病的临床表现中"三多一少",指_____、_____、_____、_____。

2.糖尿病饮食控制,碳水化合物约占饮食总热量的_____。饮食中蛋白质的含量成人每日每千克为_____,孕妇、营养不良或有消耗性疾病者应增至_____,儿童糖尿病患者则为_____,伴有糖尿病、肾病而肾功能正常者应限制在_____。蛋白质来源至少有_____为动物蛋白。脂肪占总热量的_____。

3.检测肥胖的指标主要有_____、_____、_____。

4.$BMI=$_____,该指标考虑了_____和_____两个因素。中国肥胖工作组建议BMI_____为中国成人_____的界限,BMI_____为肥胖的界限。

5.按病因种类,高血压可分为_____和_____。

6.肿瘤有＿＿＿＿＿＿和＿＿＿＿＿＿之分，所有的＿＿＿＿＿＿统称为癌症。

五、简述题

1.糖尿病饮食治疗包括哪些内容？
2.简述肿瘤患者的合理膳食。

六、技能题

某Ⅱ型糖尿病女患者，45岁，身高165cm，体重65kg，轻体力劳动，空腹血糖浓度为7.5mol/L，餐后2h血糖浓度为12mol/L，血脂水平正常，拟采用单纯饮食控制。

1.该患者的标准体重应为多少？
2.是否属于正常体型？
3.按标准，应提供多少能量？
4.糖尿病的饮食控制原则是什么？

第七章 营养配餐

知识目标

1. 了解中国居民膳食指南,知道食谱编制理论和方法。
2. 掌握食谱编制的基本原则,理解食谱编制的步骤。
3. 掌握健康个体和群体的食谱编制原则,能为营养失衡和特殊疾病人群编制营养食谱。

技能目标

1. 能对婴幼儿和儿童进行食谱编制。
2. 能对孕妇、乳母、老年人进行食谱编制和膳食评价。
3. 能对特殊疾病人群进行膳食调整。

思政目标

引导学生坚持以科学的营养配餐知识指导设计食谱,培养遵纪守法、实事求是、诚实守信的品质。

合理营养、平衡膳食是健康饮食的核心。完善而合理的营养可以保证人体正常的生理功能,促进健康和生长发育,提高机体的抵抗力和免疫力,有利于某些疾病的预防和治疗。合理营养要求膳食能供给机体所需的全部营养素,并不发生缺乏或过量的情况。平衡膳食则主要从膳食的方面保证营养素的需要,以达到合理营养,它不仅需要考虑食物中含有的营养素的数量和种类,还必须考虑食物合理的加工方法、烹饪过程中如何提高消化率和减少营养素的损失等问题。

营养配餐,就是按人们身体的需要,根据食物中各种营养物质的含量,设计一天、一周或一个月的食谱,使人体摄入的蛋白质、脂肪、碳水化合物、维生素和矿物质等几大营养素比例合理,即达到平衡膳食。营养配餐是实现平衡膳食的一种措施。平衡膳食的原则通过食谱才得以表达出来,充分体现其实际意义。

第一节 营养配餐的制定

一、食谱编制的基本原则

(一)保证营养平衡

(1)品种多样,数量充足 按照《中国居民膳食指南(2022)》的要求,膳食应提供人体需要的碳水化合物、蛋白质、脂肪,以及各种矿物质和维生素。不仅品种要多样,而且数量要充足,膳食既要能满足就餐者的需要,又要防止过量。对于一些特殊人群,如儿童和青少年、孕妇和乳母,还要注意易缺营养素(如钙、铁、锌等)的供给。

（2）各营养素之间的比例要适宜　膳食中的能量来源及其在各餐中的分配比例要合理。要保证膳食蛋白质中优质蛋白质占适宜的比例。要以植物油作为油脂的主要来源。同时还要保证碳水化合物的摄入。各矿物质之间也要配比适当。

（3）食物的搭配要合理　注意呈酸性食物与呈碱性食物、主食与副食、杂粮与精粮、荤与素等食物的平衡搭配。

（4）膳食制度要合理　一般应该定时定量进餐，成人一日三餐，儿童在三餐以外再加一次点心，老人也可在三餐之外加点心。

（二）照顾饮食习惯，注意饭菜的口味

在可能的情况下，既要使膳食多样化，又要照顾就餐者的饮食习惯，注重烹调方法，做到色香味俱佳。

（三）考虑季节和市场供应情况

要熟悉市场可供选择的原料，并了解其营养特点。

（四）兼顾经济条件

既要使食谱符合营养要求，又要使进餐者在经济上有承受能力，才会使食谱有实际意义。

二、食谱的种类及内容

（一）食谱的种类

食谱的分类方法有两种，一种是按照人群来分，另一种是按照编制目的来分。

1.按照人群来分

（1）个体食谱　包括婴幼儿食谱、学龄前儿童食谱、学龄儿童食谱、孕妇食谱、乳母食谱、成人食谱、老年人食谱等。

（2）群体食谱　群体食谱又可分为均匀群体食谱和非均匀群体食谱两部分，包括幼儿园食谱、学生午餐的食谱、集体食堂食谱、营养失衡和相关代谢疾病人群的食谱及疾病状态人群的食谱等。

2.按照编制目的来分

食谱按照编制目的可分为普通食谱和特殊食谱。

（二）食谱的主要内容

食谱的主要内容应包括用膳者、每日餐次、每顿饭菜的名称、食物的种类及数量等。

三、食谱的编制方法

（一）计算法

1.确定用餐对象全日能量供给量

能量是维持生命活动正常进行的基本保证。一方面，能量不足，人体中的血糖下降，就会感觉疲乏无力，进而影响工作、学习的效率；另一方面，能量若摄入过多，则会在体内贮存，使人体发胖，也会引起多种疾病。因此，编制食谱首先应该考虑的是保证能从食物中摄入适宜的能量。

用膳者一日三餐的能量供给量可参照膳食营养素参考摄入量（DRIs）中能量的推荐摄入量（RNI），根据用餐对象的劳动强度、年龄、性别等确定。例如办公室男性职员按轻体力劳动计,其能量供给量为 10.03×10^3 kJ(2400kcal)。集体就餐对象的能量供给量标准可以以就餐人群的基本情况或平均数值为依据,包括人员的平均年龄、平均体重,以及 80%以上就餐人员的活动强度。如就餐人员 80%以上为中等体力活动的男性,则每日所需能量供给量标准为 11.29×10^3 kJ(2700kcal)。

能量供给量标准只是提供了一个参考的目标,实际应用中还需参照用餐人员的具体情况加以调整,如根据用餐对象的胖瘦情况确定不同的能量供给量。因此,在编制食谱前应对用餐对象的基本情况有一个全面的了解,应当清楚就餐者的人数、性别、年龄、机体条件、劳动强度、工作性质以及饮食习惯等。

2.计算宏量营养素全日应提供的能量

能量的主要来源为蛋白质、脂肪和碳水化合物。为了维持人体健康,这三种能量营养素占总能量的比例应当适宜,一般蛋白质占 10%～15%,脂肪占 20%～30%,碳水化合物占 55%～65%,具体可根据本地生活水平调整上述三种能量营养素占总能量的比例,由此可求得三种能量营养素的一日能量供给量。

如已知某人每日能量需要量为 11.29×10^3 kJ(2700kcal),若三种能量营养素占总能量的比例取中等值,分别为蛋白质占 15%、脂肪占 25%、碳水化合物占 60%,则三种能量营养素各应提供的能量如下:

蛋白质应提供的能量=11.29×10^3 kJ(2700kcal)×15%=1.6935×10^3 kJ(405kcal)

脂肪应提供的能量=11.29×10^3 kJ(2700kcal)×25%=2.8225×10^3 kJ(675kcal)

碳水化合物应提供的能量=11.29×10^3 kJ(2700kcal)×60%=6.774×10^3 kJ(1620kcal)

3.计算三种能量营养素每日需要数量

知道了三种能量营养素的能量供给量,还需将其折算为需要量,即具体的质量,这是确定食物品种和数量的重要依据。食物中的能量营养素不可能全部被消化吸收,且消化率也各不相同,消化吸收后,在体内也不一定彻底被氧化分解产生能量。食物中能量营养素产生能量的多少可按如下关系换算:1g 碳水化合物产生的能量为 16.7kJ(4.0kcal),1g 脂肪产生的能量为 37.6kJ(9.0kcal),1g 蛋白质产生的能量为 16.7kJ(4.0kcal)。根据三大能量营养素的能量供给量及其能量折算系数,可求出全日蛋白质、脂肪、碳水化合物的需要量。

如根据上一步的计算结果,可算出三种能量营养素的需要量如下:

蛋白质的需要量=1.6935×10^3 kJ÷16.7kJ/g≈101g(405kcal÷4kcal/g≈101g)

脂肪的需要量=2.8225×10^3 kJ÷37.6kJ/g≈75g(675kcal÷9kcal/g≈75g)

碳水化合物的需要量=6.774×10^3 kJ÷16.7kJ/g≈405g(1620kcal÷4kcal/g=405g)

4.计算三种能量营养素的每餐需要量

知道了三种能量营养素的全日需要量后,就可以根据三餐的能量分配比例计算出三大能量营养素的每餐需要量。一般三餐能量的适宜分配比例为:早餐占 30%,午餐占 40%,晚餐占 30%。

如根据上一步的计算结果,按照 30%、40%、30%的三餐供能比例,其早、中、晚三餐各需要摄入的三种能量营养素的数量如下:

早餐:

蛋白质的需要量=101g×30%≈30g

脂肪的需要量=75g×30%≈23g

碳水化合物的需要量＝405g×30％≈122g

午餐：

蛋白质的需要量＝101g×40％≈40g

脂肪的需要量＝75g×40％≈30g

碳水化合物的需要量＝405g×40％≈162g

晚餐：

蛋白质的需要量＝101g×30％≈30g

脂肪的需要量＝75g×30％≈23g

碳水化合物的需要量＝405g×30％≈122g

5. 主、副食品种和数量的确定

已知三种能量营养素的需要量，根据食物成分表，就可以确定主食和副食的品种和数量了。

（1）主食品种、数量的确定　由于粮谷类是碳水化合物的主要来源，因此主食的品种、数量主要根据各类主食原料中碳水化合物的含量确定。

主食的品种主要根据用餐者的饮食习惯来确定，北方人习惯以面食为主，南方人则以大米居多。根据上一步的计算，早餐中应含有碳水化合物122g，若以小米粥和馒头为主食，并分别提供20％和80％的碳水化合物，查食物成分表得知，每100g小米粥含碳水化合物8.4g，每100g馒头含碳水化合物44.2g，则：

所需小米粥的质量＝122g×20％÷（8.4/100）≈290g

所需馒头的质量＝122g×80％÷（44.2/100）≈220g

（2）副食品种、数量的确定　根据三种能量营养素的需要量，首先确定了主食的品种和数量，接下来就需要考虑蛋白质的食物来源了。蛋白质广泛存在于动植物性食物中，除了谷类食物能提供蛋白质外，各类动物性食物和豆制品也是优质蛋白质的主要来源。因此副食品种和数量应在已确定主食用量的基础上，依据副食应提供的蛋白质质量确定。

其计算步骤如下：

①计算主食中含有的蛋白质质量。

②用应摄入的蛋白质质量减去主食中的蛋白质质量，即为副食应提供的蛋白质质量。

③设定副食中蛋白质的2/3由动物性食物供给，1/3由豆制品供给，据此可求出各自的蛋白质供给量。

④查表并计算各类动物性食物及豆制品的蛋白质供给量。

⑤选择蔬菜的品种和数量。

仍以上一步的计算结果为例，已知该用餐者午餐应含蛋白质40g、碳水化合物162g。假设以馒头（富强粉）、米饭（大米）为主食，并分别提供50％的碳水化合物，由食物成分表得知，每100g馒头和米饭所含的碳水化合物分别为44.2g和25.9g。按上一步的方法，可算得馒头和米饭所需的质量分别为184g和313g。

由食物成分表得知，100g馒头（富强粉）含蛋白质6.2g，100g米饭（大米）含蛋白质2.6g，则：

主食中蛋白质的含量＝184g×（6.2/100）＋313g×（2.6/100）≈20g

副食中蛋白质的含量＝40g－20g＝20g

设定副食中蛋白质的 2/3 应由动物性食物供给,1/3 应由豆制品供给,因此:

动物性食物应含蛋白质质量＝20g×2/3≈13g

豆制品应含蛋白质质量＝20g×1/3≈7g

若选择的动物性食物和豆制品分别为猪肉(脊背)和豆腐干(熏),由食物成分表可知,每 100g 猪肉(脊背)中蛋白质含量为 20.2g,每 100g 豆腐干(熏)中蛋白质含量为 15.8g,则:

猪肉(脊背)的质量＝13g÷(20.2/100)≈64g

豆腐干(熏)的质量＝7g÷(15.8/100)≈44g

确定了动物性食物和豆制品的质量,就可以保证蛋白质的摄入了。最后选择蔬菜的品种和数量。蔬菜的品种和数量可根据不同季节市场的蔬菜供应情况,以及考虑与动物性食物和豆制品配菜的需要来确定。

⑥确定纯能量食物的量。油脂的摄入应以植物油为主,配以一定量动物脂肪的摄入。因此以植物油作为纯能量食物的来源。由食物成分表可知每日摄入各类食物提供的脂肪含量,将需要的脂肪总含量减去食物提供的脂肪量即为每日植物油的供应量。

6. 食谱的评价与调整

根据以上步骤设计出营养食谱后,还应该对食谱进行评价,确定编制的食谱是否科学合理。应参照食物成分表初步核算该食谱提供的能量和各种营养素的含量,与 DRIs 进行比较,相差在 10％左右可认为合乎要求,否则要增减或更换食品的种类或数量。值得注意的是,制定食谱时,不必严格要求每份营养餐食谱的能量和各类营养素均与 DRIs 保持一致。一般情况下,每天的能量、蛋白质、脂肪和碳水化合物的量的出入不应该很大,其他营养素以一周为单位进行计算、评价即可。

根据食谱的制定原则,食谱的评价应该包括以下几个方面:

(1)食谱中所含的五大类食物是否齐全? 是否做到了食物种类多样化?

(2)各类食物的量是否充足?

(3)全天能量和营养素的摄入是否适宜?

(4)三餐能量摄入分配是否合理? 早餐是否保证了能量和蛋白质的供应?

(5)优质蛋白质占总蛋白质的比例是否恰当?

(6)三种能量营养素(蛋白质、脂肪、碳水化合物)的供能比例是否适宜?

以下是评价食谱是否科学、合理的过程:

(1)首先按类别将食物归类排序,并列出每种食物的数量。

(2)从食物成分表中查出每 100g 食物所含营养素的量,算出每种食物所含营养素的量。计算公式为:

食物中某营养素的含量＝食物量(g)×可食部分比例×100g 食物中营养素的含量/100

(3)将所用食物中的各种营养素分别累计相加,计算出一日食谱中三种能量营养素及其他营养素的量。

(4)将计算结果与中国营养学会制定的《中国居民膳食营养素参考摄入量》中同年龄、同性别人群的水平比较,进行评价。

(5)根据蛋白质、脂肪、碳水化合物的能量折算系数,分别计算出蛋白质、脂肪、碳水化合物三种营养素提供的能量及占总能量的比例。

(6)计算出动物性及豆类蛋白质占总蛋白质的比例。

（7）计算三餐提供能量的比例。

以下以 10 岁男生的一日食谱为例，对食谱进行评价（如表 7-1 所示）。

表 7-1　10 岁男生一日食谱

餐次	食物名称	用量	餐次	食物名称	用量
早餐	面包 火腿 牛奶 苹果	面粉 150g 25g 250g 100g	午餐	馒头	植物油 5g 面粉 150g
午餐	青椒肉片	青椒 100g 瘦猪肉 45g 植物油 6g	晚餐	西红柿炒鸡蛋	西红柿 125g 鸡蛋 60g 植物油 5g
	熏干芹菜	熏干 30g 芹菜 100g		韭菜豆腐汤	韭菜 25g 南豆腐 30g 植物油 3g
				米饭	大米 125g

（1）按类别将食物归类排序，看食物种类是否齐全。

谷类、薯类：面粉 300g，大米 125g；

禽畜肉及鱼类：火腿 25g，瘦猪肉 45g；

豆类及其制品：熏干 30g，南豆腐 30g；

奶类：牛奶 250g；

蛋类：鸡蛋 60g；

蔬菜水果：苹果 100g，青椒 100g，芹菜 100g，西红柿 125g，韭菜 25g；

纯热能食物：植物油 19g。

（2）食物所含营养素的计算　首先从食物成分表中查出各种食物每 100g 的能量及各种营养素的含量，然后计算食谱中各种食物所含能量和营养素的量。

以计算 150g 面粉中所含营养素为例。从食物成分表中查出小麦粉 100g 可食部为 100%，含能量 1439kJ（344kcal）、蛋白质 11.2g、脂肪 1.5g、碳水化合物 73.6g、钙 31mg、铁 3.5mg、维生素 B_1 0.28mg、维生素 B_2 0.08mg，故 150g 面粉可提供：

能量＝1439kJ×150/100＝2158.5kJ（344kcal×150/100＝516kcal）

蛋白质＝11.2g×150/100＝16.8g

脂肪＝1.5g×150/100＝2.25g

碳水化合物＝73.6g×150/100＝110.4g

钙＝31mg×150/100＝46.5mg

铁＝3.5mg×150/100＝5.25mg

维生素 B_1＝0.28mg×150/100＝0.42mg

维生素 B_2＝0.08mg×150/100＝0.12mg

其他食物的计算方法和过程与此类似。计算出所有食物分别提供的营养素含量，累计相加，就得到该食谱提供的能量和营养素。总计食谱可提供：能量 8841kJ（2113kcal）、蛋白质 77.5g、脂肪 57.4g、钙 602.9mg、铁 20.0mg、维生素 A 341.41μg、维生素 B_1 0.9mg、维生素 C 70mg。

参考 10 岁男生每日膳食营养素参考摄入量(DRIs)为:能量 8800kJ(2100kcal)、蛋白质 70g、钙 800mg、铁 12mg、维生素 A 600μg、维生素 B_1 0.9mg、维生素 C 80mg。比较可见,除维生素 A 和维生素 C 不足之外,能量和其他营养素的供给量基本符合需要。维生素 A 不足可通过每 1~2 周补充一次动物肝脏来弥补,维生素 C 不足可用富含维生素 C 的蔬菜、水果来补充。

(3)三种能量营养素的供能比例　由蛋白质、脂肪、碳水化合物三种营养素的能量折算系数可以算得:

蛋白质提供的能量占总能量的比例=77.5g×16.7kJ/g÷8841kJ×100%=14.7%

脂肪提供的能量占总能量的比例=57.4g×37.6kJ/g÷8841kJ×100%=24.4%

碳水化合物提供的能量占总能量的比例=1-14.7%-24.4%=60.9%

蛋白质、脂肪、碳水化合物适宜的供能比分别为 10%~15%、20%~30%、55%~65%。该例食谱的蛋白质、脂肪、碳水化合物的摄入比例还是比较合适的。

(4)动物性及豆类蛋白质占总蛋白质的比例　将来自动物性食物及豆类食物的蛋白质累计相加,本例计算结果为 35g,食谱中总蛋白质的含量为 77.5g,可以算得:

动物性及豆类蛋白质占总蛋白质的比例=35÷77.5×100%=45.2%

优质蛋白质占总蛋白质的比例超过 1/3,接近一半,可认为优质蛋白质的供应量比较适宜。

(5)三餐提供能量占全天摄入总能量的比例　将早、中、晚三餐的所有食物提供的能量分别按餐次累计相加,得到每餐摄入的能量,然后除以全天摄入的总能量,得到每餐提供能量占全天总能量的比例:

早餐提供的能量占全天总能量的比例=2980kJ÷8841kJ×100%=33.7%

午餐提供的能量占全天总能量的比例=3181kJ÷8841kJ×100%=36.0%

晚餐提供的能量占全天总能量的比例=2678kJ÷8841kJ×100%=30.3%

三餐能量分配比较适宜(标准比例为 30%、40%、30%)。

总的看来,该食谱种类齐全,能量及大部分营养素数量充足,三种能量营养素的比例适宜,考虑了优质蛋白质的供应,三餐能量分配合理,是设计比较科学合理的营养食谱。需要强调的是,以上食谱的制定和评价主要是根据宏量营养素的状况来进行讨论的。在实际的食谱制定工作中,还必须对各种微量营养素的适宜性进行评价,而且需要检测就餐人群的体重变化及其他营养状况指标,对食谱进行调整。

7.营养餐的制作

有了营养食谱后,必须根据食谱原料,运用合理的烹饪方法进行营养餐的制作。在烹饪过程中,食物中的蛋白质、脂肪、碳水化合物、维生素、矿物质、水等营养素会发生多种变化。了解这些变化,对于合理选用科学的烹调方法,严格监控烹饪过程中食物的质量,提高营养素在食物中的保存率和在人体中的利用率都有着重要作用。此外,营养餐的制作还应保证食物的色、香、味俱全,这样才能保证食物的正常摄入,达到营养配餐预期的营养素摄入量。

8.食谱的总结、归档管理等

编制好食谱后,应该将食谱进行归档保存,并及时收集用餐者及厨师的反馈意见,总结食谱编制的经验,以便以后不断改进。

随着计算机技术的发展,营养食谱的确定和评价也可以通过计算机实现。目前出现了许多膳食营养管理系统软件,使用者只要掌握基本的电脑技能,就可以方便、快捷地确定营养食

谱,并且得出营养素的营养成分。膳食营养管理系统软件有很多种,一般都具有如下功能:

(1)提供自动挑选食物种类界面,以及为挑选出的食物自动编制出代量食谱,计算出各类食物的用量,并自动将其合理地分配到一日三餐或三餐一点中。

(2)进行食谱营养成分的分析计算,并根据计算结果进行调整。

(3)分析膳食的食物结构和计算分析各种营养素的摄入量、能量和蛋白质的食物来源等。

许多软件采取开放的计算机管理方式,可随时扩充食物品种及营养成分。有的软件还可对个体和群体的膳食营养状况做出综合评价,针对儿童、青少年,还可实现生长发育状况的评价。另外,特殊营养配餐应用软件还有减肥配餐的设计功能及常见病病人膳食的设计功能。

(二)食物交换份法

食物交换份法简单易行,易于被非专业人员掌握。该法是将常用食物按其所含营养素量的近似值归类,计算出每类食物每份所含的营养素值和食物质量,然后将每类食物的内容制成表格供交换使用,最后根据不同的能量需要,按蛋白质、脂肪和碳水化合物的合理分配比例,计算出各类食物的交换份数和实际重量,并按每份食物等值交换表选择食物。本法对病人和正常人都适用,此处仅介绍正常人食谱的编制。

1.将常用食物进行分类

根据膳食指南,将常用食物按所含营养素的特点划分为以下五大类:

第一类:谷类及薯类。谷类包括米、面、杂粮;薯类包括马铃薯、甘薯、木薯等,主要提供碳水化合物、蛋白质、膳食纤维、B族维生素。

第二类:动物性食物。包括肉、禽、鱼、奶、蛋等,主要提供蛋白质、脂肪、矿物质、维生素A和B族维生素。

第三类:豆类及其制品。包括大豆及其他干豆类,主要提供蛋白质、脂肪、膳食纤维、矿物质和B族维生素。

第四类:蔬菜水果类。包括鲜豆、根茎、叶菜、茄果等,主要提供膳食纤维、矿物质、维生素C和胡萝卜素。

第五类:纯能量食物。包括动植物油、淀粉、食用糖和酒类,主要提供能量。植物油还可提供维生素E和必需脂肪酸。

2.列出各类食物的每单位食物交换代量表

(1)谷类、薯类 每份谷、薯类食物大约可提供能量756kJ(180kcal)、蛋白质4g、碳水化合物38g,如表7-2所示。

表 7-2 谷类和薯类食物交换代量表

食　　物	质　　量(g)
面粉	50
大米	50
玉米面	50
小米	50
高粱米	50
挂面	50
面包	75
干粉丝(皮、条)	40
土豆(可食部)	250
凉粉	750

（2）蔬菜、水果类　每份蔬菜、水果大约可提供能量 336kJ（80kcal）、蛋白质 5g、碳水化合物 15g，如表 7-3 所示。

表 7-3　蔬菜、水果类食物交换代量表

食　物（可食部）	质　量（g）
大白菜、油菜、圆白菜、韭菜、菠菜等	500～750
芹菜、莴笋、雪里蕻（鲜）、空心菜等	500～750
西葫芦、西红柿、茄子、苦瓜、冬瓜、南瓜等	500～750
菜花、绿豆芽、茭白、蘑菇（鲜）等	500～750
柿子椒	350
鲜豇豆	250
鲜豌豆	100
倭瓜	350
胡萝卜	200
萝卜	350
蒜苗	200
水浸海带	350
李子、葡萄、香蕉、苹果、桃、橘子、橙子等	200～250

（3）动物性食物　每份动物性食物大约可提供能量 378kJ（90kcal）、蛋白质 10g、脂肪 5g、碳水化合物 2g，如表 7-4 所示。

表 7-4　动物性食物交换代量表

食　物（可食部）	质　量（g）
瘦猪肉	50
瘦羊肉	50
瘦牛肉	50
鸡蛋（500g 约 8 个）	1 个
禽肉	50
肥、瘦猪肉	25
肥、瘦羊肉	25
肥、瘦牛肉	25
鱼、虾	50
酸奶	200
牛奶	250
牛奶粉	30

（4）豆类食物　每份豆类食物大约可提供能量 188kJ（45kcal）、蛋白质 5g、脂肪 1.5g、碳水化合物 3g，如表 7-5 所示。

表 7-5　豆类食物交换代量表

食　　物	质　　量(g)
豆浆	125
豆腐(南)	70
豆腐(北)	42
油豆腐	20
豆腐干	25
熏干	25
腐竹	5
千张	14
豆腐皮	10
豆腐丝	25

（5）纯能量食物　每份纯能量食物大约可提供能量 188kJ（45kcal）、脂肪 5g，如表 7-6 所示。

表 7-6　纯能量食物交换代量表

食　　物	质　　量(g)
菜籽油	5
豆油、花生油、棉籽油、芝麻油	5
牛油、羊油、猪油(未炼)	5

3.按照中国居民平衡膳食宝塔上标出的数量安排每日膳食（表 7-7）

表 7-7　平衡膳食宝塔建议不同能量膳食的各类食物参考摄入量　　　　　单位：g/d

食　　物	低能量 约 7.5×10^3 kJ(1800kcal)	中等能量 约 10.0×10^3 kJ(2400kcal)	高能量 约 11.7×10^3 kJ(2800kcal)
谷类	300	400	500
蔬菜	400	450	500
水果	100	150	200
肉、禽类	50	75	100
蛋类	25	40	50
鱼、虾类	50	50	50
豆类及豆制品	50	50	50
奶类及奶制品	100	100	100
油脂	25	25	25

　　根据个人年龄、性别、身高、体重、劳动强度及季节等情况适当调整。从事轻体力劳动的成年男子,如办公室职员等,可参照中等能量膳食来安排自己的进食量;从事中等以上强度体力劳动者,如一般农田劳动者,可参照高能量膳食进行安排;不参加劳动的老年人可参照低能量膳食来安排。女性一般比男性的食量小,因为女性体重较轻及身体构成与男性不同。

女性需要的能量往往比从事同等劳动的男性低 200kcal 或更多些。一般说来,人们的进食量可自动调节,当一个人的食欲得到满足时,他对能量的需要也就会得到满足。

4.确定食物交换份数

根据不同能量的各种食物的需要量,参考食物交换代量表,确定不同能量供给量的食物交换份数。

如对于在办公室工作的男性职员,根据中等能量膳食各类食物的参考摄入量,需要摄入谷类 400g、蔬菜 450g、水果 150g、肉、禽类 75g、蛋类 40g、鱼、虾类 50g、豆类及豆制品 50g、奶类及奶制品 100g、油脂 25g,这相当于 8(400/50)份谷薯类食物交换份,1~2 份果蔬类交换份,4 份肉、蛋、奶等动物性食物交换份,2 份豆类食物交换份,5 份油脂类食物交换份。值得注意的是,食物交换代量表的交换单位不同,折合的食物交换份数也不同。这些食物分配到一日三餐中可以这样安排:

早餐:牛奶 250g、白糖 20g、面包 150g、大米粥 25g;

午餐:饺子 200g(瘦猪肉末 50g、白菜 300g)、小米粥 25g、炝芹菜 200g;

加餐:苹果 200g;

晚餐:米饭 150g、鸡蛋 2 个、炒莴笋 150g(全日烹调用油 25g)。

还可以根据食物交换表改变其中的食物种类,这样安排:

早餐:糖三角 150g、高粱米粥 25g、煎鸡蛋 2 个、咸花生米 15g;

午餐:米饭 200g、瘦猪肉丝 50g、炒菠菜 250g;

加餐:梨 200g;

晚餐:烙饼 100g、大米粥 25g、炖大白菜 250g、北豆腐 100g(全日烹调用油 20g)。

食物交换份法是一种比较粗略的方法,实际应用中,可将计算法与食物交换份法结合使用,首先用计算法确定食物的需要量,然后用食物交换份法确定食物的种类及数量。通过食物的同类互换,可以以一日食谱为模本,设计出一周、一月食谱。

第二节 营养食谱实例

一、不同年龄人群的营养食谱

(一)幼儿一日食谱

幼儿的胃容量小,每日的餐次要比成人多,也就是一餐与一餐之间的间隔时间要比成人短。可以将幼儿的餐次分为早餐、午餐、午点、晚餐四餐,有条件的睡前可加一些晚点。表 7-8 所示为幼儿一日食谱举例。

(二)中小学生一日食谱

中小学生的营养需要有一个显著特点:他们所获得的营养不仅仅要维持生命和日常活动,更重要的是还要满足其迅速生长发育的需要。在整个发育期间,由于机体中物质的合成代谢大于分解代谢,其所需的能量和各种营养素的数量相对比成人高,尤其是能量和蛋白质、脂类、钙、锌、铁等几种营养素,因此,中小学生应多吃谷类,供给充足的能量;保证鱼、肉、蛋、奶、豆类和蔬菜的摄入。此外,营养丰富的早餐对学生完成一上午紧张的学习有重要作用,要保证吃好早餐。中小学生一日食谱举例如表 7-9~表 7-11 所示。

表 7-8 幼儿一日食谱举例

餐次	食物名称	用量	餐次	食物名称	用量
早餐	牛奶蛋花麦片粥	牛奶 200mL	午点	香蕉	50g
		麦片 25g		强化钙饼干	15g
		鸡蛋 25g	晚餐	软饭	大米 125g
		糖 15g		鱼肉酿油豆腐	油豆腐 30g
午餐	馒头	面粉 50g			鱼肉 25g
	土豆烧牛肉（碎）	牛肉 30g			面粉 5g
		土豆 30g		蒜蓉炒时蔬	时菜 70g
	西红柿蛋花汤	葱 3g			蒜 3g
		鸡蛋 25g	晚点	牛奶	150g
		西红柿 50g	全日烹调用油		10g

表 7-9 6～9 岁小学生一日食谱举例

餐次	食物名称	用量	餐次	食物名称	用量
早餐	面包	100g	午餐	米饭	大米 125g
	牛奶	250g	晚餐	肉丝炒蒜苗	蒜苗 75g
	苹果	80g			瘦肉丝 35g
午餐	红烧鸡块海带	鸡肉 80g		芹菜炒豆干	芹菜 45g
		海带 30g			豆腐干 45g
		鲜香菇 10g		馒头	面粉 80g
	素炒笋片	莴笋 75g		小米粥	小米 25g
	西红柿蛋汤	西红柿 20g	全日烹调用油		17g
		鸡蛋 10g			

表 7-10 10～12 岁小学生一日食谱举例

餐次	食物名称	用量	餐次	食物名称	用量
早餐	豆沙包	面粉 80g	午餐	馒头	面粉 125g
		红小豆 50g	晚餐	西红柿炒鸡蛋	西红柿 150g
		白糖 10g			鸡蛋 1 个
	拌香椿	香椿 35g		芫荽紫菜豆腐汤	紫菜 10g
	牛奶	250g			豆腐 25g
	苹果	80g			芫荽少许
午餐	素炒芹菜	芹菜 100g		米饭	大米 125g
	肉炒柿子椒	柿子椒 75g	全日烹调用油		19g
		瘦猪肉 50g			

表 7-11　13～18 岁中学生一日食谱举例

餐次	食物名称	用量	餐次	食物名称	用量
早餐	馒头	面粉125g	午餐	排骨萝卜汤	青萝卜50g
	花生酱	15g			排骨50g
	牛奶	250g		米饭	大米150g
	煎鸡蛋	1个	晚餐	鸡丁炒青椒	鸡肉35g
	香蕉	100g			青椒75g
午餐	鲜笋炒生鱼片	鱼肉35g		小葱拌豆腐	小葱25g
		春笋75g			南豆腐75g
	肉片炒青菜豆腐干	肥、瘦猪肉30g		米饭	大米125g
		豆腐干25g		全日烹调用油	20g
		青菜75g			

(三)大学生一日食谱

大学生一日食谱举例见表 7-12。

表 7-12　大学生一日食谱举例

餐次	食物名称	用量	餐次	食物名称	用量
早餐	馒头	面粉100g	晚餐	猪血豆腐葵菜汤	猪血50g
	小米粥	小米50g			豆腐100g
	豆腐乳	25g			葵菜200g
午餐	肉烧胡萝卜	瘦肉100g		花卷	面粉200g
		胡萝卜100g		全日烹调用油	25g
	炒卷心菜	卷心菜250g			
	米饭	大米200g			

(四)中老年人一日食谱

中老年人因器官功能逐渐减退,活动减少,每日能量需要低于青壮年,有的营养素摄入量亦应稍低,而有些营养素则不能减少,如维生素、矿物质等微量元素。中年人和老年人一日食谱举例如表 7-13～表 7-15 所示。

表 7-13　中年人一日食谱举例

餐次	食物名称	用量	餐次	食物名称	用量
早餐	小米粥	小米50g	午餐	虾皮	8g
	花卷	面粉50g	晚餐	馒头	面粉150g
	鸡蛋	1个		葱爆羊肉	瘦羊肉50g
午餐	米饭	大米50g			大葱25g
	炒肉末豌豆	肥、瘦猪肉30g		素拌菠菜	菠菜150g
		豌豆100g			麻酱10g
	肉丝炒芹菜	瘦猪肉20g		丝瓜汤	丝瓜25g
		芹菜150g			面筋20g
	虾皮黄瓜汤	黄瓜50g		全日烹调用油	25g
		虾皮2g			

表7-14　60岁老年人一日食谱举例

餐次	食物名称	用量	餐次	食物名称	用量
早餐	馒头	面粉40g	晚餐	米饭	粳米150g
	牛奶	250g		香菇烧小白菜	小白菜200g
	鸡蛋	1个			香菇10g
午餐	烙春饼	面粉70g		炒胡萝卜丝	肥、瘦猪肉10g
	炒合菜	猪肉25g			胡萝卜50g
		绿豆芽100g			冬笋50g
		菠菜100g		菠菜紫菜汤	菠菜50g
		韭菜20g			紫菜10g
		粉条20g	晚点	橘子	50g
	红豆小米粥	小米35g	全日烹调用油		20g
		红豆15g			

表7-15　70岁老年人一日食谱举例

餐次	食物名称	用量	餐次	食物名称	用量
早餐	花卷	面粉50g	晚餐	米饭	大米100g
	牛奶	200g		葱烧带鱼	带鱼75g
午餐	发面饼	面粉150g			大葱5g
	肉丝炒韭黄	猪肉丝25g		小白菜口蘑汤	小白菜70g
		韭黄120g			干口蘑10g
	虾皮三丝	虾米皮10g			粉条20g
		菠菜50g	晚点	橘子	50g
		土豆70g	全日烹调用油		20g
		胡萝卜80g			

(五)孕妇、乳母一日食谱

1.妊娠初期(孕1～3个月)营养食谱

妊娠初期膳食中营养素的供给量与怀孕前相同,为适应妊娠反应,要做到少食多餐,食物要多品种、色香味俱全。妊娠初期一日食谱举例如表7-16所示。

表7-16　妊娠初期一日食谱举例

餐次	食物名称	用量	餐次	食物名称	用量
早餐	馒头	面粉100g	晚餐	米饭	大米100g
	猪骨粥	大米25g		牛肉炒菜心	菜心100g
		猪骨50g			牛肉30g
午餐	清蒸鲫鱼	鲫鱼50g		枸杞咸蛋汤	枸杞叶150g
	荷兰豆炒腰花	荷兰豆150g			咸鸭蛋84g
		猪腰40g	晚点	牛奶	250g
	米饭	大米100g	全日烹调用油		25g
		红豆15g			
午点	柑橘	100g			

2.妊娠中期(孕4～6个月)营养食谱

孕妇在妊娠中期需要根据体重增长情况调节能量供给,应注意微量元素的补充。妊娠中期一日食谱举例如表 7-17 所示。

表 7-17　妊娠中期一日食谱举例

餐次	食物名称	用量	餐次	食物名称	用量
早餐	馒头	面粉 50g	晚餐	炒青菜	青菜 100g
	稀饭	大米 25g		油豆腐烧肉	油豆腐 100g
	煮鸡蛋	1 个			猪肉 50g
	酱瓜	10g		米饭	大米 100g
午餐	炒蚕豆	鲜蚕豆 100g	晚点	苹果	100g
	红烧带鱼	带鱼 100g		全日烹调用油	25g
	米饭	大米 100g			
午点	芝麻糊	米粉 25g			
		芝麻 25g			

　　3.妊娠后期(孕 7~9 个月)营养食谱

　　此阶段胎儿发育极快,孕妇食量最大,但由于腹部庞大,一次不能饱餐,以免腹部胀满,横膈上升,使心脏移位。要补充足够的钙、适度的蛋白质,控制脂肪总量,使其占供能比低于25%。有水肿者要控制食盐及饮食中的水分。妊娠后期一日食谱举例如表 7-18 所示。

表 7-18　妊娠后期一日食谱举例

餐次	食物名称	用量	餐次	食物名称	用量
早餐	滑生鱼片面	挂面 100g	晚餐	米饭	大米 150g
		菜心 50g		牛肉炒白菜	白菜 15g
		生鱼片 50g			牛肉 50g
	荷包蛋	鸡蛋 1 个		莲藕眉豆猪骨汤	莲藕 100g
午餐	肉丝炒青椒	青椒 100g			眉豆 20g
		瘦猪肉 50g			猪骨 75g
	鱼头紫菜汤	紫菜 10g	晚点	豆沙包	面粉 50g
		大鱼头 75g			红小豆 10g
	米饭	大米 150g			白糖 10g
午点	柑橘	100g		牛奶	奶粉 30g
				煮鸡蛋	鸡蛋 1 个
				全日烹调用油	25g

　　4.产褥期营养食谱

　　产妇在分娩过程中消耗的能量很多,又有血性恶露,皮肤排泄活动也特别旺盛,出汗很多,需要及时补充营养素和水分。一般产后两天食用流质、半流质食物,后改吃软饭。产后开始哺乳,要注意蛋白质、必需脂肪酸、钙以及维生素 B_1、维生素 B_2、维生素 C 的供给。产褥期一日食谱举例如表 7-19 所示。

表 7-19　产褥期一日食谱举例

餐次	食物名称	用量	餐次	食物名称	用量
早餐	面包	面粉 100g	晚餐	炒黄鳝丝	鳝鱼 75g
	鸭蛋猪骨粥	大米 30g		薯仔猪骨汤	猪骨 50g
		猪骨 50g			薯仔 50g
		鸭蛋 1 个			胡萝卜 50g
午餐	牛肉炒苦瓜	苦瓜 150g			番茄 20g
		牛肉 50g		米饭	大米 150g
	菜心肉片汤	菜心 150g	晚点	牛奶鸡蛋煮麦片	牛奶 250g
		瘦猪肉 20g			鸡蛋 55g
	米饭	大米 150g			麦片 25g
午点	柑橘	100g			红糖 20g
				全日烹调用油	25g

5. 哺乳期营养食谱

产妇在哺乳期所需营养的供应量,除必须保证自身的体能恢复外,还要满足分泌乳汁的需要,要保持较高的营养水平。其中蛋白质要充足,脂肪供给量可达总能量的 27%,但不能超过 30%,并要有充足的维生素和矿物质。哺乳期一日食谱举例如表 7-20 所示。

表 7-20　哺乳期一日食谱举例

餐次	食物名称	用量	餐次	食物名称	用量
早餐	菜心肉片汤面	挂面 150g	午餐	米饭	150g
		菜心 50g	晚餐	姜葱炒猪肝	猪肝 50g
		瘦猪肉 20g			葱 5g
	煎荷包蛋	鸡蛋 1 个		枸杞鲫鱼汤	鲫鱼 50g
午餐	发菜鱼丸炒菜心	鲮鱼肉 50g			枸杞 150g
		发菜 4g		米饭	大米 150g
		菜心 100g	晚点	面包	面粉 70g
	肉片芥菜	肥、瘦猪肉 25g		牛奶	250g
		芥菜 100g		全日烹调用油	25g

二、补充营养素的食谱

我国传统膳食以植物性食物为主,这种膳食结构有它的优点,但也容易导致一些营养素的缺乏,在营养配餐时应注意合理补充,尤其是对处在生长发育期的儿童、青少年,如不及时补充,会影响其正常的生长发育。下面补充介绍几种我国居民容易缺乏的营养素的食谱,食物的量以 11~13 岁儿童为依据,成年人只需调整需要量。另外需要说明的是,动物内脏虽

然富含多种营养素,但是由于其胆固醇含量较高,食用过多对健康也是不利的,因此建议每
1～2周食用一次含动物内脏的膳食,保证一定时期内的平衡膳食。

(一)富含维生素A的一日食谱

维生素A的食物来源有两种:一种来自动物性食物,如动物肝脏、鱼肝油、奶及奶制品、
禽蛋等;另一种来自植物性食物中的胡萝卜素,它在体内可转化为维生素A。绿色蔬菜、黄
色蔬菜以及黄红色水果中富含胡萝卜素,如菠菜、豌豆苗、红心甜薯、胡萝卜、西兰花、杞果、
杏等。从表7-21所列的食物中,可以获得800μg左右视黄醇当量的维生素A。富含维生素
A的一日食谱举例如表7-22所示。

表7-21 富含维生素A的食物

食物名称	用量(g)	食物名称	用量(g)
羊肝	4	牛肝	4
鸡肝	8	猪肝	16
鹅肝	13	鸡心	90
奶油	80	鹌鹑蛋	240
鸡蛋黄	183	鸭蛋黄	40
胡萝卜	116	菠菜	164
冬寒菜	70	茴香	200
芥蓝	140	西兰花	66
杞果	60		

表7-22 富含维生素A的一日食谱举例

餐次	食物名称	用量	餐次	食物名称	用量
早餐	面包	面粉100g	午餐	酸辣汤	瘦肉丝、玉兰片各适量
	牛奶	250g		米饭	大米150g
	西瓜	200g	晚餐	菠菜拌腐竹	菠菜100g
午餐	爆三样	猪肝25g			水发腐竹25g
		猪腰花25g		蒜蓉西兰花	西兰花100g
		肥、瘦猪肉25g			蒜5g
		黄瓜片50g		花卷	面粉100g
		水发木耳5g		绿豆汤	绿豆15g
	干煸扁豆	扁豆100g		全日烹调用油	25g

(二)富含铁的一日食谱

膳食中铁的良好来源为动物肝脏、全血、肉类、鱼类等动物性食物,其不仅铁含量高,而
且生物利用率高。植物性食物含铁量不高,仅油菜、菠菜、黑玉米、黑米等含铁量较高,但其
生物利用率低。从表7-23所列的食物中可以获得10mg左右的铁。表7-24为富含铁的一
日食谱举例。

表 7-23 富含铁的食物

食物名称	用量(g)	食物名称	用量(g)
猪血	115	鸭血	30
鸡血	40	鸡肝	80
猪肝	45	鸭肝	40
猪肾	160	牛肾	106
牛肉干	60	猪心	233
瘦猪肉	330	鸡蛋	500
鲜扇贝	140	海参(鲜)	80
蚌肉	20	虾米	90
芹菜	150	菠菜	300

表 7-24 富含铁的一日食谱举例

餐次	食物名称	用量	餐次	食物名称	用量
早餐	面包	面粉125g	晚餐	尖椒炒肝	猪肝 60g
	牛奶	250g			尖椒 30g
	芝麻酱	10g		西红柿鸡蛋汤	西红柿 50g
	香蕉	100g			鸡蛋 15g
午餐	瘦肉炒柿子椒	柿子椒50g		馒头	面粉 100g
		瘦猪肉 30g		红枣粥	红枣 15g
	香菇炒油菜	香菇 25g			小米 25g
		油菜 50g	全日烹调用油		20g
	虾米冬瓜汤	虾米 10g			
		冬瓜 50g			
	米饭	大米150g			

(三)富含钙的一日食谱

奶和奶制品是钙的主要来源,其含量和吸收率均较高。虾皮、海带、芝麻酱的含钙量也很高。豆类、绿色蔬菜虽含钙量较高,但人体吸收率低。另外,禽、畜骨中的钙也十分丰富。从表 7-25 的食物中可以获得 800mg 左右的钙。富含钙的一日食谱举例如表 7-26 所示。

表 7-25 富含钙的食物

食物名称	用量(g)	食物名称	用量(g)
牛乳	770	牛乳粉(全脂)	118
奶酪	100	虾皮	80
虾米	150	河虾	240

食物名称	用量（g）	食物名称	用量（g）
白虾米	200	石螺	20
鲜海参	175	小香干	80
北豆腐	400	海带	200
木耳	300	芝麻酱	68
黄豆	400	黑豆	350

表 7-26　富含钙的一日食谱举例

餐次	食物名称	用量	餐次	食物名称	用量
早餐	面包	面粉 125g	晚餐	黄瓜拌千张	黄瓜 50g
	奶酪	15g			千张 30g
	蛋花牛奶	牛奶 250g		虾皮炒小白菜	虾皮 15g
		鸡蛋 60g			小白菜 100g
	苹果	100g		紫菜瘦肉汤	紫菜 15g
午餐	猪肉炖海带	肥、瘦猪肉 30g			瘦猪肉 25g
		海带 25g		花卷	面粉 15g
	木须汤	粉条 15g	全日烹调用油		20g
		鸡蛋 25g			
		水发木耳 15g			
		油菜心 25g			
	米饭	大米 150g			

(四)富含维生素 B_1 的一日食谱

维生素 B_1 广泛存在于天然食物中,含量较丰富的有动物内脏、肉类、豆类、花生及未加工的粮谷类,食品加工越细,维生素 B_1 含量越低。从表 7-27 所列的食物中可获得 1.0mg 左右的维生素 B_1。富含维生素 B_1 的一日食谱举例如表 7-28 所示。

表 7-27　富含维生素 B_1 的食物

食物名称	用量（g）	食物名称	用量（g）
稻米(粳)	300	黑米	300
小麦粉	360	小米	300
燕麦片	300	玉米面(白)	290
豆腐丝(皮)	300	豌豆	250
黄豆(干)	250	橘子	400
花生仁(生)	140	火腿	200
猪肉	200	猪肝	500
鸡肝	300	鸡心	200
鸭肝	400	牛肝	500

表 7-28　富含维生素 B_1 的一日食谱

餐次	食物名称	用量	餐次	食物名称	用量
早餐	馒头	面粉 125g	晚餐	木耳炒鸡蛋	水发木耳 15g
	豆腐干	25g			鸡蛋 50g
	牛奶	250g		香菇炒油菜	香菇 25g
	橘子	100g			油菜 100g
午餐	里脊肉末炒豌豆	猪里脊肉 50g		西红柿炒菠菜	西红柿 50g
		豌豆 150g			菠菜 50g
	羊杂汤	羊肚 25g		米饭	大米 125g
		羊腰花 25g			
		羊肝 25g		全日烹调用油	20g
	馒头	面粉 150g			

（五）富含维生素 B_2 的一日食谱

维生素 B_2 含量较高的食物为动物内脏、乳及蛋类，大豆及各种绿叶菜也有一定含量。从表 7-29 所列的食物中可以获得 1.0mg 左右的维生素 B_2。富含维生素 B_2 的一日食谱举例如表 7-30 所示。

表 7-29　富含维生素 B_2 的食物

食物名称	用量（g）	食物名称	用量（g）
猪肝	50	鹌鹑蛋	200
猪肾	90	扁豆（干）	200
鸡肝	100	黑豆	300
鸭肝	100	芸豆	380
牛肝	80	苜蓿	140
羊肝	60	枸杞菜	300
羊肾	60	芹菜	500
羊乳粉（全脂）	60	茄子	500
蘑菇（干）	100	蘑菇（鲜）	286
鸡蛋	200		

表 7-30　富含维生素 B_2 的一日食谱举例

餐次	食物名称	用量	餐次	食物名称	用量
早餐	馒头	面粉 100g	午餐	蒜苗炒豆干	蒜苗 50g
	茶鸡蛋	鸡蛋 1 个			豆腐干 25g
	牛奶	250g		米饭	大米 125g
	香蕉	80g	晚餐	炒菠菜	菠菜 50g
午餐	鱼香猪肝	猪肝 75g		肉炒柿子椒	柿子椒 75g
		黑木耳 20g			瘦猪肉 25g
		黄瓜 50g		花卷	面粉 125g
	西红柿蛋花汤	西红柿 25g		玉米渣粥	玉米渣 50g
		鸡蛋 15g		全日烹调用油	20g

(六)富含维生素C的一日食谱

维生素C的主要来源为新鲜蔬菜与水果。从表7-31列举的每份食物中可以获得50mg左右的维生素C。富含维生素C的一日食谱举例如表7-32所示。

表7-31 富含维生素C的食物

食物名称	用量(g)	食物名称	用量(g)
灯笼椒	70	尖辣椒(红、小)	35
芫荽	100	圆白菜	125
红果	100	小白菜	180
柠檬	225	大白菜	180
鲜枣	20	菜花	80
蜜枣	100	豆角(白)	125
鲜荔枝	125	油菜	140
柚子	225	藕	100
橙	150	雪里蕻	160

表7-32 富含维生素C的一日食谱举例

餐次	食物名称	用量	餐次	食物名称	用量
早餐	馒头	面粉100g	午餐	米饭	鸡蛋25g
	蛋花牛奶	牛奶250g			大米125g
		鸡蛋60g	晚餐	韭菜炒豆干	韭菜50g
	柑橘	100g			豆腐干25g
午餐	肉丝炒青椒	青椒100g		素炒菜花	菜花75g
		瘦猪肉50g		馒头	面粉100g
	鲜蘑炒油菜	鲜蘑25g	晚点	红果	50g
		油菜100g	全日烹调用油		20g
	菠菜鸡蛋汤	菠菜50g			

三、特殊疾病患者的食谱

由于社会的发展、生活条件的改善以及饮食结构的变化,一些特殊疾病的发病率呈现逐年上升趋势。如何在基本饮食的基础上,依据疾病的特殊需要,通过科学的调配,增加或减少某些食物的成分,使有关疾病病人得到更好的康复,是疾病预防和治疗的重要措施之一。

(一)冠心病患者一日食谱

冠心病患者的发病与每日膳食的不平衡有关,饱和脂肪酸和胆固醇的摄入量过多,热量过多,维生素和矿物质摄入不足都可增加发病率。如果把这些因素加以适当调整和控制,可减少冠心病的发病率和死亡率。冠心病患者的一日食谱举例如表7-33所示。

表 7-33　冠心病患者的一日食谱举例

餐次	食物名称	用量	餐次	食物名称	用量
早餐	VAD 牛奶	牛奶 250g	午餐		油菜 150g
		白糖 5g		馒头	面粉 125g
	火腿肠	50g	晚餐	砂锅豆腐	白菜 200g
	炝拌小菜	胡萝卜 75g			豆腐 100g
		芹菜 25g			瘦猪肉 50g
	鸭梨	200g			海米 10g
午餐	红烧鱼	草鱼 100g			粉丝 15g
				米饭	大米 100g
	香菇油菜	香菇 50g	全日烹调用油		30g

(二)高血压病患者一日食谱

高血压患者的膳食应定时限量,既要注意食物成分和平衡配膳,又要注意烹调方法,采用低脂肪、低胆固醇、低盐、低热量膳食。以清淡为主,禁油腻,并限制饮酒及浓咖啡。高血压病患者的一日食谱举例如表 7-34 所示。

表 7-34　高血压病患者的一日食谱举例

餐次	食物名称	用量	餐次	食物名称	用量
早餐	小米粥	小米 50g	晚餐		北豆腐 100g
	馒头	面粉 25g		拌黄瓜	黄瓜 100g
午餐	清蒸鱼	鲫鱼 100g		拌西红柿	西红柿 100g
	素炒油菜	油菜 200g			白糖 10g
	米饭	大米 100g		米饭	大米 100g
	苹果	200g		鸭梨	100g
晚餐	肉末豆腐	瘦猪肉末 50g	全日烹调用油		25g

(三)动脉粥样硬化患者一日食谱

动脉粥样硬化患者的膳食应以植物性食物为主,因为植物性食物中的很多成分具有抑制胆固醇吸收的作用,其中的有些成分与胆固醇结合后直接排出体外;有些动物性膳食也有预防动脉粥样硬化的作用,如鸡蛋、牛奶等。同时,在制定一日食谱时要注意减少热能供给。动脉粥样硬化患者的一日食谱举例如表 7-35 所示。

表 7-35　动脉粥样硬化患者的一日食谱举例

餐次	食物名称	用量	餐次	食物名称	用量
早餐	脱脂牛奶	牛奶 250g	午餐	米饭	大米 200g
	面包	面粉 100g		苹果	1 个
	莴笋丝	莴笋 100g	晚餐	清蒸鱼	草鱼 100g
	香蕉	一小根		素烧冬瓜	冬瓜 150g
午餐	蘑菇烧豆腐	豆腐 100g		醋熘西葫芦	西葫芦 150g
		蘑菇 150g		馒头	面粉 150g
	胡萝卜炖牛肉	胡萝卜 150g		酸奶	125g
		瘦牛肉 50g	全日烹调用油		15g
	小米粥	小米 100g			

(四)糖尿病患者一日食谱

在制定糖尿病患者的食谱时,首先要注意糖尿病患者每日膳食应相对稳定,根据患者的性别、年龄、体重、每日体力活动强度和患病程度确定每日的食谱和进餐时间,控制每日热能的摄入量,维持标准体重,调整食物中碳水化合物、脂肪的摄入比例,以此来维持胰岛素和葡萄糖在体内的相对稳定,使血糖保持适当的浓度。糖尿病患者的一日食谱举例如表 7-36 所示。

表 7-36 糖尿病患者的一日食谱举例

餐次	食物名称	用量	餐次	食物名称	用量
早餐	和面馒头	小麦粉 25g	午餐		韭菜 50g
		玉米面粉 50g		豆油	14g
	煮鸡蛋	鸡蛋 25g,半个	晚餐	馒头	小麦粉 75g
	牛奶	300g		油菜炒香菇	油菜 5g
	芝麻油	5g			香菇 30g
午餐	粳米饭	粳米 150g		茭白炒肉片	茭白 100g
	肉炒苦瓜	瘦猪肉 60g			瘦猪肉 50g
		苦瓜 150g		豆油	14g
	绿豆芽炒韭菜香干	绿豆芽 100g	加餐	西红柿	150g
		韭菜 100g	全日烹调用油		20g
		香干 35g			

(五)肥胖病患者一日食谱

在制定肥胖病患者的食谱时,要注意控制总能量,限制脂肪的摄入量,碳水化合物应限制在占总能量的 40%~55%,应以谷类食物为主要来源。同时要注意限制辛辣及刺激性食物以及调味品的摄入,保证膳食中有足量的新鲜蔬菜,尤其是绿叶蔬菜和水果。肥胖病患者的一日食谱举例如表 7-37 所示。

表 7-37 肥胖病患者的一日食谱举例

餐次	食物名称	用量	餐次	食物名称	用量
早餐	豆浆	400g	午餐	玉米面粥	玉米面 25g
	馒头	面粉 50g		花卷	面粉 50g
	拌黄瓜	黄瓜 50g	晚餐	汆丸子	瘦猪肉 50g
午餐	肉片青椒	瘦肉 25g			冬瓜 100g
		豆腐干 25g		炒苋菜	苋菜 150g
		青椒 50g		米饭	大米 75g
	凉拌西红柿	西红柿 150g	全日烹调用油		25g
		白糖 10g			

本章小结

　　食谱编制的基本原则为：保证营养平衡；照顾饮食习惯，注意饭菜的口味；考虑季节和市场供应情况；兼顾经济条件。食谱的种类按照人群来分包括个体食谱、群体食谱；按照编制目的来分包括普通食谱、特殊食谱。食谱的主要内容应包括：用膳者、每日餐次、每顿饭菜的名称、食物的种类及数量等。食谱的编制方法有计算法和食物交换份法。本章举出了部分营养食谱实例，包括不同年龄人群的营养食谱，如幼儿一日食谱，中小学生一日食谱，中老年人一日食谱，孕妇、乳母一日食谱等。补充营养素的食谱包括富含维生素 A 的一日食谱、富含铁的一日食谱、富含钙的一日食谱、富含维生素 B_1 的一日食谱、富含维生素 B_2 的一日食谱、富含维生素 C 的一日食谱等。特殊疾病患者的食谱有冠心病患者一日食谱、高血压病患者一日食谱、动脉粥样硬化患者一日食谱、糖尿病患者一日食谱、肥胖病患者一日食谱等。

复习思考题

一、名词解释

营养配餐　食物交换份法

二、判断题

1. 营养配餐需要根据群体对各种营养素的需要，达到平衡膳食。（　　）

2. 在制定食谱时，成人、老年人一日三餐，儿童三餐外加一餐。（　　）

3. 食谱中主食的品种、数量主要根据各类主食原料中碳水化合物的含量确定。（　　）

4. 食谱中蛋白质的食物来源，主要依据主食提供的蛋白质质量确定。（　　）

5. 许多软件采取开放的计算机管理方式，可随时扩充食物的品种及营养成分。（　　）

6. 在进行营养配餐时，要按照居民平衡膳食宝塔上标出的数量安排每日膳食。（　　）

7. 一般农业劳动者可参照低能量膳食安排每日膳食。（　　）

8. 中小学生由于机体中物质的分解代谢大于合成代谢，因此其所需能量和各种营养素的数量相对于成人高。（　　）

9. 中老年人因器官功能逐渐减退，活动减少，每日能量需要量低于青壮年，所以各种营养素摄入量均应降低。（　　）

10. 妊娠初期为适应妊娠反应，要做到少食多餐，食物要多品种、色香味俱全。（　　）

三、选择题

1. 按照（　　）的要求，膳食应满足人体需要的能量、蛋白质、脂肪，以及各种矿物质和维生素。

A. 中国居民膳食宝塔　　　　　　　　　B.《中国居民膳食指南》

C. RDA　　　　　　　　　　　　　　　D. DRI

2.（　　）不足，人体中血糖下降，就会感觉疲乏无力，进而影响工作、学习的效率。

A. 脂肪   B. 蛋白质   C. 能量   D. 碳水化合物

3. 用膳者一日三餐的能量供给量可参照膳食营养素参考摄入量(DRIs)中能量的( )，根据用餐对象的劳动强度、年龄、性别等确定。

   A. RNI   B. RDA   C. EAR   D. UL

4. 下列哪种食物为纯能量食物？( )

   A. 薯类   B. 豆类   C. 膳食纤维   D. 淀粉

5. 每份谷类、薯类食物大约可提供( )能量。

   A. 336kJ   B. 756kJ   C. 378kJ   D. 188kJ

6. 中小学生应多吃( )，供给充足的能量；保证鱼、肉、蛋、奶、豆类和蔬菜的摄入。

   A. 薯类   B. 豆类   C. 谷类   D. 水果类

7. 妊娠初期膳食中营养素的供给量与怀孕前相同，为适应妊娠反应，要做到( )，食物要多品种、色香味俱全。

   A. 多食多餐   B. 少食少餐   C. 少食多餐   D. 多食少餐

8. 妊娠中期需要根据体重增长情况调节能量供给，应注意( )的补充。

   A. 微量元素   B. 矿物质   C. 膳食纤维   D. 蛋白质

9. 下列食物中，( )为铁的良好来源。

   A. 鸡蛋   B. 肉类   C. 牛奶   D. 虾皮

10. 下列食物中，( )为维生素 B_2 的良好来源。

   A. 火腿   B. 肉类   C. 动物肝脏   D. 蛋类

四、填空题

1. 为保证营养食谱的营养平衡，要做到_____、_____、_____、_____。

2. 计算宏量营养素全日提供的能量时，蛋白质、脂肪、碳水化合物适宜的供能比为_____、_____、_____。

3. 在制定食谱时，主食品种、数量主要根据各类主食原料中的_____确定；副食品种、数量应在已确定主食用量的基础上，依据副食应提供的_____确定。

4. 根据膳食指南，按照食物所含营养素的特点可将食物划分为五大类：_____、_____、_____、_____、_____。

6. 中小学生应多吃_____，供给充足的能量；保证_____、_____、_____、_____、_____的摄入。

7. 妊娠后期要补充足够的_____、适度的_____，控制脂肪总量，使其占供能比_____；有水肿者要控制_____。

8. 哺乳期食谱，脂肪供给量可达总能量的_____，但不能超过_____，并要有充足的_____和_____。

9. 维生素 A 的食物来源有两种：一种来自_____、_____、_____、_____等；另一种来自_____。

10. 高血压病人的膳食应_____，既要注意_____，又要注意烹调方法，采用_____、_____、_____、_____膳食。以_____为主，禁_____，并限制_____及_____。

五、简述题

1. 简述营养配餐的原则。

2. 食谱的评价应该包括哪几部分？

3. 一般的膳食营养管理系统软件具有哪些功能？

4. 编制冠心病患者的一日食谱时应注意什么？

5. 编制动脉粥样硬化患者的一日食谱时应注意什么？

6. 编制高血压患者的一日食谱时应注意什么？

7. 编制糖尿病患者的一日食谱时应注意什么？

8. 编制肥胖病患者的一日食谱时应注意什么？

六、技能题

1. 食谱编制

某企业有工作人员 16 名（男、女各一半，年龄为 30～50 岁，轻体力活动），另设食堂用餐。请按要求采用下列的存余食物编制一日食谱一份。存余食物：面粉、大米、豆腐干、鸡蛋、菠菜、胡萝卜、虾仁、瘦猪肉、食油、食盐、味精。

要求：

(1) 计算平均能量需要与三餐能量分配。

(2) 按提供的食物安排副食种类并列出数量。

(3) 按三餐列出食谱，并计算能量和营养素（蛋白质、脂肪、碳水化合物、钙、铁、维生素 A、维生素 B_1、维生素 B_2、维生素 C）。

(4) 按该份膳食的食物搭配进行营养评价。

2. 食物选择

某工厂工人食堂的就餐人数约 400 人，其中男 360 人、女 40 人，年龄为 20～30 岁，重体力活动。某采购员当天采购的食物数量为：大米 100kg、面粉 160kg、鸡蛋 30kg、猪肉 40kg、豆浆 200kg、冬瓜 240kg、葵花油 12kg，餐后豆浆剩余 20kg。

如果工人一日三餐都在食堂就餐，请问：

(1) 该采购员所购的膳食能否满足工人当天能量和营养素（蛋白质、维生素 A、维生素 B_1、维生素 B_2、维生素 C、钙和铁）的需要？

(2) 膳食组成是否合理？如何合理改进？

(3) 剩余的豆浆在什么情况下不能再食用？如何鉴别？

第八章 食品污染及其预防

第一节 食 品 污 染

食品在从农田到餐桌的一系列加工流通环节中,因各种原因而存在危害性,从而构成一系列的食品污染问题。

一、食品污染的定义

正常食品受到有害物质的侵袭,造成食品含有外来的、有害于人体健康的微生物、化学物质及放射性物质等,使食品的安全性、营养性或感官性状发生改变,称之为食品污染。

二、食品污染的分类

食品污染一般按性质和来源分为三大类。

(一)生物性污染

食品的生物性污染包括微生物、寄生虫、昆虫及病毒的污染。微生物污染源主要有细菌与细菌毒素、霉菌与霉菌毒素。出现在食品中的细菌除包括可引起食物中毒、人畜共患传染病的致病菌外,还包括能引起食品腐败变质的非致病菌。寄生虫和虫卵主要通过病人、病畜的粪便经水体或土壤间接污染食品或直接污染食品。昆虫污染源主要包括粮食中的甲虫、螨类、蛾类以及动物食品和发酵食品中的蝇、蛆等。病毒污染源主要包括肝炎病毒、脊髓灰质炎病毒和口蹄疫病毒等。

(二)化学性污染

食品的化学性污染涉及范围较广,情况也较复杂,主要分为金属与非金属污染、有机物污染、无机物污染。金属与非金属污染一般由汞、铜、铅、砷、氟等元素造成,有机物污染一般由氰化物、有机磷、有机氯造成,无机物污染则一般由亚硝酸盐、亚硝胺类物质造成。化学性污染中危害最严重的是化学农药、有害金属、多环芳烃类(如苯并芘)、N-亚硝基化合物等污染,滥用食品用的工具及容器、食品添加剂、植物生长促进剂等也是造成食品化学性污染的因素。

(三)物理性污染

物理性污染主要来源于复杂的多种非化学性的杂物,虽然有的污染物可能并不威胁消费者的健康,但是严重影响了食品应有的感官性状或营养价值,使食品质量得不到保证。主要包括:

(1)来自食品产、储、运、销的污染物,如粮食收割时混入的草子、液体食品容器池中的杂物、食品运销过程中的灰尘及苍蝇污染等。

(2)来自食品掺假,如粮食中掺入的沙石、肉中注入的水、奶粉中掺入大量的糖等。

(3)来自食品的放射性污染,主要指来自放射性物质的开采、冶炼、生产、应用及意外事故造成的污染。

正确认识食品污染的分类,对于辨别被污染食品,寻找食品的污染源,减少污染的危害,有效防止污染的再次发生都有积极的意义。

三、食品污染的途径

食品在生产加工、运输、贮藏、销售以及食用过程中都可能遭受到污染,其污染的途径可分为两大类。

(一)内源性污染

作为食品原料的动植物体在生活过程中,由于本身带有的微生物而造成食品的污染称为内源性污染,也称第一次污染。如畜禽在生活期间,其消化道、上呼吸道和体表总是存在一定类群和数量的微生物。当受到沙门氏菌、布氏杆菌、炭疽杆菌等病原微生物感染时,畜禽的某些器官和组织内就会有病原微生物的存在。如家禽感染了鸡白痢、鸡伤寒等传染病,病原微生物可通过血液循环侵入卵巢,在蛋黄形成时被病原菌污染,使所产鸡蛋中也含有相应的病原菌。

(二)外源性污染

食品在生产加工、运输、贮藏、销售以及食用过程中,通过水、空气、人、动物、机械设备及用具等而使食品发生的微生物污染称外源性污染,也称二次污染。

1.通过水源污染

在食品的生产加工过程中,水既是许多食品的原料或配料成分,也是清洗、冷却、冰冻不可缺少的物质,机械设备、地面及用具的清洗也需要大量用水。各种天然水源包括地表水和地下水,是微生物污染食品的主要媒介。在生产中,即使使用符合卫生标准的水源,由于方法不当也会导致微生物的污染范围扩大。如在屠宰加工厂宰杀、除毛、开膛取内脏的工序中,皮毛或肠道内的微生物可通过水的散布而造成畜体之间的相互感染。

2.通过空气污染

空气中的微生物可能来自土壤、水、人及动植物的脱落物、呼吸消化道的排泄物,它们可随着灰尘、水滴的飞扬或沉降而污染食品。人体的痰液、鼻涕与唾液中所含有的微生物在讲话、咳嗽或打喷嚏时均可直接或间接污染食品。人在讲话或打喷嚏时,距人体1.5m内的范围是直接污染区,大的水滴可悬浮在空气中达 30min 之久,小的水滴可在空气中悬浮 4～

6h,因此,食品暴露在空气中被微生物污染是不可避免的。

3.通过人及动物接触传播

从事食品生产的人员如果不保持清洁,就会有大量的微生物附着在他们的身体、衣帽上,通过皮肤、毛发、衣帽与食品的接触而造成污染。在食品的生产加工、运输、贮藏及销售过程中,也不可避免存在着被污染物意外污染的风险,如生产者的戒指、指甲、毛发等掉入食品中。食品被鼠、蝇、蟑螂等直接或间接接触同样会造成食品的微生物污染。实验证明,每只苍蝇带有数百万个细菌,80%的苍蝇肠道中带有痢疾杆菌,鼠类粪便中带有沙门氏菌、钩端螺旋体等病原微生物。

4.通过加工设备及包装材料污染

在食品的生产加工、运输、贮藏过程中所使用的各种机械设备及包装材料,在未经消毒或灭菌前,总会带有不同数量的微生物而成为微生物污染源。食品在生产过程中,通过不经消毒灭菌的设备越多,造成微生物污染的机会也越多。已经过消毒灭菌的食品,如果使用的包装材料未经过无菌处理,则会造成食品的重新污染。

5.通过不恰当的加工方法污染

(1)多环芳烃化合物 多环芳烃化合物是一类具有较强致癌作用的食品化学污染物,目前已鉴定出数百种,其中以苯并芘系多环芳烃为代表。主要来源有:①食品在用煤、炭和植物燃料烘烤或熏制时直接受到污染;②食品成分在高温烹调加工时发生热解或热聚反应而形成,这是食品中多环芳烃化合物的主要来源。

(2)N-亚硝基类化合物 N-亚硝基类化合物在新鲜食品中含量较低,但其前体物亚硝酸盐和胺类在食品中含量丰富、来源广泛,在某些贮藏加工条件下,二者会形成亚硝胺或亚硝酰胺而对人体造成危害。暴腌蔬菜过程中会产生大量的亚硝酸盐,因此腌菜应在30d之后食用。在不新鲜的鱼、肉中,由于蛋白质的分解,胺类物质的含量上升,如二甲胺、三甲胺、胍基丁胺等,它们在酸性条件下与亚硝酸盐形成亚硝胺类物质。胃的pH值较低,适宜亚硝胺和亚硝酰胺的合成,可直接导致胃癌。因此,蔬菜中的亚硝酸盐与高蛋白食物中的胺类在人体内合成的这类毒物不可忽视。此外,肉类加工中使用的硝酸盐和亚硝酸盐着色剂也是食品中这类毒物的来源之一。

6.人为污染

人为污染包括食品生产者非法把非食品添加剂如"吊白块"添加到米、面、腐竹、食糖等食物中进行增白。又如,甲醛可以改变一些食品的色泽并有防腐保鲜作用,在无知或金钱利益的驱使下,一些不法分子在加工某些食品时加入甲醛,在辣椒酱中加入苏丹红等,这些都是人为的、故意造成的食品污染。另外,在食品中添加适量的防腐剂虽然可以防止变质,延长食品的保质期,但防腐剂内含有大量亚硝胺类物质,这类物质有明显的致癌作用。

7.食物储运不当污染

食物储运不当,如在贮藏时水分过多,可能会霉变。霉变的大米、玉米、花生中所含的黄曲霉毒素对人和其他动物都有很强的致癌作用。

8.放射性污染

放射性污染主要是指地壳中的放射性物质以及来自核武器试验或和平利用放射能过程中的泄漏事故所造成的污染。天然放射性物质在自然界中分布很广,它存在于矿石、土壤、天然水、大气及动植物的所有组织中,特别是鱼贝类等水产品对某些放射性核素有很强的富集作用。放射性污染可以通过食物链在水生生物、植物和动物之间转移。

9.生物技术产品的出现、转基因食品的潜在危险

尽管目前还没有足够的证据证明转基因食品对人类有害，但有关转基因食品的安全性问题已引起人们的密切关注。

第二节　食品的生物性污染

微生物污染食品后不仅可以降低食品的卫生质量，还可以对人体健康产生危害。在食品中常见的微生物有以下几类：①可以直接致病的微生物，如致病菌（能引起宿主致病的细菌）、人畜共患传染菌病原菌、产毒霉菌和霉菌毒素；②相对致病菌，在通常情况下不致病，只有在一定的条件下才具有致病力的一些细菌；③非致病性微生物，主要包括非致病菌、不产毒霉菌与常见酵母。

一、食品的细菌污染与腐败变质

食品的细菌污染以及由此引起的腐败变质是食品卫生中最常见的有害因素之一。食品中的细菌，绝大多数是非致病菌。它们对食品的污染程度是间接估测食品腐败变质的可能性及评价食品卫生质量的重要指标，同时也是研究食品腐败变质的原因、过程和控制措施的主要对象。此节讨论的主要是非致病菌。

（一）食品的细菌污染

由于非致病菌中多数是非腐败菌，从影响食品卫生的角度出发，应特别注意以下几属常见的食品细菌：假单胞菌属、微球菌属、芽孢杆菌属、肠杆菌科各属、弧菌属与黄杆菌属、嗜盐杆菌属与嗜盐球菌属、乳杆菌属。

反映食品卫生质量的细菌污染指标有两个：一是菌落总数，二是大肠菌群。

食品中的细菌数量一般是以单位（g、mL、cm²）食品中细菌的个数来表示，并不考虑细菌的种类，常用菌落总数来表示。其卫生意义为：一是食品清洁状态的标志，利用它起到监督的作用；二是预测食品的耐保藏期。

大肠菌群包括肠杆菌科的埃希氏菌属、柠檬酸杆菌属、肠杆菌属和克雷伯菌属。大肠菌群一般都是直接或间接来自人与温血动物的粪便。食品中如检出大肠菌群，具有以下卫生学意义：一是表示食品曾受到人与温血动物粪便的污染；二是作为肠道致病菌污染食品的指示菌，因为大肠菌群与肠道致病菌来源相同，且一般条件下大肠菌群在外界生存的时间与主要肠道致病菌是一致的。

（二）食品的腐败变质

1.食品腐败变质的原因

食品腐败变质的原因主要有：①微生物的作用：微生物是引起食品腐败变质的重要原因。微生物包括细菌、霉菌和酵母。②食品本身的组成和性质：包括食品本身的成分、所含水分、pH 值高低和渗透压的大小。

2.食品腐败变质的化学过程、产物与鉴定指标

（1）食品中蛋白质的分解　肉、鱼、禽、蛋、奶及豆类等食品富含蛋白质，故以蛋白质分解为腐败变质的特征。食品的腐败变质鉴定一般是从感官、物理、化学和微生物四个方面确定

其适宜指标。①以蛋白质为主的食品目前仍以感官指标作为最为敏感、可靠的鉴定指标,特别是通过嗅觉可以判定极轻微的腐败变质。②物理指标:蛋白质分解时小分子物质增多,可通过研究食品浸出物量、浸出液电导率、折光率、冰点下降率、黏度上升率及 pH 值改变等变化来鉴定食品是否腐败变质。③化学指标:目前认为与食品腐败变质程度符合率较高的化学指标有三个,均为根据蛋白质分解的产物进行定量测定:一是挥发性盐基总氮,二是二甲胺与三甲胺,三为 K 值[K 值是指 ATP 分解的肌苷(H_xR)和次黄嘌呤(H_x)低级产物占 ATP 系列分解产物的百分比,主要适用于鉴定鱼类的早期腐败]。④微生物指标:对食品进行微生物菌数测定,可以反映食品被微生物污染的程度及是否发生变质,同时它是判定食品生产的一般卫生状况及食品卫生质量的一项主要依据。在国家卫生标准中,常用菌落总数和大肠菌群的近似值来评定食品卫生质量。一般食品中的活菌数达到 108cfu/g 时,则可认为处于初期腐败阶段。

(2)食品中脂肪的酸败　食用油脂和食品中脂肪的酸败程度,受脂肪本身的饱和程度、紫外线、氧、水分、天然抗氧化成分和铜、铁、镍等金属离子的存在以及食品中微生物的解脂酶的影响。

(3)食品中碳水化合物的分解　以碳水化合物为主的分解,通常称为发酵或酵解。

二、霉菌与霉菌毒素对食品的污染及其预防

与食品卫生关系密切的霉菌大部分属于半知菌纲中的曲霉菌属、青霉菌属和镰刀霉菌属。

(一)霉菌的发育和产毒条件

霉菌产毒需要一定的条件,影响霉菌产毒的条件主要是食品基质中的水分、环境中的温度和湿度及空气的流通情况。

(1)水分和湿度　霉菌的繁殖需要一定的水分活性。因此食品中的水分含量少(溶质浓度大),水分活性值(a_w)小,即自由运动的水分子较少,能提供给微生物利用的水分少,不利于微生物的生长与繁殖,有利于防止食品的腐败变质。

(2)温度　大部分霉菌在 28～30℃ 都能生长。温度在 10℃ 以下和 30℃ 以上时霉菌的生长明显减弱,在 0℃ 几乎不生长。但个别的霉菌可能耐受低温。一般霉菌产毒的温度略低于最适宜温度。

(3)基质　霉菌的营养来源主要是糖和少量氮、矿物质,因此极易在含糖的饼干、面包、粮食等类食品上生长。

(二)主要产毒霉菌

霉菌产毒只限于产毒霉菌,而产毒霉菌中也只有一部分毒株产毒。目前已知的产毒霉菌主要有曲霉菌属、青霉菌属、镰刀霉菌属、漆斑菌属、黑色葡萄状穗霉等。

产毒霉菌所产生的霉菌毒素没有严格的专一性,即一种霉菌或毒株可产生几种不同的毒素,而一种毒素也可由几种霉菌产生。如黄曲霉毒素可由黄曲霉、寄生曲霉产生;而岛青霉可产生黄天精、红天精、岛青霉毒素及环氯素等。

(三)霉菌污染食品的评定和食品卫生学意义

1.霉菌污染食品的评定

霉菌污染食品的评定主要从两个方面进行:

（1）霉菌污染度　即单位质量或容积的食品污染霉菌的量，一般以 cfu/g 计。我国已制定了一些食品中霉菌菌落总数的国家标准。

（2）食品中霉菌菌相的构成。

2.食品卫生学意义

（1）霉菌污染食品可降低食品的食用价值，甚至不能食用。每年全世界平均至少有 2% 的粮食因为霉变而不能食用。

（2）霉菌如在食品或饲料中产毒，可引起人畜霉菌毒素中毒。

（四）霉菌毒素

目前已知的霉菌毒素有 200 多种。与食品卫生关系密切的有黄曲霉毒素、赭曲霉毒素、杂色曲霉毒素、烟曲霉毒素、单端孢霉烯族化合物、玉米赤霉烯酮、伏马菌素以及展青霉素、桔青霉素、黄绿青霉素等。

1.黄曲霉毒素

黄曲霉毒素（AF）是一类结构类似的化合物，目前已经分离鉴定出 20 多种，主要为 AFB 和 AFG 两大类。其结构上彼此十分相似，含 C、H、O 三种元素，都是二氢呋喃氧杂萘邻酮的衍生物，即结构中含有一个二呋喃环、一个氧杂萘邻酮（又叫香豆素）。其结构与毒性和致癌性有关，凡二呋喃环末端有双键者毒性都较强，并有致癌性。在食品检测中以 AFB_1（黄曲霉毒素 B_1）为污染指标。

AF 在紫外光的照射下能发出特殊的荧光，因此一般根据荧光颜色、R_f 值（薄层色谱法中原点到斑点中心的距离与原点到溶剂前沿的距离的比值）、结构来进行鉴定和命名。国内检测 AFB_1 采用薄层层析法。

AF 是由黄曲霉和寄生曲霉产生的。黄曲霉产毒的必要条件为：湿度 80%～90%、温度 25～30℃、氧气 1%。此外，天然基质培养基（玉米、大米和花生粉）比人工合成培养基产毒量高。

一般来说，我国长江以南地区黄曲霉毒素污染要比北方地区严重，主要污染的粮食作物为花生、花生油和玉米，大米、小麦、面粉污染较轻，豆类很少受到污染。而在世界范围内，一般高温、高湿地区（热带和亚热带地区）食品污染较重，而且花生和玉米污染也较严重。

黄曲霉毒素为剧毒物，其毒性为氰化钾的 10 倍，对鱼、鸡、鸭、大鼠、豚鼠、兔、猫、狗、猪、牛、猴及人均有强烈毒性。鸭雏的急性中毒肝脏病变具有一定的特征，可作为生物鉴定方法。一次大量口服 AF 后，可出现肝实质细胞坏死，胆管上皮增生，肝脏脂肪浸润，脂质消失延迟，肝脏出血。

长期小剂量摄入 AF 可造成慢性损害，从实际意义出发，它比急性中毒更为重要。其主要表现是动物生长障碍，肝脏出现亚急性或慢性损伤。其他症状有食物利用率下降、体重减轻、生长发育迟缓、雌性不育或产仔少等。

AF 可诱发多种动物的癌变，并可引起人急性中毒，但与人类肝癌的关系难以得到直接证据。肝癌流行病学研究发现，凡食物中黄曲霉毒素污染严重和人类实际摄入量比较高的地区，原发性肝癌发病率高。

AF 如不连续摄入，一般不在体内蓄积。一次摄入后，约经一周通过呼吸、尿、粪等将大部分排出。

预防 AF 危害人类健康的主要措施是加强对食品的防霉，其次是去毒，并严格执行最高允许量标准。

2.杂色曲霉毒素

杂色曲霉毒素(ST)是一类结构近似的化合物。生物体可经多部位吸收 ST,并可诱发不同部位癌变。其二呋喃环末端双键的环氧化与致癌性有关。

杂色曲霉毒素在生物体内转运可能有两条途径:一是与血清蛋白结合后随血液循环到达实质器官,二是被巨噬细胞转运到靶器官。ST 引起的致死病变器官主要为肝脏。

3.镰刀菌毒素

镰刀菌毒素种类较多,从食品卫生角度(可能与食品有关)主要有单端孢霉烯族化合物、玉米赤霉烯酮、伏马菌素等毒素。

(1)单端孢霉烯族化合物　单端孢霉烯族化合物是一组主要由镰刀菌的某些菌种所产生的生物活性和化学结构相似的有毒代谢产物。目前已知在谷物和饲料中天然存在的单端孢霉烯族化合物主要有 T-2 毒素、二醋酸镰草镰刀菌烯醇、雪腐镰刀菌烯醇和脱氧雪腐镰刀菌烯醇。其基本化学结构是倍半萜烯。

单端孢霉烯族化合物的共同特点为有较强的细胞毒性、免疫抑制和致畸作用,有的有弱致癌性。其急性毒性很强,可使人和动物产生呕吐(浓度为 $0.1\sim10\mathrm{mg/kg}$ 即可诱发动物呕吐)。

单端孢霉烯族化合物除了有共同的毒性外,不同的化合物还有其独特的毒性。

(2)玉米赤霉烯酮　玉米赤霉烯酮主要有禾谷镰刀菌、黄色镰刀菌、木贼镰刀菌等。主要作用于生殖系统,具有类雌激素作用,猪对该毒素最敏感。玉米赤霉烯酮主要污染玉米,也可污染小麦、大麦、燕麦和大米等粮食作物。

(3)伏马菌素(FB)　伏马菌素是最近受到发达国家极大关注的一种霉菌毒素,由串珠镰刀菌产生。从伏马菌素中分离出两种结构相似的有毒物质,分别被命名为伏马菌素 B_1 (FB_1)和伏马菌素 B_2(FB_2),食物中以 FB_1 为主。其可引起马的脑白质软化、羊的肾病变、狒狒心脏血栓、猪和猴的肝脏毒性、猪的肺水肿、鸡的免疫力下降,还可以引起动物试验性的肝癌,是一种完全的致癌剂。

FB_1 对食品污染的情况在世界范围内普遍存在,主要污染玉米及玉米制品。FB_1 为水溶性霉菌毒素,对热稳定,不易被蒸煮破坏,所以同 AF 一样,控制农作物在生长、收获和储存过程中的霉菌污染仍然是至关重要的。

三、防止食品腐败变质的措施

为了防止食品腐败变质,延长食品可供食用的期限,常对食品进行保藏。通过食品保藏可以改善食品风味,便于携带运输,但其主要的食品卫生意义是防止食品腐败变质。常用的方法包括低温保藏、高温杀菌保藏、脱水与干燥保藏、腌渍和烟熏保藏、辐射保藏。

(一)低温保藏与食品质量

(1)低温保藏的方法　低温保藏包括冷藏和冷冻两种方法。

(2)低温保藏的原理　①低温可以降低或停止食品中微生物的增殖速度。②低温还可以减弱食品中一切化学反应过程。

(3)冷冻工艺对食品质量的影响　当外界温度逐渐降低,到达冰晶生成带时,食品中的水分逐渐形成冰晶体(冰晶核、核晶)。过大的冰晶将压迫细胞而使细胞发生机械性损伤以至溃破。急速升温解冻的食品,食品体积突然发生变化,融解水来不及被食品细胞吸收回原处,因而自由水增多,液汁流动外泄而降低食品质量。

(4)对冷藏、冷冻工艺的卫生要求　①食品冷冻前,应尽量保持新鲜,减少污染。②用水或冰制冷时,要保证水和人造冰的卫生质量相当于饮用水的水平;采用天然冰时,更应注意冻冰水源及其周围污染情况。③防止制冷剂(冷媒)外溢。④冷藏车船要注意防鼠和出现异味。⑤防止冻藏食品的干缩。

不耐保藏的食品,从生产到销售的整个商业网中,应一直处于适宜的低温下,即保持冷链。

(二)高温杀菌保藏与食品质量

(1)高温杀菌保藏原理与微生物耐热能力　在高温的作用下,微生物体内的酶、脂质体和细胞膜被破坏,原生质构造中呈现不均一状态,以致蛋白质凝固,细胞内的一切代谢反应停止。

(2)常用的加热杀菌技术　①高温灭菌法;②巴氏消毒法(巴斯德消毒法);③超高温消毒法;④微波加热杀菌法;⑤一般煮沸法;⑥一些不适合加热的食品或饮料,常采用过滤除菌的方法。

(3)高温工艺对食品质量的影响　①蛋白质的变化:蛋白质发生变性,易被消化酶水解而提高消化率。但近年来的研究发现蛋白质食品中的色氨酸和谷氨酸在190℃以上时可产生具有诱变性的杂环胺类热解产物。②脂肪的变化:160～180℃加热,可使油脂产生过氧化物、低分子分解产物和聚合物(如二聚体、三聚体),以及羰基、环氧基等,不仅恶化食品质量,而且带有一定的毒性。③碳水化合物的变化:主要包括淀粉的糊化、老化、褐变和焦糖化。

(三)脱水与干燥保藏

脱水与干燥保藏是一种常用的保藏食品的方法。其原理即为将食品中的水分降至微生物繁殖所必需的水分以下(水分活性 a_w 在 0.6 以下),在这种环境下一般微生物均不易生长。

(四)腌渍和烟熏保藏

常见的腌渍和烟熏方法有:提高酸度、盐腌、糖渍、熏制保藏。

(五)辐射保藏

食品的辐射保藏主要是将放射线用于食品灭菌、杀虫、抑制发芽等,以延长食品的保藏期限。另外也用于促进成熟和改进食品品质等方面。受照射处理的食品称为辐照食品。

目前加工和实验用的辐照源有 ^{60}Co 和 ^{137}Cs 产生的 γ 射线以及电子加速器产生的低于 10MeV 的电子束。

辐照食品所用的射线单位为戈瑞(Gy),相当于 1kg 被辐照物吸收 1J 的能量。因剂量不同,辐射保藏有三种方法:辐照灭菌、辐照消毒、辐照防腐。

第三节　食品的化学性污染

一、农药残留

(一)概述

农药是指用于预防、消灭或者控制危害农业、林业的病、虫、草和其他有害生物以及有目的地调节植物、昆虫生长的化学合成物或者来源于生物、其他天然物质的一种物质或者几种物质的混合物及其制剂。

按用途可将农药分为杀(昆)虫剂、杀(真)菌剂、除草剂、杀线虫剂、杀螨剂、杀鼠剂、落叶剂和植物生长调节剂等类型。其中使用最多的是杀虫剂、杀菌剂和除草剂三大类。按化学组成及结构可将农药分为有机磷、氨基甲酸酯、拟除虫菊酯、有机氯、有机砷、有机汞等多种类型。

使用农药一方面可以减少农作物的损失,提高产量,提高农业生产的经济效益,增加粮食供应;另一方面,农药的大量和广泛使用,不仅会通过食物和水的摄入、空气吸入及皮肤接触等途径对人体造成多方面的危害,如慢性中毒和致癌、致畸、致突变作用等,而且会对环境造成严重污染,使环境质量恶化,物种减少,生态平衡破坏。

(二)食品中农药的来源

进入环境中的农药,可通过多种途径污染食品。据估计,进入人体的农药约90%是通过食物摄入的。食品中农药残留的主要来源有:

(1)施用农药对农作物的直接污染 包括表面黏附污染和内吸性污染。其污染程度主要取决于农药性质、剂型、施用方法、施药浓度、时间及次数、气象条件。

(2)农作物从污染的环境中吸收农药 由于施用农药和工业三废的污染,大量农药进入空气、水和土壤,成为环境污染物。农作物便可长期从污染的环境中吸收农药,尤其是从土壤和灌溉水中吸收农药。

(3)通过食物链污染食品 如饲料被农药污染而导致肉、奶、蛋的污染,含农药的工业废水污染江河湖海进而污染水产品等。

(4)其他来源的污染 粮食使用熏蒸剂等对粮食造成的污染;禽畜饲养场所及禽畜身上施用农药对动物性食品的污染;粮食储存加工、运输销售过程中的污染,如混装、混放、容器及车船污染等;事故性污染,如将拌过农药的种子误当粮食吃,误将农药加入或掺入食品中,施用时用错品种或剂量而致农药高残留等。

(三)食品储藏和加工过程对农药残留量的影响

谷物的农药残留量在仓储过程中缓慢降低,但部分农药可逐渐渗入内部而致谷粒内部农药残留量增高。

常用的食品加工过程一般可不同程度降低农药残留量,但特殊情况下亦可使农药浓缩、重新分布或生成毒性更大的物质。

(四)控制食品中农药残留量的措施

加强对农药生产和经营的管理;安全、合理地使用农药;制定和严格执行食品中农药残留限量标准;制定适合我国的农药政策。

二、有害金属对食品的污染

环境中有80余种金属元素可以通过食物和饮水摄入,以及通过呼吸道吸入、皮肤接触等途径进入人体,其中一些金属元素在较低摄入量的情况下对人体即可产生明显的毒性作用,如铅、镉、汞等,常称之为有毒金属;另外许多金属元素,甚至包括某些必需元素,如铬、锰、锌、铜等,如摄入过量也可对人体产生较大的毒性作用或潜在危害。

食品中的有害金属主要来源于:①某些地区特殊自然环境中的高本底含量;②由于人为的环境污染而造成有毒有害金属元素对食品的污染;③食品生产加工、储存、运输和销售过程中使用和接触的机械、管道、容器以及添加剂中含有的有毒有害金属元素导致食品的污染。

摄入被有害元素污染的食品对人体可产生多方面的危害,其危害通常有以下共同特点:

①强蓄积性:进入人体后排出缓慢,生物半衰期多较长;②可通过食物链的生物富集作用而在生物体及人体内达到很高的浓度;③有毒有害金属污染食品对人体造成的危害常以慢性中毒和远期效应为主。

影响金属毒物毒作用强度的因素主要有以下几个方面:①金属元素的存在形式;②机体的健康和营养状况以及食物中某些营养素的含量和平衡情况;③金属元素间或金属与非金属元素间的相互作用;④某些金属元素间产生的协同作用。

预防金属毒物污染食品及其对人体危害的一般措施有:①消除污染源;②制定各类食品中有毒有害金属的最高允许限量标准,并加强经常性的监督检测工作;③妥善保管有毒有害金属及其化合物,防止误食误用以及意外或人为污染食品;④对已污染的食品,应根据污染物的种类、来源、毒性大小、污染方式、程度和范围、受污染食品的种类和数量等不同情况作不同处理。处理原则是在确保食用安全性的基础上尽可能减少损失。

三、N-亚硝基化合物污染及其预防

(一)N-亚硝基化合物的化学性质

N-亚硝基化合物(NOC)是对动物具有较强致癌作用的一类化学物质,已研究的有300多种亚硝基化合物,其中90%具有致癌性。根据分子结构不同,N-亚硝基化合物可分为N-亚硝胺和N-亚硝酰胺。亚硝胺是研究最多的一类N-亚硝基化合物,低相对分子质量的亚硝胺(如二甲基亚硝胺)在常温下为黄色油状液体,高相对分子质量的亚硝胺多为固体;溶于有机溶剂,特别是三氯甲烷。亚硝胺在中性和碱性环境中较稳定,在酸性环境中易被破坏,盐酸有较强的去亚硝基作用。加热到70～110℃,N—N之间可发生断裂,此键最弱,形成氢键和加成反应:亚硝基上的O原子和与烷基相连的N原子能和甲酸、乙酸、三氯乙酸等形成氢键。亚硝酰胺的化学性质活泼,在酸性和碱性条件中均不稳定,在酸性条件下分解为相应的酰胺和亚硝酸;在弱酸性条件下主要经重氮甲酸酯重排,放出 N_2 和羟酸酯;在弱碱性条件下分解为重氮烷。

(二)N-亚硝基化合物的前体物

1.硝酸盐和亚硝酸盐

硝酸盐和亚硝酸盐广泛地存在于人类环境中,是自然界中最普遍的含氮化合物。一般蔬菜中的硝酸盐含量较高,而亚硝酸盐含量较低。但腌制不充分的蔬菜、不新鲜的蔬菜、泡菜中含有较多的亚硝酸盐(其中的硝酸盐在细菌作用下转变成亚硝酸盐)。

2.胺类物质

含氮的有机胺类化合物是N-亚硝基化合物的前体物,也广泛地存在于环境中,尤其是食物中,因为蛋白质、氨基酸、磷脂等胺类的前体物是各种天然的食品成分。

另外,胺类也是药物、化学农药和一些化工产品的原材料(如大量的二级胺用于药物和工业原料)。

(三)天然食品中的N-亚硝基化合物及亚硝胺在体内的合成

在自然界中N-亚硝基化合物含量比较高的食品有以下几种:海产品、肉制品、啤酒及不新鲜的蔬菜等。

此外,N-亚硝基化合物还可在机体内合成。胃液的pH值为1～4,符合合成亚硝胺所需的pH值条件,因此胃可能是合成亚硝胺的主要场所;口腔和感染的膀胱也可以合成一定

的亚硝胺。

（四）N-亚硝基化合物的致癌性

（1）N-亚硝基化合物可通过呼吸道吸入、消化道摄入、皮下肌肉注射、皮肤接触等使动物产生肿瘤，且具有剂量效应关系。

（2）不管是一次冲击量还是少量多次地给予动物，均可诱发癌肿。

（3）可使多种动物罹患癌肿。到目前为止，还没有发现一种对 N-亚硝基化合物的致癌作用具有抵抗力的动物。

（4）不同的亚硝胺对不同的器官有作用，如二甲基亚硝胺主要是导致消化道肿瘤，可引起胃癌、食管癌、肝癌、肠癌、膀胱癌等。

（5）妊娠期的动物摄入一定量的 N-亚硝基化合物，可通过胎盘使子代动物致癌，甚至影响到第三代和第四代。有的实验显示，N-亚硝基化合物还可以通过乳汁使子代发生肿瘤。

（五）N-亚硝基化合物与人类肿瘤的关系

虽然目前缺少 N-亚硝基化合物使人类致癌的直接资料，但许多的流行病学资料显示，其摄入量与人类某些肿瘤的发生率呈正相关关系。

许多食物中都能检测出亚硝胺；此外，人类接触 N-亚硝基化合物的途径还有化妆品、香烟烟雾、农药、化学药物以及餐具清洗液和表面清洁剂等。

人类许多的肿瘤可能都与 N-亚硝基化合物有关，如肝癌、胃癌、食管癌、结肠癌、直肠癌、膀胱癌。以肝癌为例，引起肝癌的环境因素，除黄曲霉毒素外，亚硝胺也是重要的环境因素。肝癌高发区的副食以腌菜为主，对肝癌高发区的腌菜进行测定，其亚硝胺的检出率为 60%。

亚硝胺和亚硝酰胺的致癌机制并不完全相同。亚硝胺较稳定，对组织和器官的细胞没有直接的致突变作用。但是，与氨氮相连的 α-碳原子上的氢受到肝微粒体的作用，被氧化形成羟基，此化合物不稳定，进一步分解和异构化，生成烷基偶氮羟基化合物，此化合物是具有高度活性的致癌剂。因此，一些重要的亚硝胺，如二甲基亚硝胺和吡咯烷亚硝胺等，用于动物注射做致癌实验，并不在注射部位引起肿瘤，而是经体内代谢活化引起肝脏等器官肿瘤。

N-亚硝基化合物除具有致癌作用外，还具有致畸作用和致突变作用。

其中，亚硝酰胺对动物具有致畸作用，并存在剂量效应关系；而亚硝胺的致畸作用很弱。

亚硝酰胺是一类直接致突变物。亚硝胺需经哺乳动物的混合功能氧化酶系统代谢活化后才具有致突变性。亚硝胺类活化物的致突变性和致癌性无相关性。

（六）预防措施

（1）减少其前体物的摄入量　如限制食品加工过程中硝酸盐和亚硝酸盐的添加量；尽量食用新鲜蔬菜等。

（2）减少 N-亚硝基化合物的摄入量　人体接触的 NOC 有 $70\%\sim90\%$ 是在体内合成的。应多食用能阻断 N-亚硝基化合物合成的成分和富含食品，如维生素 C、维生素 E 及一些多酚类的物质，并制定食品中添加 N-亚硝基化合物的最高限量标准。

四、多环芳族化合物污染及其预防

多环芳族化合物目前已鉴定出数百种，其中苯并(a)芘研究得最早，资料最多。

（一）苯并(a)芘［B(a)P］

B(a)P 是由 5 个苯环构成的多环芳烃。通过水和食物进入人体的 B(a)P 能很快通过肠道吸收。吸收后很快分布于全身。动物试验表明，进入体内的 B(a)P 在微粒体混合功能氧化酶系的芳烃羟化酶作用下，代谢活化为多环芳烃环氧化物，与 DNA、RNA 和蛋白质大分子结合而呈现致癌作用，成为终致癌物。有的可经进一步代谢，形成带有羟基的化合物，最后可与葡萄糖醛酸、硫酸或谷胱甘肽结合，从尿中排出。

食品中的多环芳烃主要有以下几个来源：①食品在烘烤或熏制时直接受到污染；②食品成分在烹调加工时经高温裂解或热聚形成，是食品中多环芳烃的主要来源；③植物性食物可吸收土壤、水中污染的多环芳烃，并可受大气飘尘直接污染；④食品加工过程中，受机油污染，或食品包装材料的污染，在柏油马路上晾晒粮食也可使粮食受到污染；⑤污染的水体可使水产品受到污染；⑥植物和微生物体内可合成微量的多环芳烃。

（二）杂环胺类化合物(HCA)

在烹饪的肉和鱼类中发现的 HCA 主要有氨基-咪唑-喹啉或氨基-咪唑-喹噁啉（统称为 IQ 化合物）和氨基-咪唑-吡啶（如 PhIP）。当火焰与食物接触或燃烧时，氨基卡啉显著增加。这些物质是在高温下由肌酸、肌酐、某些氨基酸和糖形成的。HCA 的化学结构为带杂环的伯胺。PhIP 是烹饪食品中含量最多的 HCA。

IQ 化合物主要可诱发小鼠肝脏肿瘤，也可诱发肺、前胃和造血系统的肿瘤，大鼠可发生肝、肠道、乳腺等器官的肿瘤；PhIP 主要可诱发雄性大鼠肠道肿瘤、雌性大鼠乳腺肿瘤以及小鼠的淋巴腺肿瘤。而其他氨基酸的热解产物主要诱发小鼠的血管肿瘤，大鼠、小鼠的肝脏和小肠肿瘤。

防止 HCA 危害的措施主要是：①改进烹调方法，尽量不要采用油煎和油炸的烹调方法，避免过高温度，不要烧焦食物。②增加蔬菜、水果的摄入量。膳食纤维可以吸附 HCA，而蔬菜和水果中的一些活性成分又可抑制 HCA 的致突变作用。③建立完善的 HCA 检测制度，开展食物 HCA 含量检测，研究其生成条件和抑制条件，以及在体内的代谢情况、毒害作用的域剂量等方面的研究，尽早制定食品中的允许含量标准。

第四节　食品的放射性污染

一、电离辐射的单位和天然放射性本底

电离辐射包括 α 射线、β 射线、γ 射线和 X 射线等。电离辐射的单位原常用厘米-克-秒（cgs）制，20 世纪 70 年代以后国际辐射单位测量委员会(ICRU)推荐使用国际制单位(SI)。另外，表示电离辐射的单位又有吸收剂量、剂量当量、放射性活度和照射量（暴露剂量）之分。cgs 单位和 SI 单位如表 8-1 所示。

表 8-1　电离辐射单位

	SI 单位	cgs 单位
吸收剂量	Gy(Gray,戈瑞)	Rad(拉德)
剂量当量	Sv(Sievert,希沃特)	Rem(雷姆)

放射性活度	Bq(Becquerel,贝可勒尔)	Ci(Curie,居里)
照射量	C(Coulomb,库仑)	R(Reentgen,伦琴)

天然放射性本底是指自然界本身固有的、未受人类活动影响的电离辐射水平。它主要来源于宇宙射线和环境中的放射性核素。

二、食品中的天然放射性核素

由于生物体和其所处的外环境之间固有的物质交换过程,在绝大多数动植物性食品中都不同程度地含有天然放射性物质,亦即食品的放射性本底。

三、环境中人为的放射性核素污染及其向食品中的转移

(一)环境中人为的放射性核素污染

环境中人为的放射性核素污染主要来源于以下几个方面:核爆炸、核废物的排放、意外事故。

(二)放射性核素向食品转移的途径

环境中的放射性核素可通过食物链向食品转移,其主要的转移途径有:向水生生物体内转移、向植物转移、向动物转移。

(三)人为污染食品的放射性核素

人为污染食品的放射性核素主要有以下几种: ^{131}I、^{90}Sr、^{89}Sr、^{137}Cs。

四、食品放射性污染对人体的危害

食品放射性污染对人体的危害主要是摄入污染食品后放射性物质对人体内各种组织、器官和细胞产生的低剂量长期内照射效应,主要表现为对免疫系统、生殖系统的损伤和致癌、致畸、致突变作用。

五、控制食品放射性污染的措施

预防食品放射性污染及其对人体危害的主要措施是加强对污染源的卫生防护和进行经常性的卫生监督,定期进行食品卫生监测,严格执行国家卫生标准,使食品中放射性物质的含量控制在允许的范围之内。

第五节　食品包装材料

一、塑料包装材料

(一)塑料的分类与基本卫生问题

塑料是由大量小分子的单位通过共价键合成的化合物。相对分子质量在1万～10万之间的属于高分子化合物,其中单纯由高分子聚合物构成的称为树脂,而加入添加剂以后就是塑料。常用的塑料制品有:

1.聚乙烯(PE)和聚丙烯(PP)

聚乙烯和聚丙烯属于低毒级物质。

高压聚乙烯质地柔软,多制成薄膜,其特点是具透气性、不耐高温、耐油性亦差。低压聚乙烯坚硬、耐高温,可以煮沸消毒。聚丙烯透明度好、耐热,具有防潮性(其透气性差),常用于制成薄膜、编织袋和食品周转箱等。两种单体沸点较低,易于挥发,一般无残留。

2.聚苯乙烯(PS)

聚苯乙烯也属于聚烯烃,但由于在每个乙烯单元中含有一个苯环,因而相对密度较大,燃烧时冒黑烟。聚苯乙烯塑料有透明聚苯乙烯和泡沫聚苯乙烯两个品种(后者在加工中加入发泡剂,如快餐饭盒)。

由于聚苯乙烯属于H饱和烃,因而相溶性差,可使用的添加剂种类很少,其卫生问题主要来源于单体苯乙烯及甲苯、乙苯和异丙苯等。当剂量达一定程度时,则具有毒性。如苯乙烯在体内的量达到一定的程度,可致肝肾重量减轻,抑制动物的繁殖能力。

以聚苯乙烯容器储存牛奶、肉汁、糖液及酱油等可产生异味;储放发酵奶饮料后,可能有极少量苯乙烯移入饮料,其移入量与储存温度、时间成正比。

3.聚氯乙烯(PVC)

聚氯乙烯是氯乙烯的聚合物。聚氯乙烯塑料的相溶性较好,可以加入多种塑料添加剂。聚氯乙烯的安全问题主要来源于聚氯乙烯树脂中的氯乙烯单体以及所使用的加工剂。

氯乙烯可在体内与DNA结合而引起毒性作用,主要作用于神经、骨髓系统和肝脏,已被证实是一种致癌物质,因而许多国家对食品中的聚氯乙烯含量有严格的要求。

聚氯乙烯透明度较高,但易老化和分解,一般用于制作薄膜(大部分为工业用)、盛装液体用瓶,硬聚氯乙烯可制作管道。

4.聚碳酸酯塑料(PC)

聚碳酸酯具有无毒、耐油脂的特点,广泛用于食品包装,可用于制造食品的模具、婴儿奶瓶等。美国FDA允许此种塑料接触多种食品。

5.三聚氰胺甲醛塑料与脲醛塑料

三聚氰胺甲醛塑料又名蜜胺塑料(melamin),为三聚氰胺与甲醛缩合热固而成。脲醛塑料为尿素与甲醛缩合热固而成,称为电玉。二者均可制食具,且可耐120℃高温。

但聚合时,可能有未充分参与聚合反应的游离甲醛,游离甲醛的存在是塑料制品产生卫生问题的原因之一。甲醛含量往往与模压时间有关,时间愈短则含量愈高。

6.聚对苯二甲酸乙二醇酯塑料

聚对苯二甲酸乙二醇酯可制成直接或间接接触食品的容器和薄膜,特别适合于制作复合薄膜。在聚合中使用含锑、锗、钴和锰的催化剂,因此应防止这些催化剂的残留。

7.不饱和聚酯树脂及玻璃钢制品

在不饱和聚酯树脂中加入引发剂过氧化甲乙酮,催化剂环烷酸钴,以玻璃纤维为增强材料,可制成玻璃钢,主要用于盛装肉类、水产品、蔬菜、饮料以及酒类等食品的储槽,也大量用作饮用水的水箱。

(二)塑料添加剂

1.增塑剂

为增加塑料制品的可塑性,使其能在较低温度下加工,一般多采用化学性质稳定、在常温下为液态并易与树脂混合的有机化合物为增塑剂。邻苯二甲酸酯类是应用最广泛的一种增塑剂,其毒性较低。其中,邻苯二甲酸二丁酯、邻苯二甲酸二辛酯在许多国家都允许使用。

2.稳定剂

稳定剂是防止塑料制品在空气中长期受光的作用,或长期在较高温度下降解的一类物质。大多数稳定剂为金属盐类,如三盐基硫酸铝、二盐基硫酸铝或硬脂酸铅盐、钡盐、锌盐及镉盐,其中,铅盐的耐热性最强。但铅盐、钡盐和镉盐对人体危害较大,一般不能将这类稳定剂用于食品用具和容器的塑料中。锌盐稳定剂在许多国家均允许使用,其用量规定为1%~3%。有机锡稳定剂工艺性能较好,毒性较低(除二丁基锡外),一般二烷基锡碳链越长,毒性越小,二辛基锡可以认为经口无毒。

3.抗氧化剂

抗氧化剂有抗静电剂、润滑剂、着色剂等。抗静电剂一般为表面活性剂,分为离子型抗静电剂与非离子型抗静电剂。离子型抗静电剂有阳离子型抗静电剂和阴离子型抗静电剂之分。阴离子型抗静电剂,如烷基苯磺酸盐、α-烯烃磺酸盐,毒性均较低;阳离子型抗静电剂,如月桂醇 EO(4)、月桂醇 EO(9)。非离子型抗静电剂有醚类和酯类之分,醚类的毒性大于酯类。润滑剂主要是一些高级脂肪酸、高级醇类和脂肪酸酯类。着色剂主要是染料及颜料。

(三)卫生要求和标准

各种塑料由于原料、加工成型变化及添加剂种类和用量不同,对不同塑料应有不同的要求,但总的要求是对人体无害。我国有关规定对塑料制品提出了树脂和成型品的卫生标准。其中规定了必须进行溶液浸泡的溶出实验:包括3%~4%醋酸(模拟食醋)、己烷或庚烷(模拟食用油)。此外还以蒸馏水及乳酸、乙醇、碳酸氢钠和蔗糖等的水溶液作为浸泡液,以一定面积接触一定溶液(大约为 $2mL/cm^2$),以统一实验条件。几种塑料制品用无色油脂、冷餐油、65%乙醇涂擦都不得褪色。所有塑料制品浸泡液除少数有针对性的项目(如氯乙烯、甲醛、苯乙烯、乙苯、异丙苯)外,一般不进行单一成分分析。

至于酚醛树脂,我国规定不得用于制作食具、容器、生产管道、输送管道等直接接触食品的包装材料。

二、橡胶包装材料

橡胶也是高分子化合物,有天然和合成两种。天然橡胶是无毒的。合成橡胶是高分子聚合物,因此可能存在着未聚合的单体及添加剂的卫生问题。

橡胶中毒性物质的主要来源有两个方面:橡胶胶乳及其单体和橡胶添加剂。

(一)橡胶胶乳及其单体

合成橡胶单体因橡胶种类不同而异,大多是由二烯类单体聚合而成的。丁橡胶和丁二橡胶的单体为异丁二烯、异戊二烯,有麻醉作用,但尚未发现有慢性毒性作用。苯乙烯丁二橡胶,其蒸汽有刺激性,但小剂量也未发现有慢性毒性作用。丁腈(丁二烯丙烯腈)的耐热性和耐油性较好,但其单体丙烯腈有较强毒性,还可引起流血并有致畸作用。美国已将其溶出限量由0.3mg/kg 降至 0.05mg/kg。氯丁二烯橡胶的单体 1,3-二氯丁二烯,有报告认为其可致肺癌和皮肤癌,但有争论。硅橡胶的毒性较小,可用于食品工业,也可作为人体内脏器官使用。

(二)橡胶添加剂

主要的橡胶添加剂有硫化促进剂、防老化剂和填充剂。

1.硫化促进剂

硫化促进剂有促进橡胶硫化的作用，以提高其硬度、耐热度和耐浸泡性。硫化促进剂有无机促进剂与有机促进剂之分。无机促进剂中的氧化锌、氧化镁、氧化钙等均较安全。由于对人体有毒性作用，禁止将氧化铅用于食具。有机促进剂多属于醛胺类，如六甲四胺（乌洛托品，又名促进剂 H）能分解出甲醛。硫脲类中的乙撑丁硫脲有致癌作用，已被禁用。秋兰姆类的烷基秋兰姆硫化物中，烷基分子愈大，安全性愈高，如双五烯秋兰姆较为安全。二硫化四甲基秋兰姆与锌结合对人体有害。架桥剂中过氧化二苯甲酰的分解产物二氯苯甲酸毒性较大，不宜用做食品工业橡胶。

2. 防老化剂

为使橡胶对热稳定，提高耐热性、耐酸性、耐臭氧性以及耐曲折龟裂性等，一般使用防老化剂。防老化剂不宜采用芳胺类而宜用酚类，因前者的衍生物及其化合物具有明显的毒性。如 β-萘胺可致膀胱癌，已被禁用；N,N′-二苯基对苯二胺在人体内可转变成 β-萘胺。酚类化合物应限制制品中游离酚的含量。

3. 填充剂

填充剂主要有两种，即炭黑和氧化锌。炭黑提取物在 Ames 试验中被证实有明显的致突变作用，故要求其纯度应高，并限制其苯并(a)芘的含量，或将其提取至最低限度。

由于某些添加剂具有毒性，或对实验动物具有致癌作用，故除上述物质以外，我国规定 α-巯基咪唑啉、α-硫醇基苯并噻唑（促进剂 M）、二硫化二甲并噻唑（促进剂 DM）、乙苯-β-萘胺（防老化剂 J）、对苯二胺类、苯乙烯代苯酚、防老化剂 124 等不得在食品用橡胶制品中使用。

三、金属包装材料

（一）金属包装材料的性能

金属包装能长期保持商品的质量和风味不变，表现出极好的保护功能，使包装食品具有较长的货架期。同时，由于金属材料具有良好的抗张、抗压、抗弯强度，韧性及硬度，用做食品包装表现出耐压、耐温湿度变化和耐虫害的特征。主要的金属包装材料有：

1. 不锈钢

不锈钢材料的卫生问题以控制铅、铬、镍、镉和砷为要，在 4％乙酸浸泡液中应分别不高于 1.0mg/L、0.5mg/L、3.0mg/L、0.02mg/L、0.04mg/L。不锈钢餐具上印有"13-0""18-0""18-8"三种代号。代号前面的数字表示含铬量，铬是使产品"不锈"的材料；后面的数字则代表镍的含量，产品的镍含量越高，耐腐蚀性越好。为防止镍、铬等重金属危害人体，国家对其溶出量规定了相关的标准。不锈钢餐具不要长时间盛放强酸或强碱性食品，以防止镍、铬等金属元素溶出；一旦发现不锈钢餐具变形或者表层破损，应及时更换。

2. 铝制品容器

铝制品容器主要的卫生问题在于回收铝的制品。由于其中含有的杂质种类较多，必须限制其溶出物的杂质金属量，常见的为锌、镉和砷。因此我国规定（1990 年），凡是回收铝，不得用来制作食具，如必须使用，应仅供制作铲、瓢、勺，同时，必须符合《铝制食具容器卫生标准》（GB 11333）。

3. 镀锡薄铁罐

镀锡板被大量用于罐头食品。肉食品中含硝酸盐、亚硝酸盐等，这些物质会促使罐头瓶内壁腐蚀,如果罐头中残留较多的氧气,则会加快食品的褐变。

(二)金属制食品包装、容器污染问题的防治

(1)铁制的食品包装及用具最为安全,在炒菜、煮食的过程中,铁锅很少有溶出物。即使铁物质溶出,对人体也是有好处的。卫生专家甚至认为,用铁锅烹饪是最直接的补铁方法。

(2)任何食具、容器均不得用镀锌铁皮或其他电镀材料制成,因其有害金属锌、铬含量较高,易脱落,极为不安全。

(3)最好不用铜制食品容器,因为铜的氧化物对人体有害(如铜锈)。铜元素能破坏维生素。

(4)不要长时间用不锈钢容器装咸的食物。不能用不锈钢器皿煎熬中药,因中药中含有很多生物碱、有机酸成分,特别是在加热条件下,易与之发生化学反应,而使药物失效,甚至生成某些毒性更大的化学物质。

(5)金属食品包装容器在使用之前应检查罐体是否整齐、焊缝是否完整均匀、罐口和罐盖边缘有无缺口或变形、镀锡薄板上有无锈斑和脱锡现象。有的空罐在装罐前要进行清洗,清洗后不宜久放,以防止被重新污染。

四、纸质包装材料

(一)纸质包装材料的性能

纸和纸板的阻隔性受温度、湿度的影响较大。单一的纸类包装材料一般不能用于包装水分、油脂含量较高的食品及阻隔性要求高的食品,但可以通过适当的表面加工来改善其阻隔性能。但纸和纸板阻隔性较差的特性对某些商品的包装是有利的,可进行合理选用,如茶叶袋滤纸、水果包装等。

(二)纸质包装材料的卫生问题

纸质包装材料的卫生问题有 4 个:①荧光增白剂;②废品纸的化学污染和微生物污染;③浸蜡包装纸中的多环芳烃;④彩色或印刷图案中油墨的污染。对这些问题必须加以严格的控制管理。

五、玻璃包装材料

(一)玻璃包装材料的性能

玻璃作为包装材料,具有以下性能:

1.化学稳定性强

只有氢氟酸能腐蚀玻璃,但碱性溶液对玻璃容器有一定的影响。

2.热稳定性强

玻璃能经受加工过程的杀菌、消毒、清洗等高温处理,能适应食品微波加工及其他热加工,但不耐温度的急剧变化。

3.阻隔性好

对气、水、油等各种物质的完全阻隔性能,是玻璃作为食品包装材料的突出优点,因而经常把玻璃作为碳酸饮料的理想包装材料。

(二)玻璃制食品包装材料的卫生问题

(1)玻璃制品的原料为二氧化硅,毒性小,但应注意原料的纯度,其在 4%乙酸中溶出的金属主要为铅。高档玻璃器皿（如高脚酒杯）在制作时，常加入铅化合物，其数量可达玻璃重量的 30％，是较突出的卫生问题。

（2）对有色玻璃，应注意着色剂的安全性。

（3）玻璃瓶罐在包装含气饮料时要防止发生爆炸。

六、陶瓷、搪瓷包装材料

陶瓷或搪瓷都是以釉药涂于素烧胎（陶瓷）或金属坯（搪瓷）上经 800～900℃ 高温炉搪结而成的。

陶瓷的卫生问题主要是由釉彩引起的，釉的彩色大多数为无机金属颜料，如硫镉、氧化铬、硝酸锰。上釉彩工艺有三种，其中釉上彩及彩粉中的有害金属易于移入食品中，而釉下彩则不易移入食品中。其卫生标准为：以 4％乙酸液浸泡后，溶于浸泡液中的铅与镉量应分别低于 7.0mg/L、0.5mg/L。

搪瓷食具、容器的卫生问题同样是釉料中的重金属移入食品中带来的危害，常见的也为铅、镉、锑的溶出量（4％乙酸浸泡），应分别低于 1.0mg/L、0.5mg/L 与 0.7mg/L。

七、涂料的食品卫生

根据涂料的成分，其食品卫生问题主要有以下几类：

（一）溶剂挥干成膜涂料

此类涂料，如过氧乙烯漆、虫胶漆等，系将固体涂料树脂（成膜物质）溶于溶剂中，涂覆后，溶剂挥干，树脂析出成膜。此种树脂涂料的聚合度不能太高，相对分子质量也需较小，才能溶于溶剂中。其与食品接触常可溶出，造成食品污染。而且在溶化时，需加入增塑剂以防龟裂，后者也可污染食品。必须严禁采用多氯联苯和磷酸三甲酚等有毒增塑剂。溶剂也应选用无毒者。

（二）加固化剂交联成膜树脂

其主要代表为环氧树脂和聚酯树脂。常用固化剂为胺类化合物。此类固化剂成膜后分子非常大，除未完全聚合的单体及添加剂外，涂料本身不易向食品移行。其毒性主要在于树脂中存在的单体环氧丙烷，以及未参与反应的固化剂，如乙二胺、二乙烯三胺、三乙烯四胺及四乙烯五胺等。至于涂覆时尚需加入的增塑剂的卫生要求，与塑料增塑剂的要求相同。

（三）环氧成膜树脂

以干性油为主的油漆属于这一类。干性油在加入的催干剂（多为金属盐类）的作用下形成漆膜。此类漆膜不耐浸泡，不宜盛装液态食品。

（四）高分子乳液涂料

此类以聚四氟乙烯树脂为代表，可耐热 280℃，属于防黏的高分子颗粒型，多涂于煎锅或烘干盘表面，以防止烹调食品黏附于容器上。其卫生问题是聚合不充分，可能会有含氟低聚物溶于油脂中。在使用时，加热不能超过其耐受温度 280℃，否则会使其分解，产生挥发性很强的有毒害的氟化物。

八、食品包装材料设备的卫生管理

（1）包装材料必须符合食品卫生方面的有关国家标准（GB），并经检验合格方可出厂。

（2）利用新原料生产接触食品的包装材料新产品，在投产之前必须提供产品卫生评价所需的资料（包括配方、检验方法、毒理学安全评价、卫生标准等）和样品，按照规定的食品卫生标准审批程序报请审批，经审查同意后，方可投产。

（3）生产过程中必须严格执行生产工艺，建立健全产品卫生质量检验制度。产品必须有清晰、完整的生产厂名、厂址、批号、生产日期的标识和产品卫生质量合格证。

（4）销售单位在采购时，要索取检验合格证或检验证书，凡不符合卫生标准的产品，不得销售。食品生产经营者不得使用不符合标准的食品包装材料设备。

（5）食品包装材料设备在生产、运输、储存过程中，应防止有毒有害化学品的污染。

（6）食品卫生监督机构对食品包装材料设备生产经营与使用单位应加强经常性卫生监督，根据需要抽取样品进行检验。对于违反管理办法者，应根据《食品安全法》的有关规定追究法律责任。

本章小结

食品污染可分为生物性污染、化学性污染、物理性污染三类。食品污染途径分为内源性污染和外源性污染两类。食品遭到细菌或霉菌的污染，会引起腐败变质，可通过低温、高温杀菌、脱水与干燥等方法进行保藏。农药、N-亚硝基化合物、有害金属、多环芳族化合物的污染，可采取安全合理使用农药、改进烹调方法、增加蔬菜水果的摄入量等方法进行预防。电离辐射、天然放射性本底、食品中的天然放射性核素等污染可通过加强对污染源的卫生防护和经常性的卫生监督来预防。食品添加剂种类很多，有防腐、作香料、增色、保湿、膨松、乳化、增稠、漂白、营养强化等用途。国际、国内对待食品添加剂均持严格管理、加强评价和限制使用的态度。食品包装材料有塑料、橡胶、金属制品、玻璃制品、纸质材料、搪瓷和陶瓷制品等，生产、使用过程中必须注意其卫生安全。

复习思考题

一、名词解释

食品污染

二、判断题

1. 食品掺杂、掺假也是食品物理性污染的一种形式。　　　　　　　　　　　（　　）

2. 有些鱼贝类等水产品对某些放射性核素有很强的富集作用，使得食品中放射性核素的含量可能显著地超过周围环境中存在的该放射性核素的含量。　　　　　　（　　）

3. 只要鸡蛋壳没破，就不会受病菌污染。　　　　　　　　　　　　　　　（　　）

4. 聚乙烯（PE）和聚丙烯（PP）属于高毒级物质。　　　　　　　　　　　（　　）

5. 纸质包装食品的包装材料属于绿色、环保材料，对食品没有卫生威胁问题。（　　）

三、选择题

1.食品放射性污染的来源不包括(　　)。

A.核爆炸事故　　　　　　　　　　　　B.核废物排放不当

C.意外事故核泄漏　　　　　　　　　　D.超剂量的辐照食品

2.食品质量安全市场准入标志是(　　)。

A. GMP　　　　　　　B. QS　　　　　　　C. ISO 9000　　　　　　　D. CCC

3.防腐剂过量使用属于食品污染中的(　　)。

A.原料污染　　　　B.保鲜产生的污染　　　C.制作过程中的污染　　　D.生物性污染

4.下列做法不会对人体健康有害的是(　　)。

A.用干冰保藏易变质的食品　　　　　　　　B.用硫黄熏制白木耳、粉丝等食品

C.用甲醛浸泡易腐烂的食品　　　　　　　　D.用含亚硝酸钠的工业用盐腌制食品

5.在实践中对检验腐败产物具有较高的参考价值的不包括(　　)。

A.蛋白质　　　　　　B.脂肪　　　　　　C.生物盐　　　　　　D.碳水化合物

四、填空题

1.食品污染的来源有生物性污染、化学性污染和_____。

2.防止食品腐败变质常用的方法包括_____、_____、_____、_____、食品辐射保藏。

3.反映食品卫生质量的细菌污染指标可分为两个方面：一是_____，二是_____。

4.据估计,进入人体的农药约90%是通过_____摄入的。

5.常用的塑料制品有_____、_____、_____和_____等。

五、简述题

1.什么是食品污染？如何分类？

2.如何预防 N-亚硝基化合物污染？

3.食品中农药残留的主要来源有哪些？

4.食品包装材料设备的卫生管理有哪些内容？

5.引起食物中毒的原因有哪些？如何预防？

六、技能题

1.许多消费者在超市挑选食品时,往往喜欢挑选那些用透明材料包装的食品,其理由是透明包装可以直接看到包装内的食品,这样心里有一种安全感。

分析:这样的做法有什么问题？

2.餐饮部经理领了一只新的食品温度计,校准后去试用。他先到冷藏间测量生肉温度,测量结果是 2~5℃,接着他跑到顾客自助餐柜测量炒鸡蛋的温度,测量结果是 63℃。他很满意测量结果,因为所有生食品的温度都在 5℃以下,所有熟食品的温度都在 57℃以上。

分析:餐饮部经理的行为有什么问题？结合日常生活中经历或了解的有关事例,谈谈你对食品卫生和安全的认识。

第九章　食物中毒及其预防

知识目标

1. 了解食源性疾病的概念、病源物质、疾病的范畴及预防。
2. 理解食物中毒与中毒食品的概念，食物中毒的特点、分类及流行病学的特征。
3. 掌握细菌性食物中毒、动植物性食物中毒的种类、特点，以及中毒食物及预防。
4. 熟悉化学性食物中毒的特点及预防措施。

技能目标

学会分辨食物中毒的类型，针对中毒的特征采取正确的处理方法，合理地应用中毒预防手段。

思政目标

通过介绍并分析食品安全案例，引导学生用辩证的思维去思考问题，深刻认识食品安全的重要性，培养诚信意识和安全意识。

第一节　食源性疾病

一、食源性疾病的概念

食源性疾病的概念（1984 年 WHO 的定义）为："凡是通过摄食而进入人体的病原体使人体患上的感染性或中毒性疾病，统称为食源性疾病。"常见的食源性疾病有细菌性疾病、寄生虫病、病毒性疾病、真菌毒素中毒、有毒动植物中毒等。

根据这一定义，食源性疾病不仅包括传统意义上的食物中毒，而且包括经食物传播的各种感染性疾病。最为人们所熟悉的食源性疾病是食物中毒（急性、慢性）、肠道传染病（甲型肝炎、伤寒、痢疾等）。

食源性疾病有暴发和散发两种形式，食物中毒是食源性疾病暴发的形式；大量的食源性疾病是以散发的形式出现的，不被人们所重视。食源性疾病的三个基本要素（基本特征）为：食物是传播疾病的媒介；致病因子来源于食物；临床特征为急性中毒性或感染性表现。

二、食源性疾病的预防

食源性疾病是因进食而起的，如果食物无毒无害，就不会发生食源性疾病。因此，提高食品的卫生质量，保证食品安全无害是防止发生食源性疾病的关键；应从食品的生产、销售、贮存、运输、加工等环节进行全面的卫生监督管理，推广实施食品企业的危害分析与关键控制环节（HACCP）管理模式，预防和控制各种有害因素对食品的污染，以保证食品卫生安全，这是防止食源性疾病发生的根本措施。

WHO发布了安全制备食品的十大原则，这十大原则就是预防食物中毒的黄金指南。

（1）选择安全处理过的食品。食品要新鲜，有固定包装的食品要在保质期内，不要购买和食用来历不明的食品。

（2）彻底加热食品。许多生的食品，特别是家禽、肉类及未经消毒的牛奶常被病原体污染，彻底加热可杀灭病原体，防止外熟里生。

（3）立即吃掉做熟的食品。做熟的食品放置时间越长，危险性越大。

（4）妥善储存熟食。

（5）彻底再加热熟食。

（6）避免生食与熟食接触。

（7）反复洗手。

（8）精心保持厨房所有表面的清洁。

（9）避免昆虫、鼠类和其他动物接触食品。

（10）使用符合卫生要求的饮用水。

第二节　食　物　中　毒

一、食物中毒的定义

食物中毒在我国食品卫生国家标准《食物中毒诊断标准及技术处理总则》中的定义为：摄入了含有生物性、化学性有毒有害物质的食品或把有毒有害物质当作食品摄入后所出现的非传染性急性、亚急性疾病。

食物中毒是食源性疾病中最为常见的疾病。食物中毒既不包括因暴饮暴食而引起的急性胃肠炎、食源性肠道传染病和寄生虫病，也不包括因一次大量或长期少量摄入某些有毒、有害物质而引起的以慢性毒害为主要特征（如致癌、致畸、致突变）的疾病。

二、引起食物中毒的原因

误食食物是引起食物中毒的原因之一。能够引起食物中毒的食品包括：被致病菌和/或毒素污染的食品；被已达中毒剂量的有毒化学物质污染的食品；外观与食物相似而本身含有有毒成分的物质；本身含有有毒物质，加工、烹调未能除去的食品；贮存条件不当，食物发生了生物性或物理化学变化而产生或增加了有毒物质。

引起食物中毒的原因除了食物被致病因素污染或自身存在致病因素外，另外的主要原因就是这些被污染的或自身具有致病因素的食物没有经过正确的加工方法进行加工。因此，所有预防食物中毒的措施都是从如何减少食品污染和如何正确加工食品这两个方面来进行的。一般常说的不正确加工包含两个方面的含义：一方面是食物在加工过程中没有将原来本身含有的有毒有害物质去除。例如，受病菌污染的生肉在加热过程中没有达到足够的温度，致使病原菌继续残存，这些残存的病原菌在适当的温度和时间下，就会进一步繁殖或进一步产生毒素，使食用者发生食物中毒。另一方面是食物在加工过程中被污染，常见于以下几个方面：①误用。在食品加工过程中误用了有毒有害物质。②交叉污染。细菌从已受到污染的食物或器具传播到其他已彻底处理过的食物上去。③不良卫生习惯。人体本身容易携带某些致病微生物,尤其是在鼻腔、口腔、手、耳朵、伤口等地方,不良的个人卫生习惯会把致病菌从人体带到食物上去。④不正确地贮存。这是引起大量食物中毒的常见原因。在室温条件下,微生物容易生长、繁殖并产毒,其一方面会加快食物的腐败变质,另一方面大量繁殖或产毒的致病微生物容易造成食物中毒。

三、食物中毒的特点

(一)食物中毒的流行病学特点

食物中毒的流行病学特点如下:

(1)发病季节性特点:细菌性食物中毒主要发生在5～10月份,化学性食物中毒全年均可发生。

(2)中毒地区性特点:东南沿海多发生副溶血性弧菌食物中毒,肉毒中毒主要发生在新疆地区,霉变甘蔗和发酵米面中毒多发生在北方地区。

(3)食物中毒原因特点:微生物引起的食物中毒最常见,其次为化学性食物中毒。

(4)食物中毒病死率特点:病死率较低。

(5)食物中毒发生场所分布特点:集体食堂发生的食物中毒人数最多,饮食服务单位次之,家庭占第三位。

(6)引起食物中毒的食品种类分布特点:以动物性食品为主。

(二)食物中毒的发病特点

(1)潜伏期短,来势急剧,呈爆发性,短时间内可有多数人发病,发病曲线呈突然上升趋势。

(2)发病与食物有关,病人有食用同一污染食物史,流行波及范围与污染食物供应范围相一致,停止污染食物供应后,流行即告结束,发病曲线无余波。

(3)中毒病人临床表现基本相似,以胃肠道症状为主。

(4)人与人之间无直接传染性。

有的食物中毒具有明显的地区性和季节性,例如,我国肉毒梭菌毒素中毒90%以上发生在新疆地区;副溶血性弧菌食物中毒多发生在沿海各省;而霉变甘蔗和发酵米面食物中毒多发生在北方。食物中毒全年皆可发生,但第二、第三季度是食物中毒的高发季节,尤其是第三季度。

在我国引起食物中毒的各类食物中,动物性食品引起的食物中毒较为常见,占50%以上。其中肉及肉制品引起的食物中毒居首位。

四、食物中毒的种类

食物中毒就是我们常说的中毒性疾病,主要可以分为以下几类:

(一)细菌性食物中毒

细菌性食物中毒是指人们摄入含有细菌或细菌毒素的食品而引起的食物中毒。其中最主要、最常见的原因就是食物被细菌污染。它多发生在气候炎热的季节,临床表现为头晕、发热、恶心、腹泻等。我国近五年食物中毒统计资料表明,细菌性食物中毒占食物中毒总数的50%左右,而动物性食品是引起细菌性食物中毒的主要食品。

细菌性食物中毒通常有明显的季节性,多发生于气候炎热的季节。主要有两方面的原因：一方面,较高的气温为细菌繁殖创造了有利条件;另一方面,这一时期人体的防御能力有所降低,易感性增高,因而常发生细菌性食物中毒。引起细菌性食物中毒的食品,主要是动物性食品,如肉、鱼、奶和蛋类等;少数是植物性食品,如余饭、糯米凉糕、面类发酵食品等。抵抗力降低的人,如病弱者、老人和儿童易发生细菌性食物中毒,发病率较高,急性胃肠炎症较严重,但此类食物中毒病死率较低,预后良好。

(二)真菌毒素和霉菌毒素食物中毒

真菌在谷物或其他食品中生长繁殖产生有毒的代谢产物,人和动物食入这种毒性物质发生的中毒,称为真菌毒素食物中毒。中毒发生主要通过被真菌污染的食品,用一般的烹调方法加热处理不能破坏食品中的真菌毒素。

霉菌毒素食物中毒具有以下特点:中毒的发生主要通过被霉菌污染的食物;被霉菌污染的食品和粮食用一般烹调方法加热处理不能将其破坏去除;没有污染性免疫,霉菌毒素一般都是小分子化合物,机体对霉菌毒素不产生抗体;霉菌生长繁殖和产生毒素需要一定的温度和湿度,因此中毒往往有明显的季节性和地区性。

(三)动植物性食物中毒

食入动物性中毒食品引起的食物中毒即为动物性食物中毒。动物性中毒食品主要有:将天然含有有毒成分的动物或动物的某一部分当作食品,误食引起中毒反应,以及食用在一定条件下产生了大量的有毒成分的可食的动物性食品引起中毒,如食用鲐鱼等可引起中毒。近年,我国发生的动物性食物中毒主要是河豚中毒,其次是鱼胆中毒。

因误食有毒植物或有毒的植物种子,或烹调加工方法不当,没有把植物中的有毒物质去掉而引起的中毒为植物性食物中毒。最常见的植物性食物中毒为梅豆中毒、毒蘑菇中毒、木薯中毒;可引起死亡的有毒蘑菇、马铃薯、银杏、苦杏仁、桐油等。植物性食物中毒主要有 3 种:①将天然含有有毒成分的植物或其加工制品当作食品,如桐油、大麻油等引起的食物中毒。大麻油由大麻子加工而成,毒性成分主要是大麻树脂,其主要成分有较强的毒性,损伤神经系统,临床表现为口麻、咽干、哭笑无常、四肢麻木、视物不清等。②在食品的加工过程中,将未能破坏或除去有毒成分的植物当作食品食用,如木薯、苦杏仁等。③在一定条件下,不当食用大量有毒成分的植物性食品,如食用鲜黄花菜、发芽马铃薯、未腌制好的咸菜或未烧熟的扁豆等造成的中毒。

此类食物中毒的特征主要有:①季节性和地区性较明显,这与有毒动物和植物的分布、生长成熟程度、采摘捕捉、饮食习惯等有关;②散发性发生,偶然性大;③潜伏期较短,发病率和病死率较高,但因有毒动物和植物种类的不同而有所差异。

(四)化学性食物中毒

食入化学性中毒食品引起的食物中毒即为化学性食物中毒。化学性食物中毒的发病特点是:发病与进食时间、食用量有关。一般进食后不久即发病,常有群体性,在剩余食品、呕吐物、血和尿等样品中可测出有关化学毒物,病人有相同的临床表现。亚硝酸盐中毒的特征是高铁血红蛋白血症引起的紫绀,有头痛,心悸,口唇、指甲及全身皮肤、黏膜紫绀等体征。

(五)其他急性食源性疾病

急性食源性疾病是由易感个体通过摄入污染病原体的食物而感染的、潜伏期较短的急性肠道传染病和寄生虫病。它不同于食物中毒的特点为:有人与人之间的传染过程,如甲肝、痢疾;潜伏期较长,如旋毛虫病;不一定出现明显的消化道症状,如甲肝。

第三节 细菌性食物中毒

一、细菌性食物中毒的类型

细菌性食物中毒是由于吃了含有大量细菌或细菌毒素的食物而引起的中毒,是食物中毒中最常见的一类。由活菌引起的食物中毒称感染型食物中毒,由菌体产生的毒素引起的食物中毒称毒素型食物中毒。有的食物中毒既有感染型,又有毒素型。

细菌性食物中毒全年皆可发生,但较多发生在夏秋季节。引起细菌性食物中毒的食物主要为动物性食品。一般病程短、恢复快、预后良好,对抵抗力低的人群,如老人、儿童、病人和身体衰弱者,发病症状常较为严重。细菌性食物中毒按发病机理可分为以下三种类型:

(一)感染型

病原菌随食物进入肠道,在肠道内继续生长繁殖、附于肠黏膜或侵入黏膜及黏膜下层,引起肠黏膜的充血、白细胞浸润、水肿、渗出等病理变化。某些病原菌进入黏膜固有层后可被吞噬细胞吞噬或杀灭,死亡的病原菌(如沙门氏菌属)可释放出内毒素,内毒素可作为致热原刺激体温调节中枢,引起体温升高,亦可协同致病菌作用于肠黏膜,使机体产生胃肠道症状。

(二)毒素型

某些病原菌(如葡萄球菌)污染食品后,在食品中大量生长繁殖并产生引起急性胃肠炎反应的肠毒素(外毒素)。多数病原菌产生的肠毒素为蛋白质,对酸有一定的抵抗力,随食物进入肠道后主要作用于小肠黏膜细胞膜上的腺苷酸环化酶或鸟苷酸环化酶,使其活性增强。在该酶的作用下,细胞内的三磷酸腺苷(ATP)或三磷酸鸟苷(GTP)脱去两个磷酸并环化为环磷酸腺苷(cAMP)或环磷酸鸟苷(cGMP)。细胞内的 cAMP 或 cGMP 为刺激分泌的第二信使,其浓度升高可致使分泌功能改变,抑制钠和水的吸收而使 Cl^- 的分泌亢进,使 Na^+、Cl^-、水在肠腔潴留而导致腹泻。

(三)混合型

某些病原菌(如副溶血性弧菌)进入肠道后除侵入肠黏膜引起炎性反应外,还产生引起急性胃肠道症状的肠毒素。这类病原菌引起的食物中毒是致病菌对肠道的侵入及其产生的肠毒素的协同作用。

二、细菌性食物中毒发生的原因及预防

细菌性食物中毒发生的基本条件是:①细菌污染食物;②在适宜的温度、水分、pH 值及营养条件下,细菌急剧大量繁殖或产毒;③进食前食物加热不充分,未能杀灭细菌或破坏其毒素。

(一)细菌性食物中毒发生的原因

细菌性食物中毒发生的原因可能是食物在宰杀或收割、运输、储存、销售等过程中受到病菌的污染,被致病菌污染的食物在较高的温度下存放,食品中充足的水分、适宜的 pH 值及营养条件使致病菌大量繁殖或产生毒素;食品在食用前未烧熟煮透或熟食受到生食交叉污染,或食品受到从业人员中带菌者的污染。

细菌性食物中毒，一般根据临床症状和流行病学特点即可做出临床诊断，病因诊断需进行细菌学检查和血清学鉴定。

（二）细菌性食物中毒的防治原则

1.预防措施

（1）加强卫生宣传教育　改变生食等不良习惯；严格遵守牲畜屠宰前、屠宰中和屠宰后的卫生要求，防止污染；食品加工、储存和销售过程严格遵守卫生制度，做好食具、容器和工具的消毒，避免生熟交叉污染；食品在食用前加热充分，以杀灭病原菌和破坏毒素；在低温或通风阴凉处存放食品，控制细菌的繁殖和毒素的形成；食品加工人员、托幼机构人员和炊事人员应认真执行就业前的体检和录用后定期检查身体的制度，经常接受食品卫生教育，养成良好的个人卫生习惯。

（2）加强食品卫生质量检查和监督管理　食品卫生监督部门应加强对食堂、食品餐点、食品加工厂等相关部门的卫生检验检疫工作。

（3）研究并确立快速、可靠的病原菌检测技术。

2.处理原则

（1）食物中毒的病人应停止食用可疑食物，并将病人的分泌物取样送到卫生检疫部门进行检验，采用物理或者化学方法使病人排除体内剩余的有毒物质，同时进行对症治疗。

（2）对导致中毒的可疑食品进行封存，同时对食品取样送检，追回已销售或生产的可疑食品，进行集中有效的处理。

三、沙门氏菌食物中毒

沙门氏菌属（Salmonella）种类繁多，目前国际上已发现 2300 多个血清型，我国有 255个。其中引起食物中毒的主要有鼠伤寒沙门菌、猪霍乱沙门菌、肠炎沙门菌等。沙门氏菌进入肠道后大量繁殖，除使肠黏膜发炎外，大量活菌释放的内毒素同时引起机体中毒。

沙门氏菌属是一大群寄生于人类和动物肠道内的生化反应和抗原构造相似的革兰氏阴性杆菌，统称为沙门氏杆菌。1880 年 Eberth 首先发现伤寒杆菌，1885 年 Salmon 分离到猪霍乱杆菌，由于 Salmon 发现本属细菌的时间较早，在研究中的贡献较大，遂定名为沙门氏菌属，沙门氏菌所致疾病称沙门氏菌病。

（一）病原及流行病学

沙门氏菌属是引起沙门氏菌属食物中毒的病原菌。沙门氏菌为 G^- 菌，生长繁殖的最适温度为 20～37℃，它们在普通水中可生存 2～3 周，在粪便和冰水中可生存 1～2 个月。沙门氏菌属在自然环境中分布很广，人和动物均可带菌。主要污染源是人和动物肠道的排泄物。正常人体肠道带菌在 1% 以下，肉食生产者带菌可高达 10% 以上。

沙门氏菌食物中毒全年均可发生，但以 6～9 月份为多见。引起中毒的食品主要是动物性食品，如各种肉类、蛋类、家禽、水产类以及乳类等。其中肉、蛋类最易受到沙门氏菌污染，其带菌率远远高于其他食品。

因沙门氏菌感染而患病的人及动物或其带菌者的排泄物可直接污染食品，这是食物被污染的主要原因。

沙门氏菌食物中毒发生的原因多为食品被沙门氏菌污染并在适宜条件下大量繁殖，在食品加工中加热处理不彻底，未杀灭细菌；或已灭菌的熟食再次污染沙门氏菌并生长，食用前未加热或加热不彻底等。

(二)发病机制及中毒表现

沙门氏菌食物中毒是由于大量活菌进入消化道,附着于肠黏膜上生长繁殖并释放内毒素引起的以急性胃肠炎等症状为主的中毒性疾病。一般病程为 3～5d,预后良好,严重者尤其是儿童、老人及病弱者如不及时救治,可导致死亡。

沙门氏菌随同食物进入机体,一般要达到 104～108h 才出现临床症状。沙门氏菌在肠道内繁殖,破坏肠黏膜,并通过淋巴系统进入血液,出现菌血症,引起全身感染;释放出毒力较强的内毒素,内毒素和活菌共同侵害肠黏膜,继续引起炎症,临床上起初为全身症状,如头痛、恶心、食欲不振、呕吐、腹痛、腹泻(水样便),发烧 38～40℃ 或更高。沙门氏菌食物中毒按临床特点分为胃肠炎型、类霍乱型、类伤寒型、类感冒型和败血症型,以胃肠炎型最为常见。

(三)预防措施

(1)防止污染 不食用病死牲畜肉,加工冷荤熟肉一定要生熟分开。要采取积极措施控制感染沙门氏菌的病畜肉类流入市场。

(2)高温杀灭 如烹调时肉块不宜过大,禽蛋煮沸时间在 8min 以上等。

(3)低温储存食物 沙门氏菌在 20℃ 以上即能大量繁殖,因此低温储存食品是一项重要的预防措施。冷藏食品如果控制在 5℃ 以下,并做到避光、断氧,则效果更佳。

四、葡萄球菌食物中毒

葡萄球菌在空气、土壤、水、粪便、污水及食物中广泛存在,主要来源于动物及人的鼻腔、咽喉、皮肤、头发及化脓性病灶。葡萄球菌可产生多种毒素(A、B、C、D、E 型)和酶类。引起食物中毒的主要是能产生肠毒素的葡萄球菌,其中以金黄色葡萄球菌致病力为最强。此菌耐热性不强,最适生长温度为 37℃,最适 pH 值为 7.4,大约 50% 以上的金黄色葡萄球菌菌株可在实验室条件下产生两种或两种以上的葡萄球菌肠毒素。食物中的肠毒素耐热性强,一般的烹调温度不能将其破坏,在 218～248℃ 的油温下经 30min 才能被破坏。

(一)病原及流行病学

葡萄球菌为 G^+ 球菌,广泛分布于人及动物的皮肤、鼻咽腔、指甲下和自然界中。该菌对外界环境的抵抗力较强,在干燥状态下可生存数日,在 70℃ 的条件下要 1h 才能将病原菌杀灭。葡萄球菌有两个典型的菌种:金黄色葡萄球菌和表皮葡萄球菌,其中以金黄色葡萄球菌的致病作用为最强,能引起化脓性病灶及败血症,可污染食物并产生肠毒素而引起食物中毒。金黄色葡萄球菌具有较强的抵抗力,对磺胺类药物敏感性低,但对青霉素、红霉素等高度敏感。

葡萄球菌分布广,但其传染源是人和动物,一般有 30%～50% 的人的鼻咽腔带有此菌。金黄色葡萄球菌感染的患者,其鼻腔带菌率达 80% 以上,人手上可有 14%～44% 的带菌率。患有化脓性病灶的乳牛,其奶中的带菌率非常高。引起中毒的食物以剩饭、凉糕、奶油糕点、牛奶及其制品、鱼虾、熟肉制品为主。葡萄球菌食物中毒以夏秋季多见,其他季节亦可发生。

食品被金黄色葡萄球菌污染后,在适宜的条件下细菌迅速繁殖,产生大量的肠毒素。产毒的时间长短与温度和食品种类有关。一般在 37℃ 的条件下需 12h,在 18℃ 的条件下需 3d 才能产生足够中毒量的肠毒素而引起食物中毒。在 20%～30% 的 CO_2 环境中和有糖类、蛋白质、水分存在的条件下，有利于肠毒素的产生。肠毒素耐热性强，带有肠毒素的食物需煮沸 120min 才能被破坏，所以在一般的烹调加热中不能被完全破坏。一旦食物中有葡萄球菌肠毒素的存在，就容易发生食物中毒。

（二）发病机制及中毒表现

葡萄球菌肠毒素引起食物中毒的机制目前尚未全部阐明。有研究认为，葡萄球菌肠毒素对小肠黏膜细胞无直接破坏作用，而以完整的分子经消化道吸收入血，到达中枢神经后刺激呕吐中枢致病。

金黄色葡萄球菌是人类化脓感染中最常见的病原菌，可引起局部化脓感染，也可引起肺炎、急性胃肠炎、心包炎等，甚至可引起败血症、脓毒症等全身感染。金黄色葡萄球菌致病力的强弱主要取决于其产生的毒素和侵袭性酶，可产生溶血毒素、杀白细胞素、血浆凝固酶、脱氧核糖核酸酶，导致以呕吐为主要症状的食物中毒。

葡萄球菌食物中毒起病急，潜伏期短，一般在 2～3h，多在 4h 内，最短 1h，最长不超过 10h。中毒表现为典型的胃肠道症状，表现为恶心、剧烈而频繁的呕吐（严重者可呈喷射状，呕吐物中常有胆汁、黏液和血）、腹痛、腹泻（水样便）等。年龄越小，对葡萄球菌肠毒素的敏感性越强，因此儿童发病较多，病情较成人严重。病程较短，一般在 1～2d 痊愈，很少死亡。

（三）预防措施

金黄色葡萄球菌在自然界中无处不在，空气、水、灰尘及人和动物的排泄物中都可找到。因而，食品受其污染的机会很多。近年来，据美国疾病控制中心报告，由金黄色葡萄球菌引起的感染占第二位，仅次于大肠杆菌。金黄色葡萄球菌肠毒素是一个世界性的卫生问题，在美国由金黄色葡萄球菌肠毒素引起的食物中毒占整个细菌性食物中毒的 33%，在加拿大则更多，占 45%，我国每年发生的此类中毒事件也非常多。金黄色葡萄球菌可污染的食品种类很多，如奶、肉、蛋、鱼及其制品。此外，由剩饭、油煎蛋、糯米糕及凉粉等引起的金黄色葡萄球菌中毒事件也有报道。上呼吸道感染患者鼻腔带菌率为 83%，所以人畜化脓性感染部位常成为污染源。金黄色葡萄球菌的控制主要包括两个方面：

（1）防止金黄色葡萄球菌污染食品　防止带菌人群对各种食物的污染，定期对生产加工人员进行健康检查，患局部化脓性感染、上呼吸道感染的人员应暂时停止其工作或调换岗位。防止金黄色葡萄球菌对奶及其制品的污染，如牛奶厂要定期检查奶牛的乳房，不能挤用患化脓性乳腺炎的牛的奶。奶挤出后，要迅速冷至 −10℃ 以下，以防细菌繁殖。奶制品要以消毒牛奶为原料，注意低温保存。对肉制品加工厂，局部化脓性感染的禽、畜尸体应除去病变部位，经高温或其他适当方式处理后再进行加工生产。

（2）防止金黄色葡萄球菌肠毒素的生成　应在低温和通风良好的条件下储藏食物，以防肠毒素形成；在气温高的春、夏季，食物即使置于冷藏或通风阴凉的地方也不应超过 6h，并且食用前要彻底加热。

五、肉毒梭菌食物中毒

肉毒梭菌可产生 A、B、C_a、C_β、D、E、F、G 等 8 型肉毒毒素，可引起人类中毒的有 A、B、E、F 4 型，其中 A、B 型最为常见。该类毒素是一种强烈的神经毒素，毒性比氰化钾强 1 万倍，对人的致死量为 0.1～1.0μg。肉毒梭菌芽孢能耐高温，干热 180℃ 加热 5～15min 方能杀死芽孢。杀死 A 型肉毒梭菌芽孢需要湿热条件，100℃ 加热 6h，120℃ 加热 4min。肉毒梭菌的各菌型之间对温度的抵抗力略有差别,E 型肉毒梭菌芽孢不耐高热,100℃加热 1min,90℃加热 5min,80℃加热 30min 即死亡,但 70℃加热 2h 仍能存活。F 型的芽孢在 110℃经10min 可被杀灭。

(一)病原及流行病学

肉毒梭菌食物中毒又称肉毒中毒,是由肉毒梭菌产生的外毒素即肉毒毒素引起的一种严重的食物中毒。自 1896 年首次报道荷兰爆发因火腿引起肉毒中毒的事件以来,世界各地均陆续报道过肉毒中毒事件。

肉毒梭菌广泛分布于土壤、江河湖海淤泥沉积物、尘土及动物粪便中,并可借助食品、农作物、水果、海产品、昆虫、家禽、鸟类等传播到各处。在我国肉毒中毒多发区的土壤、粮谷、豆类及其发酵制品中,肉毒梭菌的检出率分别为 22.2%、12.6% 和 4.88%。

肉毒梭菌中毒一年四季均可发生,尤以冬春季节最多,引起中毒的食物多为家庭自制谷类或豆类发酵制品,如臭豆腐、豆酱、面酱、豆豉等。在日本,90% 以上的肉毒梭菌食物中毒由家庭自制鱼类罐头食品或其他鱼类制品引起。在美国,72% 的肉毒梭菌食物中毒由家庭自制鱼类罐头、水产品及肉、奶制品引起。

食物中的肉毒梭菌主要来源于带菌的土壤、尘埃及动物粪便。尤其是带菌的土壤,可污染各类食品原料。用这些原料自制发酵制品、罐头食品或其他加工性食品时,加热的温度不能杀死肉毒梭菌的芽孢,并可为其提供芽孢发育及产生毒素的条件。食品制成后,食用时如果不经加热,其毒素会随食物进入机体引起中毒的发生。肉毒中毒属于神经型食物中毒,死亡率较高。

(二)发病机制及中毒表现

随食物进入肠道的肉毒毒素在小肠内被胰蛋白酶活化并释放出神经毒素,后者被小肠黏膜细胞吸收入血,作用于周围神经与肌肉接头处、自主神经末梢及颅神经核,可阻止胆碱能神经末梢释放乙酰胆碱,使神经冲动的传递受阻,终致肌肉麻痹和瘫痪。重症者可见脑神经核及脊髓前角退行性变化,脑及脑膜充血、水肿及形成血栓。

肉毒梭菌食物中毒的潜伏期为数小时至数天不等,一般为 12～48h,最短者 6h,长者可达 8～10d。中毒可导致眼部功能障碍及延髓麻痹,起初眼肌及调节功能麻痹,表现为视力模糊、眼睑下垂、复视、斜视、眼球震颤、瞳孔散大。随后咽部肌肉麻痹,致吞咽困难,咀嚼无力,语言不清,声音嘶哑,颈肌无力,头下垂,最后可发展为呼吸肌麻痹,呼吸衰竭,死亡。婴儿肉毒中毒多为食用蜂蜜引起,主要症状为便秘,头颈部肌肉软弱,吮吸无力,吞咽困难,眼睑下垂,肌张力降低。病人症状的轻重程度可有所不同,病死率较高。

(三)预防措施

肉毒梭菌食物中毒最根本的预防方法是加强食品卫生管理,改进食品的加工、调制及储存方法,改善饮食习惯。对某些水产品的加工可采取事先取内脏,并通过保持盐水浓度为10% 的腌制方法,使水分活度低于 0.85 或 pH 值在 4.6 以下。对于在常温储存的真空包装食品,采取高压杀菌等措施,以确保抑制肉毒梭菌产生毒素,杜绝肉毒毒素中毒病例的发生。自制发酵酱类时,原料应清洁新鲜,腌前必须充分冷却,盐量要达到 14% 以上,并提高发酵温度。要经常日晒,充分搅拌,使氧气供应充足。不吃生酱。肉毒梭菌毒素不耐热,加热80℃经 30min 或 100℃经 10～20min,可使各型毒素破坏,所以对可疑食品进行彻底加热是破坏毒素、预防肉毒梭菌毒素中毒的可靠措施。

六、副溶血性弧菌食物中毒

副溶血性弧菌是一种嗜盐性细菌,存在于近岸海水、海底沉积物和鱼、贝类等海产品中,为革兰阴性,有鞭毛,兼性厌氧菌;在含 2%～4%氯化钠的普通培养基上生长最佳,在无食盐培养基上不生长,但在营养成分丰富的无机盐培养基上,此菌仍能良好生长。生长的 pH值范围为 5.0～9.6,最适 pH 值为 7.5～8.5;温度范围为 15～40℃,最适温度为 37℃。副溶血性弧菌不耐热,75℃加热 5min 或 90℃加热 1min 即可杀灭。对酸敏感,在稀释 1 倍的食醋中经1min 即可死亡。在淡水中生存不超过 2d,在海水中能生存 47d 以上。繁殖的最适温度为 30～37℃。带有少量副溶血性弧菌的食品,在适宜温度下经 3～4h,副溶血性弧菌可急剧增加,并可引起食物中毒。

(一)病原及流行病学

副溶血性弧菌食物中毒是我国沿海地区夏、秋季节最为常见的一种食物中毒。副溶血性弧菌广泛存在于温热带地区的近岸海水、海底沉积物和鱼、贝类等海产品中。由此菌引起的食物中毒的季节性很强,大多发生于夏、秋季节。引起中毒的食物主要是海产食品和盐渍食品,如海产鱼、虾、蟹、贝、咸肉、禽、蛋类以及咸菜或凉拌菜等。据报道,海产鱼虾的平均带菌率为 45%～49%,夏季高达 90%以上。

食品中的副溶血性弧菌主要来自于近海海水及海底沉积物对海产品及海域附近塘、河水的污染,使该区域生活的淡水产品也受到污染;沿海地区的渔民、饮食从业人员、健康人群都有一定的带菌率,有肠道病史的带菌率可达 32%～35%。带菌人群可污染各类食品。食物容器、砧板、菜刀等加工食物的工具生熟不分时,常引起生熟交叉污染的发生。

副溶血性弧菌污染的食物,在较高温度下存放,食前不加热或加热不彻底,或熟制品受到带菌者的污染,或生熟交叉污染,副溶血性弧菌随污染食物进入人体肠道并生长繁殖,当达到一定量时即引发食物中毒。

(二)发病机制及中毒表现

副溶血性弧菌中毒发病主要因副溶血性弧菌的活菌所致。人体摄入致病活菌 10^6 个以上,几小时后即可发生胃肠炎。细菌在胃肠道繁殖,引起组织病变,并可产生耐热溶血毒素,对肠道共同作用。

其中毒潜伏期一般在 2～40h。初期多以剧烈腹痛开始,上腹部、脐周呈阵发性绞痛;绝大多数可出现腹泻,为水样便或黏液便或脓血便,少数出现洗肉水样血水便,一般无里急后重;部分病人出现呕吐,且多在腹泻之后出现,呕吐次数一般为 1～5 次/天,不如葡萄球菌食物中毒的呕吐剧烈;约半数出现发热,体温不太高,为 37～38℃,一般不超过 39℃;且比沙门氏菌食物中毒出现晚,一般在吐、泻之后出现。

(三)预防措施

副溶血性弧菌食物中毒主要源于近海海水及海底沉淀物中的副溶血性弧菌对海产品的污染、人群带菌对各种食品的污染、通过食物加工器具引起的间接污染,因此预防措施应通过防止污染、控制繁殖和杀灭病原菌三个环节来进行。其中控制繁殖和杀灭病原菌尤为重要,应在低温下储存各种食品,海产品应烧熟煮透,蒸煮时需加热至 100℃并持续 30min,对凉拌菜要洗净后置食醋中浸泡 10min 或在 100℃的沸水中漂烫数分钟以杀灭副溶血性弧菌。

七、致病性大肠杆菌食物中毒

埃希菌属，俗称大肠杆菌属，为革兰氏阴性杆菌，肠道的正常菌群，多不致病，但少数菌株能直接引起肠道感染，称为致病性大肠埃希菌，也称致泻性大肠埃希菌。致病性大肠埃希菌共有4种：①肠产毒性大肠埃希菌（ETEC）：是散发性或爆发性腹泻、婴儿和旅游者腹泻的病原菌。致病物质是不耐热肠毒素（LT）和耐热肠毒素（ST），LT经60℃加热30min破坏，ST经100℃加热30min破坏。其毒力因子包括菌毛和毒素。②肠侵袭性大肠埃希菌（EIEC）：较少见，主要侵犯儿童和成人。似细菌性痢疾，又称志贺样大肠杆菌，不产生肠毒素，无菌毛。③肠致病性大肠埃希菌（EPEC）：是流行性婴儿腹泻的主要病原菌。不产生肠毒素，可产生志贺样毒素。④肠出血性大肠埃希菌（EHEC）：毒素，有极强的致病性，主要感染5岁以下儿童。临床特征是出血性结肠炎，剧烈的腹痛和便血，严重者出现溶血性尿毒症。

（一）病原及流行病学

大肠杆菌为G^-短小杆菌，主要存在于人和动物的肠道，随粪便分布于自然界中。大肠杆菌在自然界的生存能力较强，在土壤、水中可存活数月。普通大肠杆菌是肠道正常菌，不仅无害，而且能合成维生素B、K及叶酸供给人体，它产生的大肠杆菌素可抑制某些病原微生物在肠道的繁殖。当人体抵抗力降低时，或食入大量被活的致病性大肠杆菌污染的食物时，可引起食物中毒。

致病性大肠杆菌存在于人畜的肠道中，随粪便污染水源、土壤。受污染的水源、土壤，带菌者的手，污染的餐具等均可污染或交叉污染食物。流行地区以欧、美、日等发达国家为多，北方较南方多见，感染流行与饮食习惯有关。病菌基本上通过食品和饮品传播，且多以爆发形式流行，尤以食源性爆发更为多见。受污染的食品多为动物性食品，如肉、奶等，也可污染果汁、蔬菜、面包。此病全年可发生，以5～10月多见。

（二）发病机制及中毒表现

不同的致病性埃希菌的致病机制不同。肠出血性大肠埃希菌、肠产毒性大肠埃希菌引起毒素型中毒；肠致病性大肠埃希菌、肠侵袭性大肠埃希菌引起感染型中毒。

中毒起病急骤，潜伏期为2～9d，最快仅5h。中毒表现主要为突发性的腹部痉挛，有时为类似于阑尾炎的疼痛。有些病人仅为轻度腹泻，有些有水样便，继而转为血性腹泻，腹泻次数有时可达每天十余次，低热或不发热，许多病人同时有呼吸道症状。严重者可造成溶血性尿毒综合征、血栓性血小板减少性紫癜、脑神经障碍等多器官损害，危及生命。老人和儿童患者死亡率较高。

（三）预防措施

致病性大肠杆菌食物中毒的预防措施包括：停止食用可疑中毒食品；不吃生的或加热不彻底的牛奶、肉等动物性食品；不吃不干净的水果、蔬菜；剩余饭菜在食用前要彻底加热；防止食品生熟交叉污染；养成良好的个人卫生习惯，饭前便后洗手；避免与患者密切接触，在接触时应特别注意个人卫生；食品生产、加工企业尤其是餐饮业应严格保证食品的安全性。

八、蜡状芽孢杆菌食物中毒

蜡状芽孢杆菌（*Bacillus cereus*）为革兰氏染色阳性连锁状杆菌，有芽孢，呈椭圆形，菌体两端较平整,多数呈链状排列,与炭疽杆菌相似。

（一）病原及流行病学

蜡状芽孢杆菌分为需氧型和兼性厌氧型,有鞭毛,无荚膜,生长温度范围为 20～45℃,10℃以下生长缓慢或不生长,存在于土壤、水、空气以及动物肠道等处。该菌在生长 6h 后即可形成芽孢。其最适生长温度为 28～35℃,它的繁殖体不耐热,100℃加热 20min 即可被杀死,其游离芽孢能耐受 100℃加热 30min 处理,干热灭菌需 120℃加热 60min 才能杀死芽孢。蜡状芽孢杆菌食物中毒有明显的季节性,通常以夏、秋季最高(6～10 月份),引起中毒的食品常与食前保存温度不当(26～37℃)、放置时间较长有关,使食品中污染的蜡状芽孢杆菌得以生长繁殖,产生毒素,引起中毒。

（二）发病机制与中毒表现

蜡状芽孢杆菌是一种可引起人类食物中毒的肠毒素,包括呕吐毒素和腹泻毒素。呕吐型的潜伏期为 0.5～6h,中毒症状以恶心、呕吐为主,偶尔有腹痉挛或腹泻等症状,病程不超过 24h,这种类型的症状类似于由金黄色葡萄球菌引起的食物中毒。腹泻型的潜伏期为 6～15h,症状以水泻、腹痉挛、腹痛为主,有时会有恶心等症状,病程约 24h,这种类型的症状类似于产气荚膜梭菌引起的食物中毒。

（三）预防措施

蜡状芽孢杆菌在自然界分布广泛,常存在于土壤、灰尘和污水中,植物和许多生熟食品中也常见。已从多种食品中分离出该菌,包括肉、乳制品、蔬菜、鱼、马铃薯、酱油、布丁、炒米饭以及各种甜点等。在美国,炒米饭是引发蜡状芽孢杆菌呕吐型食物中毒的主要原因;在欧洲,大都由甜点、肉饼、沙拉和奶、肉类等食品引起;在我国,主要与受污染的米饭或淀粉类制品有关。

蜡状芽孢杆菌食物中毒的发病率较高,一般为 60%～100%。通过高温杀菌或适当的冷藏可以控制蜡状芽孢杆菌的增殖。

第四节　有毒动植物食物中毒

一、植物性食物中毒

（一）毒蕈中毒

毒蕈又称毒蘑菇,是指食后可引起中毒的蕈类。在我国目前已鉴定的蕈类中,可食用蕈类近 300 种,有毒蕈类约 100 种,可致人死亡的至少有 10 种,它们是褐鳞小伞、肉褐鳞小伞、白毒伞、褐柄白毒伞、毒伞、残托斑毒伞、毒粉褶蕈、秋生盔孢伞、包脚黑褶伞和鹿花蕈。由于生长条件的差异,不同地区发现的毒蕈种类、大小、形态不同,所含毒素亦不一样。

毒蕈的有毒成分十分复杂,一种毒蕈可以含有几种毒素,而一种毒素又可存在于数种毒蕈之中。毒蕈中毒全国各地均有发生,多发生在高温多雨的夏、秋季节,多由个人采集野生鲜菇误食而引起。

1.中毒表现

毒蕈中毒的临床表现复杂多样,因毒蕈种类不同,其有毒成分、临床表现也不同。目前,一般将毒蕈中毒的临床表现分为 5 种类型。

（1）胃肠炎型　引起此型中毒的毒蕈多见于红菇属、乳菇属、粉褶蕈属、黑伞蕈属、白菇属和牛肝蕈属中的一些毒蕈,在我国以红菇属中毒的报道最多。有毒物质可能为类树脂、甲醛类的化合物,对胃肠道有刺激作用。潜伏期一般为 0.5～6h,多在食后 2h 左右发病,最短仅 10min。主要症状为剧烈恶心、呕吐,阵发性腹痛,有的呈绞痛,以上腹部和脐部为主,剧烈腹泻,水样便,每日可多达 10 余次,不发热。该型中毒病程较短,经过适当对症处理可迅速恢复,一般病程为 2～3d,预后良好,死亡率低。

(2)神经精神型 引起该型中毒的毒蕈约有 30 种,所含毒性成分多种多样,多为混合并存,目前尚在研究之中。潜伏期一般为 0.5～4h,最短仅 10min。临床表现最为复杂多变,以精神兴奋、精神抑制、精神错乱、矮小幻觉或以上表现交互出现为特点。病人常狂笑、手舞足蹈、行动不稳、共济失调,可出现"小人国幻觉症",闭眼时幻觉更明显,还可有迫害妄想,类似精神分裂症。重症病人出现谵妄、精神错乱、抽搐、昏迷等。可有副交感神经兴奋症状,如流涎、流泪、大量出汗、瞳孔缩小、脉缓、血压下降等。也可引起交感神经兴奋,如瞳孔散大、心跳加快、血压上升、颜面潮红。部分病人有消化道症状。病程 1～2d,病死率低。

(3)溶血型 引起该型中毒的多为鹿花蕈(又称为马鞍蕈)、褐鹿花蕈、赭鹿花蕈等。潜伏期 6～12h,最长可达 2d,初始表现为恶心、呕吐、腹泻等胃肠道症状,发病 3～4d 后出现溶血性黄疸、肝脾肿大、肝区疼痛,少数病人出现血红蛋白尿。严重者出现心律不齐、谵妄、抽搐或昏迷,也可引起急性肾衰竭,导致预后不良。给予肾上腺皮质激素治疗可很快控制病情,病程 2～6d,一般死亡率不高。

(4)脏器损害型 此型中毒最为严重,病情凶险,如不及时抢救,死亡率极高。毒素主要成分为毒肽类和毒伞肽类,存在于毒伞属(如毒伞、白毒伞、鳞柄白毒伞)、褐鳞小伞及秋生盔孢伞蕈中。按病情发展可分为 5 期,但有时分期并不明显。①潜伏期,一般为 10～24min,最短可为 6～7min。②胃肠炎期,恶心、呕吐、脐周腹痛、水样便腹泻,每日十余次,甚至更多,一般多在持续 1～2d 后逐渐缓解,部分严重病人继胃肠炎后病情迅速恶化,出现休克、昏迷、抽搐、惊厥,全身广泛出血,呼吸衰竭,在短时间内死亡。③假愈期,病人症状暂时缓解或消失,持续 1～2d。此期毒素由肠道吸收,通过血液进入脏器与靶细胞结合,逐渐侵害实质脏器。轻度中毒病人肝损害不严重,可由此期进入恢复期。对假愈期的病人,一定要注意观察,提高警惕,以免误诊误治。④脏器损害期,病人突然出现肝、肾、心、脑等脏器损害,出现肝脏肿大、黄疸、肝功能异常,甚至发生急性肝坏死、肝昏迷,也可出现弥散性血管内凝血(DIC),表现有呕吐、咯血、鼻出血、皮下和黏膜下出血。肾脏受损,尿中出现蛋白、管型、红细胞,个别病人出现少尿、尿闭或血尿,甚至尿毒症、肾衰竭。此期还可出现内出血和血压下降。患者烦躁不安、淡漠、嗜睡,甚至惊厥、昏迷、死亡。病死率一般为 60%～80%。部分病人出现精神障碍,如时哭时笑等。⑤恢复期,经积极治疗,一般在 2～3 周后进入恢复期,中毒症状消失,肝功能好转,也有的病人 6 周以后方可痊愈。

(5)日光性皮炎型 引起该型中毒的毒蘑菇是胶陀螺(猪嘴蘑),潜伏期一般为 24h 左右,开始多为颜面肌肉震颤,继之手指和脚趾疼痛,上肢和面部可出现皮疹。暴露于日光部位的皮肤可出现肿胀,指甲部剧痛,指甲根部出血,病人的嘴唇肿胀外翻,形似猪嘴。少有胃肠炎症状。

2.预防措施

毒蕈中毒的原因主要是误食。由于毒蕈难以鉴别,预防毒蕈中毒最根本的办法是切勿采摘自己不认识的蘑菇,绝不吃未吃过的野生蘑菇。

关于毒蕈与食用蕈的鉴别,目前尚缺乏简单可靠的方法,一般认为毒蕈有如下一些特征:颜色奇异鲜艳,形态特殊,蕈盖有斑点、疣点,损伤后流浆、发黏,蕈柄上有蕈环、蕈托,气味恶劣,不长蛆,不生虫,破碎后易变色,煮时能使银器变色、大蒜变黑等。

（二）含氰苷类植物中毒

引起含氰苷类植物中毒的往往是一些核仁和木薯。苦杏仁中含有苦杏仁苷,木薯和亚麻子中含有亚麻苦苷。此外,苦桃仁、枇杷仁、李子仁、樱桃仁也都含有毒成分氰苷。氰苷可在酶或酸的作用下释放出氢氰酸。含氰苷类植物中毒以散发为主。

1.中毒表现

苦杏仁中毒的潜伏期为半小时至数小时,一般 1～2h。主要症状为口内苦涩、头晕、头痛、恶心、呕吐、心慌、脉速、四肢无力,继而出现胸闷、不同程度的呼吸困难,有时呼出气可闻到苦杏仁味,严重者意识不清、呼吸微弱、四肢冰冷、昏迷,常发出尖叫,继之意识丧失,瞳孔散大,对光反射消失,牙关紧闭,全身产生阵发性痉挛,最后因呼吸麻痹或心跳停止而死亡。空腹、年幼及体弱者中毒症状重,病死率高。

2.预防措施

不生吃各种苦味果仁,也不能食用炒过的苦杏仁。若食用果仁,必须用清水充分浸泡,再敞锅蒸煮,使氢氰酸挥发掉。不吃生木薯,食用时必须将木薯去皮,加水浸泡 2d,再敞锅蒸煮后食用。

（三）龙葵碱中毒

龙葵碱又名茄碱、龙葵毒素、马铃薯毒素,是由葡萄糖残基和茄啶组成的一种弱碱性糖苷。土豆中含有龙葵碱,其含量为 0.005%～0.01%。当土豆发芽后,其幼芽和芽眼部分的龙葵碱的含量可高达 0.3%～0.5%。当其含量达到 0.2%～0.4%时,就有发生中毒的可能。

1.中毒表现

龙葵碱对胃肠道黏膜有较强的刺激性和腐蚀性,对中枢神经有麻痹作用,尤其对呼吸和运动中枢作用显著。对红细胞有溶血作用,可引起急性脑水肿、胃肠炎等。中毒的主要症状为胃痛且持续加剧,恶心、呕吐,呼吸困难、急促,伴随全身虚弱和衰竭,严重者可导致死亡。龙葵碱主要是通过抑制胆碱酯酶的活性造成乙酰胆碱不能被清除而引起中毒的。

2.预防措施

预防龙葵碱中毒的措施首先是将马铃薯贮存在低温、无直射阳光照射的地方,防止发芽。不吃生芽过多、有黑绿色皮的马铃薯。轻度发芽的马铃薯在食用时应彻底挖去芽和芽眼,并充分削去芽眼周围的表皮,以免食入毒素而引起中毒。

（四）麦角毒素中毒

麦角毒素是麦角中的主要活性有毒成分,主要是以麦角酸为基本结构的一系列生物碱衍生物,如麦角胺、麦角新碱和麦角毒碱等。

麦角是麦角菌侵入谷壳内形成的黑色和轻微弯曲的菌核,菌核是麦角菌的休眠体,通常多寄生于黑麦上,大麦、小麦、大米、小米、玉米、高粱和燕麦等也可被侵害。当真菌孢子从土壤中随尘土落入花蕊的子房以后,即在子房中继续繁殖发育形成菌丝,经 2～3 周后在麦穗上形成坚硬的紫黑色菌组织,多呈三棱形,长 2～4cm,稍弯曲,是带紫黑色无光泽的瘤状物,形状有点像动物的角,故称为麦角。当面粉中混入超过 7% 的麦角时,则可能会引起急性中毒。

1.中毒表现

麦角的毒性非常稳定,可保存数年之久而不受影响,在焙烤时也不会被破坏。氨基酸麦角碱类可直接作用于血管,使其收缩,导致血压升高,并通过压力感受器反射性地兴奋迷走神经中枢,而引起心动过缓;大剂量氨基酸麦角碱能损害毛细血管内皮细胞,导致血管栓塞和坏死,并能阻滞肾上腺素能受体,使肾上腺素的升压作用反转;麦角碱还能兴奋子宫平滑肌,使之节律性收缩,大剂量可引起子宫强直性收缩,其中以麦角新碱的作用最强,麦角胺次之。成人口服麦角的最小致死量为1g。人误食被麦角污染的食品后会引起麦角中毒症。医学统计分析结果表明,食用含1%以上麦角的粮食即可引起中毒,含量达7%即可引起致命性中毒。

麦角中毒的表现分为3种类型,即痉挛型、坏疽型及混合型。

(1)痉挛型 流行于北欧及前苏联。主要表现为胃肠道及神经系统的症状,如感觉疲劳、头昏、周身刺痛感、手脚麻木、四肢无力、胸闷和胸痛,有时出现腹泻,伴有或不伴有呕吐,常持续数周,继而出现疼痛性抽搐和肢体痉挛。发作常持续几分钟到几小时不等。中毒患者病死率达10%~20%,幸存者多留有智力障碍等神经系统后遗症。

(2)坏疽型 主要发生于法国及地中海一带,因食用了被麦角污染的黑麦面包引起中毒。中毒初期四肢忽冷忽热,发热时伴有灼烧般疼痛。此后患者四肢麻木,温度感、痛觉、触觉消失,皮肤发黑、皱缩、干瘪变硬。严重的病例病情进展快,坏疽部分往往从关节部位自行脱落。指、趾甚至整条肢体或内脏均可出现坏疽。坏疽型麦角中毒如发生在孕妇,除出现肢体坏疽外,还可引起流产。

(3)混合型 混合型中毒的临床表现兼有痉挛型和坏疽型麦角中毒的特点。

2.预防措施

预防麦角毒素中毒的关键在于生产环节,主要是加强田间管理,清除杂草及自生麦,不同作物轮作,选用不带菌核的种子或对麦角菌有抵抗力的农作物品种,清除麦收后留在麦田里的麦角。

(五)其他植物性食物中毒

其他常见植物性食物中毒见表9-1。

表9-1 其他常见植物性食物中毒

名称	植物种类	有毒成分	预防措施
四季豆中毒	四季豆	皂素及凝血毒素	充分加热熟透
生豆浆中毒	加工后未煮熟的大豆	皂素等有毒成分	小火煮熟,防"假沸"
鲜黄花中毒	黄花菜(金针菜)	秋水仙碱	干制或浸泡、高温
白果中毒	白果	白果酸	剔除胚芽,煮熟,少吃

二、动物性食物中毒

食入动物性中毒食品引起的食物中毒即为动物性食物中毒。动物性中毒食品主要有两种:一是将天然含有有毒成分的动物或动物的某一部分当作食品。二是摄入在一定条件下产生了大量的有毒成分的可食的动物性食品(如鲐鱼等)。

我国发生的动物性食物中毒主要是河豚中毒，其次是鱼胆中毒。动物性食物中毒的发病率和病死率因动物性中毒食品的不同而有所差异，有一定的地区性。河豚中毒、鱼胆中毒的病死率都比较高。河豚中毒多发生在沿海各省（市），鱼胆中毒多发生在南方各省（市）。河豚中毒、鱼胆中毒多是以家庭为主的散在性发生，因而加大了其防治难度。在动物性食物中毒中，除含高组胺鱼类中毒外，尚无解毒治疗方法，仅仅是对症治疗和支持疗法。

（一）河豚中毒

河豚又名鲀，有的地方称为鲅鱼，或叫腊头鱼、街鱼、乖鱼、龟鱼等，是一种味道鲜美但含有剧毒物质的鱼类。它是一种无鳞鱼，在海水、淡水中都能生活。河豚所含的有毒成分为河豚毒素，对热稳定，煮沸、盐腌、日晒均不被破坏，主要存在于卵巢中，肝脏中也存有较多的毒素。多数新鲜、洗净的鱼肉不含有毒素，但如果鱼死后较久，毒素可从内脏渗入肌肉中。每年春季的 2～5 月为河豚的产卵生殖期，此时含毒最多；6～7 月产卵后，卵巢萎缩，毒性减弱。故河豚中毒多发生于春季。

河豚中毒是世界上最严重的动物性食物中毒。河豚的肝、脾、肾、卵巢和卵、皮肤及血液都含有毒素，其中以卵巢最毒，肝脏次之。鱼死后毒素渗入肌肉也使其含有毒素。在每年的生殖产卵期含毒素最多，极易发生中毒。0.5mg 河豚毒素就可以毒死一个体重为 70kg 的人。河豚毒素是一种毒性很强的神经毒，主要作用于神经系统，阻断神经肌肉的传导，可引起呼吸中枢和血管运动中枢麻痹而死亡。

造成中毒的主要原因是不会识别而误食，也有少数因食用河豚时未将毒素去除干净而引起。

1. 中毒表现

河豚中毒发病急，潜伏期一般为 10～45min，长者达 3h。先感觉手指、口唇、舌尖麻木或有刺痛感，然后出现恶心、呕吐、腹痛、腹泻等胃肠道症状，并有四肢无力，口唇、舌尖及肢端麻痹，进而四肢肌肉麻痹症状，以致身体摇摆、行走困难，甚至全身麻痹成瘫痪状。严重者眼球运动迟缓，瞳孔散大，对光反射消失，然后言语不清、青紫、血压和体温下降，呼吸先迟缓、浅表，而后呼吸困难，最后呼吸衰竭而死亡。

2. 预防措施

预防河豚中毒的方法是将河豚进行集中处理，严禁出售鲜河豚。加工盐腌制品时，必须严格按操作规程操作，剖腹去内脏、去头，反复冲洗，完全去除血污，不新鲜的鱼不得加工。出售干制品时，必须经过检测证明无毒后方可出售。同时，还要大力开展宣传教育，让人们了解河豚有毒并能识别其形状，以防误食中毒。

（二）鱼类组胺中毒

含高组胺鱼类中毒是由于食用含有一定数量组胺的某些鱼类而引起的过敏性食物中毒。引起此种过敏性食物中毒的鱼类主要是海产鱼中的青皮红肉鱼。青皮红肉鱼类引起过敏性食物中毒主要是因此类鱼含有较高量的组氨酸。海产鱼中的青皮红肉鱼类有金枪鱼、秋刀鱼、竹荚鱼、沙丁鱼、青鳞鱼、金线鱼、鲐鱼等。当鱼不新鲜或腐败时，鱼体中的游离组氨酸经脱羧酶作用产生组胺。当组胺积累至一定量时，食后便可引起中毒。

组胺是氨基酸的分解产物，故组胺的产生与鱼类所含组氨酸的多少有直接关系。一般引起人体中毒的组胺摄入量为 1.5mg/kg 体重，但与个体对组胺的敏感性有很大关系。鱼类产生组胺受下列因素影响：①与细菌污染程度有关，尤其是与脱羧酶细菌（如组胺无色杆菌、变形杆菌等)有关。此类细菌污染越严重,鱼体腐败产生的组胺就越多。②与环境温度有关。当环境温度在 10～30℃时,特别是在 15～20℃的温度下最易产生组胺。③与鱼体盐分浓度有关,鱼体盐分浓度在 3％～5％时最易产生组胺。故组胺中毒多见于海产鱼类。④与氢离子浓度有关。在 pH 值为 6.0～6.2 的弱酸性环境中最易产生组胺。

1. 中毒表现

中毒潜伏期一般为 0.5～1h,最短可为 5min,最长达 4h。以局部或全身毛细血管扩张、通透性增强、支气管收缩为主,主要症状为脸红、头晕、头痛、心慌、脉速、胸闷和呼吸窘迫等,部分病人出现眼结膜充血、瞳孔散大、视物模糊、脸发胀、唇水肿、口和舌及四肢发麻、恶心、呕吐、腹痛、荨麻疹、全身潮红、血压下降等。中毒特点是发病快、症状轻、恢复迅速,偶有死亡病例报道。

2. 预防措施

搞好鱼类原料的贮藏保鲜,防止鱼类腐败变质;对易产生组胺的鱼类,烹调前可在冷水或盐水中浸泡,以减少组胺量;应选用加热充分的烹调方法,不宜油煎或油炸;组胺为碱性物质,烹调时加少许食醋,可降低组胺毒性;体弱、过敏体质的人及患有慢性气管炎、哮喘、心脏病等病的病人最好不食用或少食用青皮红肉鱼类。

(三)鱼胆中毒

人们日常吃的青鱼、草鱼、鲤鱼、鲢鱼等,其鱼胆都有一定的毒性。有的人因不了解这一点,常服用鱼胆来治病,易造成鱼胆中毒。鱼胆的毒性主要为胆汁成分对人体细胞的损害作用及所含组胺类物质的致敏作用。鱼胆不论生食或熟食,都可以引起中毒,中毒量与鱼胆的胆汁的多少有关。

鱼胆中毒发病快,病情险恶,病死率高,中毒的潜伏期很短,一般在食后 30min 发病,临床表现有恶心、上腹部不适,剧烈呕吐、腹痛、腹泻,偶有黑便等胃肠道症状。中毒较重的,可出现肝大、黄疸、肝区压痛、颜面浮肿,还有少尿、蛋白尿、血尿、无尿、腰痛等泌尿系统症状。有的还有心肌损害,出现心率快、心脏扩大、心力衰竭;部分病人烦躁不安、抽搐、昏迷。对鱼胆中毒目前尚无特效药治疗,只能进行催吐、洗胃、导泻,保护肝肾功能等对症治疗,口服或静脉注射葡萄糖、肝泰乐及大量维生素 C 等保肝药物。若出现休克,应让其伏卧,头稍低,并急送医院救治。

(四)动物甲状腺中毒

动物甲状腺中毒是因食入未摘除甲状腺的动物血脖肉、喉头气管,混有甲状腺的修割碎肉,或误将制药用的甲状腺当肉吃而引起的。甲状腺的主要成分是甲状腺激素,化学、物理性质比较稳定,要加热到 600℃以上才能破坏。因此,一般的烹调方法很难将其破坏。食入动物的甲状腺后,突然大量外来的甲状腺激素扰乱了人体正常的内分泌活动,特别是严重影响了下丘脑功能,从而造成一系列神经精神症状。甲状腺中毒的中毒量不同,有食入甲状腺 3g 而发生中毒的,也有只喝一羹匙含甲状腺的炖汤而出现中毒症状的。最少的只食入 1.8g 甲状腺就发生中毒。

动物甲状腺中毒的主要临床表现为:潜伏期最短为 1h,一般多在 12～24h,主要表现为头痛、心慌、气短、烦躁、全身无力、四肢酸痛(尤以脐肠肌为显)、心律失常、抽搐、食欲减退或亢进、恶心、呕吐、腹痛、腹泻、便秘、失眠、多汗、发热、视物不清、脱发、昏迷等。其中最多见的是头晕、头痛;脱发也较常见,重者可大片脱落,形成局部秃头;孕妇中毒后可引起流产或早产；乳母食甲状腺中毒后，婴儿吃母乳亦能引起中毒。治疗以催吐、洗胃、导泻为主，并应及时就医，对症治疗。

动物甲状腺中毒的主要预防措施为禁止食用动物甲状腺，屠宰家畜时应摘除甲状腺并妥善处理，防止在修割的碎肉中混进甲状腺，向广大群众宣传甲状腺中毒危害，预防误食。

第五节　化学性食物中毒

化学性食物中毒是指食入化学性毒物污染的食品引起的食物中毒。

引起化学性食物中毒的原因包括食用被有毒有害的化学物质污染的食品；或将有毒有害化学毒物当作食品；或在食品中添加非食品用的，或伪造的，或禁止使用的食品添加剂及食用营养强化剂；或超量使用食品添加剂或营养素发生变化的食品，如油脂的酸败等。

化学性食物中毒常见的毒性物质包括金属毒物、化学农药、亚硝酸盐、假酒、鼠药等。

一、亚硝酸盐食物中毒

亚硝酸盐中毒一般是因食入含有大量硝酸盐和亚硝酸盐的蔬菜，或误将亚硝酸盐当作食盐食用而引起的食物中毒。

食物中亚硝酸盐的来源与植物生长的土壤有关，大量施用含氮化肥，植物中的硝酸盐、亚硝酸盐含量增高；蔬菜中新鲜的叶菜类，如菠菜、芹菜、大白菜、小白菜、圆白菜、生菜、韭菜、甜菜、菜花、萝卜叶、灰菜、荠菜等，含有较多的硝酸盐，在肠道内硝酸盐还原菌的作用下转化为亚硝酸盐。新鲜蔬菜贮存过久、腐烂蔬菜及放置过久的煮熟蔬菜，亚硝酸盐的含量明显增高；刚腌不久的蔬菜中含有大量亚硝酸盐，尤其是在加盐量少于12%、气温高于20℃的情况下，可使菜中的亚硝酸盐含量增加，第7～8d达高峰，一般于腌后20d消失；苦井水含较多的硝酸盐，当用该水煮粥或食物，再在不洁的锅内放置过夜后，则硝酸盐在细菌作用下可还原成亚硝酸盐；食用蔬菜过多时，大量硝酸盐进入肠道，对于消化功能欠佳者，其肠道内的细菌可将蔬菜中的硝酸盐转化为亚硝酸盐，且在肠道内过多、过快地形成，以致来不及分解，结果大量亚硝酸盐进入血液中；误将亚硝酸盐当作食盐。

1. 中毒表现

亚硝酸盐食物中毒的潜伏期一般为10～15min，大量食入蔬菜或未腌透菜类者，一般为1～3h。亚硝酸盐是强氧化剂，进入血液后与血红蛋白结合，使氧合血红蛋白变为高铁血红蛋白，从而失去携氧能力，导致组织缺氧。另外，亚硝酸盐对周围血管有扩张作用。口服亚硝酸盐10min～3h后，可出现头痛，头晕，乏力，胸闷，气短，心悸，恶心，呕吐，腹痛，腹泻，全身皮肤、黏膜紫绀等症状。严重者出现意识丧失、昏迷、呼吸衰竭，甚至死亡。

2. 预防措施

针对亚硝酸盐食物中毒的原因，可采取如下预防措施：①蔬菜应妥善保存，防止腐烂，不吃腐烂变质的蔬菜。②食剩的熟菜不可在高温下存放长时间后再食用。③勿食大量刚腌的菜，腌菜时应多放盐，至少腌至15d以上再食用；但现炒的菜，最好马上就吃，不能存放过久，腌菜时选用新鲜菜。④不要在短时间内吃大量叶菜类蔬菜，或先用开水焯5min，弃汤后再烹调。⑤肉制品中硝酸盐和亚硝酸盐的用量要严格遵守国家卫生标准规定，不可多加。⑥苦井水勿用于煮粥，尤其勿存放过夜。⑦加强宣传，不要误食亚硝酸盐。

二、砷中毒

砷和砷化物被广泛应用于工业、农业、医药卫生业。砷（As）本身毒性不大，而其化合物一般均有剧毒，特别是三氧化二砷（As_2O_3）的毒性最强。三氧化二砷又名亚砷酐、砒霜、信石、白砷、白砒，为白色粉末，可用于杀虫剂、杀鼠剂、药物、染料工业、皮毛工业及消毒防腐剂等。

常见的砷中毒原因是食品加工时，使用的原料或添加剂中含砷量过高，或误食含砷农药拌种的粮食及喷洒过含砷农药不久的蔬菜，食用盛过含砷杀虫剂的容器或袋子盛放的成品和粮食，或食用碾磨过农药的工具加工过的米面等，或将三氧化二砷当作食盐、面碱、小苏打等使用。

砷急性中毒的症状有两种类型，即麻痹型和胃肠型，其中尤以胃肠型较为常见。大量砷化物进入体内，可以麻痹中枢神经，出现四肢疼痛性痉挛，意识模糊、谵妄、昏迷、脉搏速弱、血压下降、呼吸困难，数小时内因毒物抑制中枢神经而死亡。在这种情况下，胃肠道的症状来不及出现或者症状很轻微。这就是麻痹型的症状。砷中毒呈胃肠型症状者，在服毒 $1\sim2h$，甚至 $15\sim30min$ 后，即发生剧烈的恶心、呕吐、腹痛、腹泻，酷似霍乱或重症胃肠炎，大便也成水样并带血，可伴脱水和休克。一般中毒者在一两天内即可死亡。这是日常生活中常见的砷中毒症状。此外，吸入砷化氢气体也可发生急性中毒，其主要表现为溶血。

常人接触砷数周后，即可发生慢性中毒，其症状表现为头痛、失眠、食欲不振、消化不良、体重减轻、多发性神经炎，出现知觉麻痹、运动神经麻痹、视神经萎缩，手掌、足角化层增厚等。

鉴于砷的化合物对多种动物有致畸作用，故虽然其对人的影响尚未最终确定，但须高度重视并提高警惕。我国规定，孕妇、乳母禁忌从事作业场所空气中砷化合物浓度超过最高容许浓度的劳动。

三、农药中毒

农药污染食品引起的危害是全世界共同面临的一个重要的食品卫生问题。农药污染食品引起的中毒事件在我国也频繁出现。近年来我国发生的农药中毒主要是有机磷农药中毒，尤其是用甲胺磷喷洒蔬菜致使残留量过高引起中毒的报告较多。

有机磷农药种类较多，大多为油状液体，对人和动物有较高的毒性。甲胺磷、甲基对硫磷等均为高毒。有机磷农药中毒主要因污染食物引起。如用装过农药的空瓶装酱油、酒、食用油；或农药与食品混放污染；或运输工具污染后再装载食品引起污染；或国家禁止用于蔬菜的高毒农药在蔬菜成熟期喷洒等均可引起中毒的发生。

有机磷农药可经口或皮肤进入人体引起中毒。经口中毒时，潜伏期大多在半小时内，短的十多分钟，长的可达 $2h$。中毒的轻重与进入量有关，中毒严重的死亡率较高。

农药中毒的预防首先要广泛宣传安全使用农药知识及对人体的毒害作用。农药要专人专管，不能与食品混放。严禁用装农药的容器装食品。要严格执行国家农药安全使用标准。喷洒过农药的蔬菜、水果等食品经过规定的安全时间间隔后方可上市。蔬菜、水果在食用前要洗净，用清水浸泡后再烹制或食用。

第六节　食物中毒的处理

食物中毒发生后，即面临对病人、有毒食品、中毒场所和责任的处理问题，进行各项处理的目的是防止所造成的危害进一步扩大，也是为了预防今后类似食物中毒的发生，是一项技术性很强、政策性也很强的工作。

发生食物中毒或者疑似食物中毒事故的单位和接收食物中毒或者疑似食物中毒病人进行治疗的单位应当及时向所在地人民政府卫生行政部门报告发生食物中毒事故的单位、地点、时间、中毒人数、可疑食物等有关内容。

食物中毒的处理原则包括以下4个方面：

一、病人的处理

对病人要采取紧急处理，并及时报告当地卫生行政部门。具体的处理包括：①停止食用有毒食品；②采集病人的标本，以备送检；③对病人的急救治疗，主要包括急救（催吐、洗胃和灌肠）、对症治疗和特殊治疗。

二、有毒食品的处理

发生食物中毒或者疑似食物中毒事故后，应当采取下列措施：①对可疑中毒食物及有关工具、设备和现场采取临时控制措施；②封存造成食物中毒或者可能导致食物中毒的食品及原料；③封存被污染的食品工具及用具；④追回已售出的有毒食品或疑似有毒食品；⑤对有毒食品进行无害化处理或销毁。

三、中毒场所的处理

要根据不同的有毒食品，对中毒场所采取相应的消毒措施。处理内容主要包括：①对接触过有毒食品的炊具、食具、容器和设备等，应予煮沸或蒸气消毒，或用热碱水、0.2％～0.5％漂白粉溶液浸泡擦洗；②对病人的排泄物，用20％石灰乳或漂白粉溶液消毒；③对中毒环境现场，在必要时进行室内外彻底的卫生清理，以0.5％漂白粉溶液冲刷地面。属于化学性食物中毒的，对包装有毒化学物质的容器应销毁或改作非食用用具。

四、责任处理

食物中毒，尤其是造成重大人员伤残死亡的食物中毒，要进行严肃的法律责任处理。要依据有关法规，对造成食物中毒的个人或单位进行相应的处理。在提出处理意见时，要严格依据法律法规条文并有充分的科学依据。

本章小结

食源性疾病不仅包括传统意义上的食物中毒，而且包括经食物传播的各种感染性疾病。食源性疾病预防的十大原则为选择安全处理过的食品；彻底加热食品；立即吃掉做熟的食品；妥善储存熟食；彻底再加热熟食；避免生食与熟食接触；反复洗手；精心保持厨房所有表面的清洁;避免昆虫、鼠类和其他动物接触食品;使用符合卫生要求的饮用水。食物中毒是食源性疾病中最为常见的疾病,主要分为细菌性食物中毒、真菌毒素和霉菌毒素食物中毒、动植物性食物中毒、化学性食物中毒等。细菌性食物中毒有感染型、毒素型、混合型三种类型。其预防措施为加强卫生宣传教育;加强食品卫生质量检查和监督管理;研究并确立快速可靠的病原菌检测技术。植物性食物中毒常见的有毒蕈中毒、含氰苷类植物中毒、龙葵碱中毒、麦角毒素中毒等。常见的动物性食物中毒有河豚中毒、鱼类组胺中毒、鱼胆中毒、动物甲状腺中毒。化学性食物中毒常见的有亚硝酸盐食物中毒、砷中毒、农药中毒。食物中毒的处理主要体现在对病人的处理、有毒食品的处理、中毒场所的处理、责任处理四方面。

复习思考题

一、名词解释

食源性疾病　　食物中毒　　细菌性食物中毒

二、判断题

1.食物中毒包括长期少量摄入某些有毒、有害物质而引起的以慢性毒害为主要特征的疾病。　　　　　　　　　　　　　　　　　　　　　　　　　　　　　　（　　）

2.亚硝酸盐中毒是由吃蔬菜导致的。　　　　　　　　　　　　　　　　　（　　）

3.动物甲状腺中毒是因吃未摘除甲状腺的动物血脖肉、喉头气管,混有甲状腺的修割碎肉,或误将制药用的甲状腺当肉吃而引起的。　　　　　　　　　　　　　　（　　）

4.中毒人数超过100人的,应当在6h内报告同级人民政府和上级卫生行政部门。
　　　　　　　　　　　　　　　　　　　　　　　　　　　　　　　　　（　　）

5.在对中毒场所进行处理时,应将病人的排泄物用20%石灰乳或漂白粉溶液消毒。
　　　　　　　　　　　　　　　　　　　　　　　　　　　　　　　　　（　　）

三、选择题

1.金黄色葡萄球菌具有较强的抵抗力,对(　　　)敏感。

A.青霉素　　　　　　B.磺胺脒　　　　　　C.磺胺异噁唑　　　　D.氯霉素

2.蜡状芽孢杆菌最适宜的生长温度为(　　　)。

A.29～38℃　　　　　B.28～35℃　　　　　C.23～25℃　　　　　D.26～30℃

3.四季豆中毒的有毒成分为(　　　)。

A.皂素等有毒成分　　B.秋水仙碱　　　　　C.白果酸　　　　　　D.皂素及凝血毒素

4.下列属于天然食物中毒的是(　　　)。

A.毒蕈中毒　　　　　　　　　　　　　　　B.亚硝酸盐食物中毒

C.砷中毒　　　　　　　　　　　　　　　　D.肉毒梭菌食物中毒

5.下列鱼中,食用时不会发生鱼类组胺中毒的是(　　　)。

A.金枪鱼　　　　　　B.秋刀鱼　　　　　　C.鲤鱼　　　　　　　D.沙丁鱼

四、填空题

1. 食源性疾病有_____和_____两种形式。

2. _____是食源性疾病中最为常见的疾病。

3. 细菌性食物中毒按发病机理可分为 3 种类型：_____、_____、_____。

4. 致病性大肠埃希菌共有 4 种：_____、_____、_____、_____。

5. 一般将毒蕈中毒临床表现分为 5 种类型：_____、_____、_____、_____、_____。

五、简述题

1. 细菌性食物中毒发生的基本条件是什么？

2. 动植物性食物中毒的特征主要有哪些？

六、技能题

1. 如何预防沙门氏菌食物中毒？

2. 我国有 40 多种河豚，其特点是口小头圆，背部黑褐色，腹部白色，体裸无鳞，呈圆筒形，前粗后细。其毒素为神经毒素。中毒特点是潜伏期短，病死率高。中毒后口唇发麻，恶心呕吐，无力，酒醉步态，甚者四肢麻木等。用 121℃ 蒸汽处理 2h 后，仍不能去除鱼毒。1984 年有报道，我国河豚中毒 12 例，其中死亡 9 例，病死率为 75%。另有 5 条小河豚毒死 6 人的报道。

分析：

(1) 如何预防河豚中毒？

(2) 河豚中毒应如何急救？

第十章 各类食品的卫生管理

知识目标
1.了解各类食品的主要卫生问题。
2.熟悉各类食品的卫生管理措施。
技能目标
能够合理运用食品安全、卫生管理知识进行食品卫生评价与管理。
思政目标
通过分析食品安全现状及其重要性,强化食品卫生监督人员的责任担当意识和职业素养,引导学生爱岗敬业,培养学生良好的职业素养及责任担当意识。

第一节 食用油脂的安全

一、食用油脂的加工方法

我国的食用油脂主要为以油料作物制取的植物油,也有少量经过炼制的动物脂肪和以油脂为主要原料经过氢化、添加其他物质而制成的人造奶油或代可可脂等。食用油脂的加工方法主要有:

(一)压榨法

压榨法通常用于植物油的制取,工艺上分为热榨和冷榨。热榨法的工艺过程为油料筛选(清除有毒植物种子和其他夹杂物)、剥壳、分离、破碎、制胚、气蒸或焙炒、机械压榨等。热榨法中的蒸胚或焙炒会破坏种子内的酶类、抗营养因子和有毒物质,还有利于油脂与基质的分离,因而出油率高、杂质少。冷榨与热榨的不同之处在于原料不经过加热,出油率低,杂质多,但是能较好地保持油脂中蛋白质原来的理化性质。

(二)浸出法

浸出法是利用有机溶剂将植物籽中的油脂分离出来,然后经蒸馏脱脂回收溶剂,同时获取毛油。此种毛油不含组织残渣,但是含有较多的脂溶性的非油脂成分,如磷脂和维生素非皂化物以及溶剂残留。浸出法制取的油脂因含有一定数量的杂质,不能直接食用,故称毛油,一般采用水化法、碱炼法或精炼法加以处理。

1.水化法

水化法是指在毛油中加入相当于毛油量2%～3%的食盐溶液,在80～90℃下搅拌,经充分沉淀和过滤后即可制成食用的成品油。

2.碱炼法

碱炼法是用碱炼设施进行制油,可破坏棉酚、黄曲霉毒素,清除游离脂肪酸、蛋白质和磷脂等杂质。

3. 精炼法

精炼法包括清除机械杂质、脱酸、脱胶、脱色、脱臭、脱蜡等工艺，所制出的成品油一般称为精炼食用油或色拉油。

二、食用油脂的安全问题

（一）油脂酸败

1. 油脂酸败的原因

油脂酸败的程度与紫外线、氧、油脂中的水分和组织残渣以及微生物污染等因素有关，也与油脂本身的不饱和程度有关。酸败的发生可能存在两个不同的过程：一是酶解过程，动植物组织残渣和食品中微生物的酯解酶可使甘油三酯分解成甘油和脂肪酸，使油脂酸度增高，并在此基础上进一步氧化；二是脂肪酸，特别是不饱和脂肪酸因紫外线和氧的存在而自动氧化产生过氧化物，后者碳链断裂生成醛、酮类化合物和低级脂肪酸或酮酸，从而使油脂带有强烈的刺激性臭味。某些金属离子在油脂氧化过程中起催化作用，铜、铁、锰离子可缩短上述过程的诱导期和加快氧化速度。在油脂酸败中油脂的自动氧化占主导地位。

2. 反映油脂酸败的常用指标

(1) 酸价(AV)　中和 1g 油脂中的游离脂肪酸所需 KOH 的质量(mg)称为油脂酸价。我国规定精炼食用植物油的 $AV \leqslant 0.5$，棉籽油的 $AV \leqslant 1$，其他植物油的 $AV \leqslant 4$。

(2) 过氧化值(POV)　油脂中的不饱和脂肪酸被氧化形成过氧化物，其含量多少称为过氧化值，一般以 1kg 被测油脂使碘化钾析出碘的 meq 数表示。POV 是油脂酸败的早期指标。我国规定花生油、葵花子油、米糠油的 $POV \leqslant 20$meq/kg，其他食用植物油的 $POV \leqslant 12$meq/kg，精炼植物油的 $POV \leqslant 10$meq/kg。

(3) 羰基价(CGV)　CGV 是反映油脂酸败时产生醛、酮总量的指标。正常油脂的 $CGV \leqslant 20$meq/kg，而酸败油脂和加热劣化油的 CGV 大多数超过 50meq/kg，有明显酸败味的食品，其 CGV 可高达 70meq/kg。我国规定普通食用植物油的 $CGV \leqslant 20$meq/kg，精炼食用植物油的 $CGV \leqslant 10$meq/kg。

(4) 丙二醛含量　丙二醛是猪油油脂酸败时的产物之一，其含量的多少可灵敏地反映猪油酸败的程度。我国在猪油卫生标准中规定丙二醛的含量应小于或等于 2.5mg/kg。

在油脂酸败过程中，脂肪酸的分解及氧化必然影响其固有的理化常数，如碘价、熔点（凝固点）、相对密度、折光指数和皂化价等，但是这些常数基本上不作为油脂酸败的指标。

3. 防止油脂酸败的措施

(1) 从加工工艺上确保油脂纯度　不论采用何种制油方法产生的毛油都必须经过水化、碱炼或精炼，去除动、植物残渣。水分是酶显示活性和微生物生长繁殖的必要条件，其含量必须严加控制，我国规定油脂的含水量应低于 0.2%。

(2) 创造适宜的贮存条件，防止油脂自动氧化　自动氧化是油脂酸败的主要原因，而氧、紫外线、金属离子在其中起着重要作用：油脂自动氧化的速度随空气中氧分压的增加而加快；紫外线则可引发酸败过程的链式反应，即在紫外线的作用下，脂肪酸双键中的 π 键被打开，与氧结合形成过氧化物，并使后者进一步分解，产生醛和酮等化合物；金属离子在整个氧化过程中起着催化剂的作用。因此，应创造一种密封、隔氧和遮光的环境，同时在加工和贮存过程中应避免金属离子污染。

（3）油脂抗氧化剂的应用　应用油脂抗氧化剂是防止食用油脂酸败的重要措施,常用的抗氧化剂有丁基羟基茴香醚(BHA)、二丁基羟基甲苯(BHT)和没食子酸丙酯。柠檬酸、磷酸和对酚类抗氧化剂(特别是维生素 E)与 BHA、BHT 具有协同作用。

(二)油脂污染和天然存在的有害物质

1.黄曲霉毒素

黄曲霉毒素全部来源于油料种子。极易受到黄曲霉污染的油料种子是花生,其他油料种子如棉籽和油菜籽也可受到污染,严重污染的花生榨出的油中黄曲霉毒素的含量按每千克计可高达数千微克,碱炼法和吸附法均为有效的去毒方法。我国规定一般食用油中的黄曲霉毒素应小于或等于 10μg/kg,花生油中的黄曲霉毒素应小于或等于 20μg/kg。

2.多环芳烃类化合物 B(a)P

多环芳烃类化合物来源于以下四个方面:

（1）作物生长期间的工业降尘　来自上海的资料表明,工业区菜籽榨取的毛油中 B(a)P的含量是农业区的 10 倍。

（2）油料种子的直火烟熏烘干　采用未干、晒干及烟熏干的原料生产的椰粒油,其B(a)P的含量分别为 0.3μg/kg、3.3μg/kg 和 90.0μg/kg。

（3）压榨法的润滑油混入或浸出法的溶剂油残留　机油的 B(a)P 含量可高达 5250~9200μg/kg,有少量混入就可使油脂产生严重污染。

（4）反复使用的油脂在高温下热聚　这也是造成多环芳烃类化合物含量增高的原因之一。活性炭吸收是去除 B(a)P 的有效方法,去除率在 90% 以上。我国规定食用植物油的B(a)P含量应小于或等于 10μg/kg。

3.棉酚

棉酚(gossypol)是棉籽色素腺体中的有毒物质,包括游离棉酚、棉酚紫和棉酚绿三种。冷榨法产生的棉籽油游离棉酚的含量甚高。长期食用生棉籽油可引起慢性中毒,其临床特征为皮肤灼热、无汗、头晕、心慌、无力及低钾血症等;此外,棉酚还可导致性功能减退及不育症。降低棉籽油中游离棉酚的含量主要有两种方法:一是采用热榨法,棉籽经蒸炒加热,游离棉酚能与蛋白质作用形成结合棉酚,压榨时多数留在棉籽饼中。故热榨法制成的油脂中游离棉酚含量大为降低,一般热榨法生产的油脂中棉酚的含量仅为冷榨法的 1/20~1/10。二是碱炼或精炼,棉酚在碱性环境下可形成溶于水的钠盐而被除去,碱炼或精炼的棉籽油中棉酚的含量在 0.015% 左右。国外研究证明,棉籽饼中游离的棉酚含量在 0.02% 以下时对动物不具毒性,我国规定棉籽油中游离棉酚的含量应低于 0.02%。

4.芥子甙

芥子甙普遍存在于十字花科植物中,油菜籽中含量较多。芥子甙在植物组织中的葡萄糖硫苷酶的作用下可分解为硫氰酸酯、异硫氰酸酯和腈,硫氰化物具有致甲状腺肿作用,其机制为阻断甲状腺对碘的吸收,使甲状腺代偿性肥大,一般可利用其挥发性加热去除。

5.芥酸

芥酸是一种二十二碳单不饱和脂肪酸,在菜籽油中含 20%~50%。芥酸可使多种动物心肌中的脂肪聚积,心肌单核细胞浸润并导致心肌纤维化。除此之外,还会形成动物生长发育障碍和使生殖功能下降,但有关其对人体会产生毒性的报道尚属少见。为了预防芥酸对人体可能产生的危害,欧洲共同体规定食用油脂的芥酸含量不得超过 5％。目前我国已培育出低芥酸菜籽,并进行了大面积种植。

第二节　粮豆的卫生及管理

一、粮豆的主要卫生问题

(一)霉菌和霉菌毒素的污染

粮豆在农田生长、收获、贮存过程中的各个环节均可能受到霉菌的污染。当环境湿度较大、温度增高时,霉菌易在粮豆中生长繁殖,并分解其营养成分,产酸产气,使粮豆发生霉变,不仅改变了粮豆的感官性状,降低和失去营养价值,而且可能产生相应的霉菌毒素,对人体健康造成危害。常见的污染粮豆的霉菌有曲霉、青霉、毛霉、根霉和镰刀菌等。

(二)农药残留

粮豆中的农药残留可来自:①防治虫、病以及除草时直接施用的农药;②农药的施用,对环境造成一定的污染,环境中的农药通过水、空气、土壤等途径进入粮豆作物。我国目前使用的农药 80％～90％为有机磷农药。

(三)有害毒物的污染

有害毒物包括汞、镉、砷、铅、铬、酚和氰化物等,主要来自未经处理或处理不彻底的工业废水和生活污水对农田、菜地的灌溉,以金属毒物为主的无机有毒成分或中间产物就可能通过污水灌溉农作物造成严重污染。有研究结果显示,每人每天平均摄入的铅、镉、汞分别为 86.3μg（占 ADI 的 20.1％）、13.8μg（占 ADI 的 22.9％）、10.3μg（占 ADI 的 23.6％）。

(四)仓储害虫

我国常见的仓储害虫有甲虫(大谷盗、米象、谷蠹和黑粉虫等)、螨虫(粉螨)及蛾类(螟蛾)等 50 余种。仓储害虫在原粮、半成品粮豆上都能生长,并使其发生变质,失去或降低食用价值。世界上每年因病虫害而损失的粮豆达 5％～30％。

(五)其他污染

其他污染包括无机夹杂物和有毒种子的污染。泥土、砂石和金属是粮豆中主要的无机夹杂物。麦角、曼陀罗子、苍耳子是粮豆在农田生长期、收割时混杂的有毒植物种子。

二、粮豆的卫生管理

(一)粮豆的安全水分

粮豆含水分的高低与其贮藏时间的长短和加工密切相关。应将粮豆的水分控制在安全贮存所要求的水分含量以下。粮谷的安全水分为 12％～14％,豆类的安全水分为 10％～13％。粮豆籽粒饱满、成熟度高、外壳完整,其贮藏性更好,因此应加强入库前的质量检查。与此同时,还应控制粮豆贮存环境的温度和湿度。

(二)粮仓的卫生要求

粮仓的卫生要求包括:①仓库建筑应坚固、不漏、不潮,能防鼠、防雀;②保持粮库的清洁卫生,定期清扫、消毒;③控制仓库内的温度、湿度,按时翻仓、晾晒,降低粮温,掌握顺应气象条件的门窗启闭规律;④监测粮豆温度和水分含量的变化,加强粮豆的质量检查,发现问题后立即采取相应措施。此外,仓库使用熏蒸剂防治虫害时,要注意使用范围,控制用量。熏蒸后粮食中的药剂残留量必须符合国家卫生标准才能出库、加工和销售。

(三)粮豆运输、销售的卫生要求

运输粮豆时,应搞好粮豆运输和包装的卫生管理。运粮应有清洁卫生的专用车,防止意外污染。粮豆包装袋必须专用。

粮豆销售单位应按食品经营企业的卫生要求,加强成品粮的卫生管理,做到不加工、不销售不符合卫生标准的粮豆。

(四)防止农药及有害金属的污染

粮豆应防止农药的污染,遵守《食品安全法》和《食品安全国家标准 食品中农药最大残留限量》(GB 2763—2021)等相关法律法规和标准,可采取措施有:①针对农药的毒性和在人体内的蓄积性、不同作物及条件,选用不同的农药和剂量;②确定农药的安全使用期;③确定合适的施药方式;④制定农药在食品中的最大残留限量标准。

使用污水进行灌溉时,应采用以下措施:①废水应经过活性炭吸附、化学沉淀、离子交换等方法处理,使灌溉水质符合《农田灌溉水质标准》(GB 5084—2021),根据作物品种,掌握灌溉时期及灌溉量;②定期检测农田的污染程度及农作物的毒物残留水平,防止污水中的有害化学物质对粮食的污染。

为防止各种贮粮害虫,常采用化学熏蒸剂、杀虫剂和灭菌剂,如甲基溴、磷、氰化氢等,应用时应注意其质量和剂量,其在粮豆中的残留应不超过国家限量标准。近年采用 ^{60}Co-γ 射线低剂量辐照粮食,可杀死所有害虫,且不破坏粮豆的营养成分及品质,效果好,我国已颁布了相应的卫生标准。

(五)防止无机夹杂物及有毒种子的污染

在粮豆加工过程中安装过筛、吸铁和风车等设备可有效去除无机夹杂物。有条件时,可逐步推广无夹杂物、无污染物或者强化某些营养素的小包装粮豆产品。

为防止有毒种子的污染,应做好以下工作:①加强选种、农田管理及收获后的清理工作,尽量减少或完全清除有毒种子;②制定粮豆中各种有毒种子的限量标准并进行监督,如我国规定,按质量计麦角的含量不得大于 0.01%,毒麦的含量不得大于 0.1%。

第三节 蔬菜、水果的卫生及管理

一、蔬菜、水果的主要卫生问题

(一)人畜粪便对蔬菜、水果的污染

由于施用人畜粪便和生活污水灌溉菜地,蔬菜被肠道致病菌和寄生虫卵污染的情况较严重。据调查,有的地区大肠杆菌在蔬菜中的阳性检出率为 67%～95%,蛔虫卵检出率为 89%,水生植物(如红菱、茭白、荸荠等)都可被姜片虫囊蚴污染,生吃可引起姜片虫病。水果采摘后,在运输、贮存或销售过程中,也可受到肠道致病菌的污染,污染程度与表皮破损有关。

(二)有害化学物质对蔬菜、水果的污染

目前我国蔬菜中的主要污染物是农药残留、硝酸盐、重金属等。生物污染问题也开始引起重视,但由于我国消费者食用蔬菜绝大部分是熟食,烹调过程可以使微生物失活,只要不食用未经加热的蔬菜或在食用前充分洗净,这类污染对人体的危害基本可以避免。

农药(特别是有机磷和氨基甲酸酯类农药)是目前生产品种最多、使用量最大、也最可能引起强烈中毒反应的污染物。长期进食农药污染的不合格蔬菜会产生慢性农药中毒,影响人的神经功能等,严重时会引起头昏多汗、全身乏力,继而出现恶心呕吐、腹痛腹泻、流涎胸闷、视力模糊、瞳孔缩小等症状。

蔬菜是易富集硝酸盐的植物,特别是现代农业化肥的大量施用,使蔬菜中硝酸盐的含量急剧上升,硝酸盐本身毒性并不大,但它在人体内可被还原成亚硝酸盐,使正常的血红蛋白氧化成高铁血红蛋白,从而丧失携氧能力,导致人肌体内缺氧,引起高铁血红蛋白症。亚硝酸盐还可以与人肠胃中的含氮化合物结合成致癌的亚硝胺,导致消化系统癌变。通常硝酸盐积累顺序为:叶菜类＞根菜类＞葱蒜类＞瓜果类＞豆类＞茄果类。

蔬菜中重金属主要来源于工业"三废"的排放及城市垃圾、污泥和含重金属的化肥、农药,有毒重金属主要指镉、铬,另外还有汽车尾气造成的铅污染。虽然重金属的污染一般不会引起急性中毒反应,但其长期积累会给人类健康带来潜在威胁。

二、蔬菜、水果的卫生管理

(一)防止肠道致病菌及寄生虫卵的污染

防止肠道致病菌及寄生虫卵的污染应采取的措施是:①人畜粪便应经无害化处理再施用,如采用沼气池处理的办法,不仅可杀灭肠道致病菌和寄生虫卵,而且可增加获得能源的途径,同时具有提高肥效的作用;②用生活污水灌溉时,应先沉淀去除寄生虫卵,未经处理的污水禁止使用;③水果和生食的蔬菜在食用前应清洗干净,有的应消毒;④蔬菜、水果在运输、销售时,应剔除残叶、烂根及腐败变质部分和破损的水果,清洗干净,以小包装上市。

(二)施用农药的卫生要求

蔬菜的生长期短,对蔬菜、水果中农药残留的规定更应严格一些。施用农药时应注意:①应严格遵守并执行有关农药安全使用的规定;②高毒农药不准用于蔬菜、水果,如甲胺磷、对硫磷等;③限制农药的使用剂量,根据农药的毒性和残效期,确定对作物使用的次数、剂量和安全间隔期(即最后一次施药距收获的天数)。

(三)工业废水灌溉的卫生要求

利用工业废水灌溉菜地,应经无害化处理,并符合国家工业废水排放标准方可使用,应尽量使用地下水灌溉。

(四)蔬菜、水果贮藏的卫生要求

蔬菜、水果因含水分多,组织嫩脆,易损伤和腐败变质,贮藏的关键是保持蔬菜、水果的新鲜度。贮藏的条件应根据蔬菜、水果不同种类和品种的特点而异。一般保存蔬菜、水果最适宜的温度是 0℃左右,此温度既能抑制微生物生长繁殖,又能防止蔬菜、水果间隙结冰,以免在冰融时溢出水,使蔬菜、水果易腐败。大量蔬菜、水果上市时可用冷藏的方法贮藏,也可用速冻的方法贮藏。采用^{60}Co-γ射线辐照保藏洋葱、土豆、苹果、草莓等不但可延长其保藏期,而且可改善其商品质量。

第四节　畜肉及其制品的卫生及管理

一、畜肉的主要卫生问题

(一)肉的腐败变质

牲畜宰杀后,从新鲜至腐败变质要经过僵直、后熟、自溶和腐败四个过程。刚宰的畜肉呈弱碱性(pH值为7.0~7.4),肌肉中的糖原和含磷有机化合物在组织酶的作用下分解为乳酸和游离磷酸,使肉的酸度增加,当pH值为5.4时,达到肌凝蛋白等电点,肌凝蛋白开始凝固,使肌纤维硬化,出现僵直。此时的肉味差,肉汤浑浊,不鲜不香。此后,肉内的糖原分解酶继续活动,pH值进一步下降,肌肉结缔组织变软,具有一定弹性,肉松软多汁,味美芳香,表面因蛋白凝固形成有光泽的膜,有阻止微生物侵入内部的作用,这个过程称后熟,俗称排酸。后熟过程与畜肉中糖原的含量、温度有关。疲劳牲畜肌肉中的糖原少,其后熟过程延长,温度越高,后熟速度越快。一般在4℃时1~3d可完成后熟过程。此外,肌肉中形成的乳酸具有一定的杀菌作用,如患口蹄疫病的畜肉通过后熟产酸,可达到无害化处理。畜肉处在僵直和后熟过程为新鲜肉。

若宰后的畜肉在常温下存放,使畜肉较长时间维持原有体温,则其组织酶在无细菌条件下仍然可继续活动,分解蛋白质、脂肪,使畜肉发生自溶。此时,蛋白质分解的产物硫化氢、硫醇与血红蛋白或肌红蛋白中的铁结合,在肌肉的表层和深层形成暗绿色的硫化血红蛋白,并有肌肉纤维松弛现象,影响肉的质量,其中内脏的自溶较肌肉快。当变质程度不严重时,这种肉必须经高温处理才可食用。为防止肉尸发生自溶,宰后的肉尸应及时挂晾降温或冷藏。

自溶为细菌的侵入、繁殖创造了条件,细菌的酶使蛋白质、含氮物质分解,肉的pH值上升,此即为腐败过程。腐败变质肉的主要表现为发黏、发绿、发臭。腐败肉含有蛋白质和脂肪分解的产物,如吲哚、硫化氢、硫醇、粪臭素、尸胺、醛类、酮类和细菌毒素,可使人中毒,已经腐败变质的肉不允许食用。

不适当的生产加工和保藏条件,也会促使肉类腐败变质。其腐败变质主要由微生物引起,其原因有:①健康牲畜在屠宰、加工、运输、销售等环节中被微生物污染;②病畜宰前就有细菌侵入,并蔓延至全身各组织;③牲畜因疲劳过度,宰后肉的后熟力不强,产酸少,难以抑制细菌的生长繁殖,导致肉的腐败变质。

引起肉腐败变质的细菌,最初在需氧条件下于皮层出现各种球菌,以后变为大肠杆菌、普通变形杆菌、化脓性球菌、兼性厌氧菌(如产气荚膜杆菌、产气芽孢杆菌),最后变成厌氧菌。因此,根据菌相的变化,可确定肉的腐败变质阶段。

(二)常见人畜共患传染病畜肉的处理

1. 炭疽

炭疽是由炭疽杆菌引起的烈性传染病。其传染途径主要是通过皮肤接触或由空气吸入,由被污染食物引起的胃肠型炭疽较少见。

炭疽主要是牛、羊和马的传染病,表现为全身出血,脾脏肿大,天然孔流血,呈黑红色,不易凝固。猪多为慢性局部炭疽,病变在颈部颌下、咽喉与肠膜淋巴结,剖面呈砖红色、肿胀、质硬,宰前一般无症状。

发现炭疽病畜后,必须在6h内立即采取措施,隔离消毒,防止芽孢形成。病畜一律不准屠宰和解体,应整体(不放血)高温化制或2m深坑加石灰掩埋,同群牲畜应立即隔离,并进行炭疽芽孢疫苗和免疫血清预防注射。若屠宰中发现可疑患畜,应立即停宰,将可疑部位取样送检,当确证为炭疽时,患畜前后邻接的畜体均须进行处理。屠宰人员的手和衣服应用2%的来苏液消毒,并接受青霉素预防注射。饲养间、屠宰间用20%有效氯、5%氢氧化钠或5%甲醛消毒。

2.鼻疽

鼻疽是由鼻疽杆菌引起的牲畜烈性传染病。其感染途径为消化道、呼吸道及损伤的皮肤和黏膜。病畜在鼻腔、喉头和气管内有粟粒状大小、高低不平的结节或边缘不齐的溃疡,在肺、肝、脾也有粟米至豌豆大小不等的结节。鼻疽病畜的处理同炭疽。

3.口蹄疫

口蹄疫的病原体为口蹄疫病毒,是猪、牛、羊等偶蹄动物的一种急性传染病,是高度接触性人畜共患传染病。病畜表现为体温升高,在口腔黏膜、牙龈、舌面和鼻翼边缘出现水泡或形成烂斑,口角线状流涎,蹄冠、蹄叉出现典型水泡。

病畜肉处理:凡确诊或疑似患口蹄疫的牲畜应急宰,为杜绝疫源传播,同群牲畜均应全部屠宰。体温升高的病畜肉、内脏和副产品应高温处理。体温正常的病畜肉尸和内脏经后熟过程,即在0~6℃经48h,或6℃以上经30h,或10~12℃经24h后可食用。凡是接触过病畜的工具、衣服、屠宰场所等均应进行严格消毒。

4.猪水泡病

猪水泡病的病原体为滤过性病毒,只侵害猪,特别是肥猪。在牲畜集中、调度频繁的地区易流行此病,应予注意。

患水泡病的病猪,症状与口蹄疫难以区别,主要依靠实验诊断。

病畜肉处理:对患水泡病的病猪及同群牲猪应急宰,病猪的肉尸、内脏和副产品(包括头、蹄、血、骨等)均应经高温处理后,方可出厂。毛皮也须消毒后出厂。对屠宰场所、工具、工人衣物应进行彻底消毒。

5.猪瘟、猪丹毒、猪出血性败血症

猪瘟、猪丹毒、猪出血性败血症为猪的三大传染病,分别由猪瘟病毒、丹毒杆菌、猪出血性败血症杆菌所致。除猪丹毒可通过皮肤接触感染人外,猪瘟和猪出血性败血症均不感染人,但因病猪抵抗力下降,肌肉和内脏中往往有沙门氏菌继发感染,易引起食物中毒。

病畜肉处理:肉尸和内脏有显著病变时,宜作工业用或销毁。有轻微病变的肉尸和内脏应在24h内经高温处理后出厂,若超过24h,则需延长高温处理半小时,内脏改工业用或销毁,其血液作工业用或销毁,猪皮消毒后可利用,脂肪炼制后可食用。

6.结核

结核是由结核杆菌引起的人畜共患慢性传染病。牛、羊、猪和家禽均可感染。牛型和禽型结核可传染给人。病畜表现为消瘦、贫血、咳嗽,呼吸音粗糙,颌下、乳房及体表淋巴结肿大变硬。如为局部结核,有大小不一的结节,呈半透明或灰白色,也可呈干酪样钙化或化脓等。

病畜肉处理:全身结核且消瘦病畜应全部销毁;不消瘦者,切除病灶部位销毁,其余部分高温处理后可食用。个别淋巴结或脏器有病变时,局部废弃,肉尸不受限制。

7.布氏杆菌病

布氏杆菌病是由布氏杆菌引起的慢性接触性传染病,绵羊、山羊、牛及猪易感。布氏杆菌分为六型,其中羊型、牛型、猪型是人类布氏杆菌病的主要致病菌,羊型对人的致病力最强,猪型次之,牛型较弱。主要经皮肤、黏膜接触传播。

患病雌畜表现为患传染性流产、阴道炎、子宫炎,雄畜为患睾丸炎,患羊的肾皮质中有小结节,患猪则表现为患化脓性关节炎、骨髓炎等。

病畜肉处理:病畜生殖器和乳房必须废弃,肉尸及内脏均应高温处理或盐腌后才能食用。高温处理时应使肉的中心温度达80℃以上,一般肉块切成 2.5kg 重以下、8cm 厚,煮沸2h 可达到。盐腌时,肉块小于 2.5kg,干腌用盐量是肉重的 15%,湿腌盐水波美浓度为 18～20°Bé。对血清学诊断为阳性,无临床症状,宰后又未发现病灶的牲畜,除必须废弃生殖器和乳房外,其余不受限制。

(三)常见人畜共患寄生虫病畜肉的处理

1.囊虫病

囊虫病又称囊尾蚴病、猪囊尾蚴病,是由猪带绦虫的幼虫寄生人体所致的疾病,为人畜共患的寄生虫病。人因吞食猪带绦虫卵而感染。囊尾蚴可侵入人体各种组织与器官,如皮下组织、肌肉以及中枢神经系统并引起病变,其中以脑囊尾蚴病最为严重,甚至危及生命,危害性极大。

我国规定,猪肉、牛肉在规定检验部位上出现以下情况应作相应的处理:40cm² 面积上有 3 个或 3 个以下囊尾蚴和钙化虫体,整个肉尸经冷冻或盐腌处理后出厂;在 40cm² 面积上有 4～5 个虫体者高温处理出厂;在 40cm² 面积上有 6～10 个虫体者作工业用或销毁,不允许做食品加工厂的原料。羊肉在 40cm² 面积上的虫体小于 8 个者,不受限制出厂;40cm² 面积上有 9 个以上虫体,而肌肉无任何病变,高温处理或冷冻处理出厂;若发现 40cm² 面积上有 9 个以上虫体,肌肉又有病变时,作工业用或销毁。

冷冻处理方法是使肌肉深部温度达－10℃,然后在－12℃放置 10d,或达－12℃后于－13℃放 4d。盐腌要求肉块小于 2.5kg,厚度小于 8cm,在浓食盐溶液中浸 3 周。为检查处理后畜肉中的囊尾蚴是否被杀死,可通过囊尾蚴活力检验,即取出囊尾蚴,在 37℃加胆汁孵化 1h,未被杀死的囊尾蚴的头节将从囊中伸出。

预防措施:加强肉品的卫生管理,畜肉须有兽医卫生检验合格印戳才允许销售,加强市场管理,防止贩卖病畜肉。开展宣传教育,肉类食用前经充分加热,囊尾蚴在 60～70℃时即被杀死,烹调时防止交叉污染。对患者应及时驱虫,加强粪便管理。

2.旋毛虫病

旋毛虫病是旋毛形线虫引起的人畜共患病。人因生食或食入未煮熟的含有活的旋毛虫幼虫的食物而感染。主要临床表现有:胃肠道症状、发热、眼睑水肿和肌肉疼痛。

取病畜横膈膜肌脚部的肌肉,在低倍显微镜下检查,在 24 个检样中有包囊或钙化囊 5 个以下时,肉尸高温处理后可食用;超过 5 个者则销毁或工业用,脂肪可炼食用油。

蛔虫、姜片虫、猪弓形体病等也是人畜共患寄生虫病。

预防措施:加强贯彻肉品卫生检验制度,未经检验的肉品不准上市;进行卫生宣传教育,改变生食或半生食肉类的饮食习惯,烹调时防止交叉污染,加热要彻底。

(四)情况不明死畜肉的处理

牲畜死后解体者为死畜肉。因未经放血或放血不全，外观为暗红色，肌肉间毛细血管瘀血，切开后按压时，可见暗紫色瘀血溢出；切面呈豆腐状，含水分较多。死畜肉可来自病死（包括人畜共患疾病）、中毒和外伤等急性死亡。对死畜肉应特别注意，必须在确定死亡原因后，才能考虑采取何种处理方法。如确定死亡原因为一般性疾病或外伤，且肉未腐败变质，则弃内脏，肉尸经高温处理后可食用；如系中毒死亡，则应根据毒物的种类、性质、中毒症状及毒物在体内的分布情况决定处理原则；确定为人畜共患传染病者的死畜肉不能食用；死因不明的死畜肉，一律不准食用。

经过兽医卫生检验，肉品质量分为三类：①良质肉：指健康畜肉，食用不受限制。②条件可食肉：指必须经过高温、冷冻或其他有效方法处理才能达到卫生要求，人食无害的肉。如体温正常的患口蹄疫猪肉和内脏，经后熟产酸无害化处理后，可食用；体温升高者，则需经高温处理。③废弃肉：指烈性传染病如炭疽、鼻疽的肉尸，严重感染囊尾蚴的肉品，死因不明的死畜肉，严重腐败变质的肉等，应进行销毁或化制，不准食用。

(五)肉制品的卫生

肉制品种类繁多，常见的有干制品（如肉干、肉松）、腌制品（如咸肉、火腿、腊肉等）、灌肠制品（如香肠、肉肠、粉肠、红肠等）、熟肉制品（如卤肉、肴肉、熟副产品）及各种烧烤制品，各具特殊风味，能保存较长时间。

加工肉制品时，必须保证原料肉的卫生质量，除肉松因加工过程中经过较高温度、加热时间较长（烧煮 4h），可使用可食肉做原料肉外，其余品种须以良质肉为原料。在加工各环节应防止细菌污染。使用的食品添加剂必须符合国家卫生标准。

在制作熏肉、火腿、烟熏香肠及腊肉时，应注意降低多环芳烃的污染；加工腌肉或香肠时，应严格限制硝酸盐或亚硝酸盐的用量，如香肠及火腿中亚硝酸盐的含量不得超过 20mg/kg。

二、畜肉的卫生管理

(一)屠宰场的卫生要求

根据我国《食品安全国家标准 畜禽屠宰加工卫生规范》(GB 12694—2016)的规定：肉类联合加工厂、屠宰场、肉制品厂应建在地势较高、干燥、水源充足、交通方便、无有害气体及其他污染源、便于排放污水的地区。屠宰场的选址，应当远离生活饮用水的地表水源保护区，并不得妨碍或影响所在地居民的生活和公共场所的活动。厂房设计要符合流水作业的要求，避免交叉污染，一般应按饲养、屠宰、分割、加工、冷藏的顺序合理设置。

规模较大的屠宰场应设有宰前饲养场、待宰圈、检疫室、观察饲养室，以及屠宰、解体、宰后检验、畜肉冷却、冷冻、肉品加工、内脏及血液初步处理、皮毛及污水无害化处理等部门，并设有病畜隔离室、急宰间和病畜无害化处理间等。

此外，屠宰场的厂房与设施结构必须合理、坚固，便于清洗和消毒；车间墙壁要有不低于2m 的不透水墙裙，地面要有一定的斜坡度，表面无裂缝，无局部积水，易于清洗消毒；各工作间流水生产线的运输应有悬空轨道传送装置；屠宰车间必须设有兽医检验设施，包括同步检验、对号检验、内脏检验等。

(二)屠宰的卫生要求

屠宰前,牲畜应停食 12~24h,宰前 3h 充分喂水,以防屠宰时牲畜胃肠内容物污染肉尸;测量体温(正常猪体温为 38~40℃、牛体温为 37.8~39.8℃),体温异常者应予隔离。屠宰程序为淋浴,电麻,宰杀,倒挂放血,热烫刮毛或剥皮,剖腹,取出全部内脏(肛门连同周围组织一起挖除),修割剔除甲状腺、肾上腺及明显病变的淋巴结。肉尸与内脏统一编号,以便发现问题后及时查出进行卫生处理。经检验合格的肉尸及时冷却入库,冻肉入冷冻库,温度应低于 −18℃。

(三)运输销售的卫生要求

肉类食品的合理运输是保证肉品卫生质量的一个重要环节,运输新鲜肉和冻肉应有密闭冷藏车,车上有防尘、防蝇、防晒设备,鲜肉应挂放,冻肉可在车内堆放。合格肉与病畜肉、鲜肉与熟肉不得同车运输,肉尸和内脏不得混放。卸车时,应有铺垫。

熟肉制品必须盒装,专车运输,盒子不能落地。每次运输后,车辆、工具必须洗刷消毒。肉类零售点应有防蝇、防尘设备,刀、砧板要专用,当天售不完的肉应冷藏保存,次日重新彻底加热后再销售。

第五节　禽肉、禽蛋的卫生及管理

一、禽肉的卫生

禽肉中存在两类细菌:一类为病原微生物,如沙门氏菌、金黄色葡萄球菌和其他致病菌,这些病菌侵入肌肉深部,食前未充分加热,可引起食物中毒;另一类为假单胞菌等,能在低温下生长繁殖,引起禽肉感官改变甚至腐败变质,在禽肉表面可产生各种色斑。因此,必须加强禽肉的卫生质量检验并做好下列工作:①加强卫生检验。在宰前发现病禽应及时隔离、急宰,宰后检验发现的病禽肉尸应根据情况作无害化处理。②合理宰杀。宰前 24h 停食,充分喂水以清洗肠道。禽类的加工工艺类似畜肉宰杀过程,为吊挂、击昏、放血、浸烫(50~54℃或 56~62℃)、拔毛,通过排泄腔取出全部内脏,应尽量减少污染。③宰后冷冻保存。宰后禽肉在温度为 −30~−25℃、相对湿度为 80%~90% 的条件下冷藏,可保存半年。

二、禽蛋的卫生

鲜蛋的主要卫生问题是致病菌(沙门氏菌、金黄色葡萄球菌)和引起腐败变质微生物的污染。蛋类的微生物一方面来自卵巢,另一方面来自生殖腔、不洁的产蛋场所及运输、贮藏等各环节。

为了防止微生物对禽蛋的污染,提高鲜蛋的卫生质量,应加强禽类饲养场所的卫生管理,保持禽体及产蛋场所的卫生。鲜蛋应贮存在温度为 1~5℃、相对湿度为 87%~97% 的条件下,出库时,应先在预暖室放置一段时间,防止因产生冷凝水而引起微生物的污染。家庭贮蛋时,如将蛋放在谷壳、锯木屑中,利用恒温条件,也有一定效果。

制作蛋制品不得使用腐败变质的蛋。制作冰蛋和蛋粉应严格遵守规定的卫生制度,采取有效措施防止沙门氏菌的污染,如打蛋前预先洗净蛋壳并消毒,将工具容器进行清洗消毒及制作人员严格遵守卫生制度等。制作皮蛋(即松花蛋)时应注意铅的含量,目前一般以氧化锌代替氧化铅，使皮蛋中铅的含量得以明显降低。

第六节　鱼类食品的卫生及管理

一、鱼类食品的主要卫生问题

(一)腐败变质

鱼死后的变化与畜肉相似，其僵直持续的时间比哺乳动物短。体表有光泽、眼球光亮，是鲜鱼的标志。随后，鱼体内酶的作用，使鱼体蛋白质分解，肌肉逐渐变软、失去弹性，出现自溶。自溶微生物易侵入鱼体，由于鱼体酶和微生物的作用，鱼体出现腐败，表现为鱼鳞脱落，眼球凹陷，鳃呈暗褐色，有臭味，腹部膨胀，肛门肛管突出，鱼肌肉碎裂并与鱼骨分离等。

(二)鱼类食品的污染

鱼类及其他水产品常因生活水域被污染，使其体内含有较多的重金属（如汞、镉、铬、砷、铅等）、农药和病原微生物。

二、鱼类食品的卫生管理

(一)鱼类的保鲜

使鱼类保鲜的有效措施是低温、盐腌、防止微生物污染和减少鱼体损伤。

低温保鲜有冷藏和冷冻两种，冷藏多用机冰使鱼体温度降至−10℃左右，保存 5～14d；冷冻贮存是选用鲜度较高的鱼类在−25℃以下速冷，使鱼体内形成的冰块小而均匀，然后在−18～−15℃的条件下冷藏，保鲜期可达 6～9 个月。含脂肪多的鱼不宜久藏，因鱼的脂肪酶须在−23℃以下的低温才会受抑制。

盐腌保藏一般鱼类用 15％以上食盐即可，此方法简单可行，使用广泛。

(二)鱼类运输销售的卫生要求

运输鱼的船（车）应经常冲洗，保持清洁卫生，减少污染；外运供销的鱼类及水产品应符合该产品一、二级鲜度的标准，尽量冷冻调运，并用冷藏车（船）装运。

鱼类在运输销售时，应避免污水和化学物的污染，凡接触鱼类及水产品的设备用具应用无毒无害的材料制成。提倡用桶、箱装运，尽量减少鱼体损伤。

为保证鱼品的卫生质量，供销各环节均应建立质量验收制度，不得出售和加工已死亡的黄鳝、甲鱼、乌龟、河蟹及各种贝类；以及含有自然毒素的水产品，如鲨鱼等必须去除肝脏，有剧毒的河豚不得流入市场，应剔出并集中妥善处理。

有生食鱼类习惯的地区，应限制品种，严格遵守卫生要求，防止食物中毒。卫生部门可根据防疫要求，随时采取临时限制措施。

第七节　罐头食品的卫生及管理

罐头食品卫生学鉴定多数情况下是指对市售商品的监督、监测并做出结论，内容包括商品标志、外观和内容物三个方面，主要检查是否超过保存期，有无锈听、漏听和胖听，内容物有无变色、变味，必要时进行罐内容物微生物学检验。

一、锈听

锈听是造成漏听的主要原因。严重锈听或是疑有封口不严者需进行减压试漏或加压试漏，如认定漏听，应销毁。

二、胖听

罐头的一端或两端凸出，叩击呈空虚鼓音称为胖听。胖听可分为物理性胖听、化学性胖听和生物性胖听。①物理性胖听：多由装罐过满或真空度不足或冷却降温过快引起。一般叩击呈实音，穿洞无气体逸出，可食用。②化学性胖听：又称氢胀罐，系金属罐受酸性内容物腐蚀产生大量氢气所致，叩击呈鼓音，穿洞有气体逸出，但无腐败气味。③生物性胖听：由杀菌不彻底、产气微生物大量繁殖引起。胖听常为两端凸起，叩击有明显鼓音，保温试验胖听增大，穿洞有腐败味气体逸出，此种罐头禁止食用。

三、变色和变味

果蔬类罐头内容物色泽不鲜艳、颜色变黄，一般为酸性条件下使叶绿素脱 Mg^{2+} 引起；蘑菇罐头变黑则是由于酪氨酸与黄酮类化合物在酶的作用下形成了棕黑色络合物，一般不影响食用。肉禽水产品在杀菌过程中挥发出的硫化氢与罐壁作用可能产生黑色的硫化铁或紫色的硫化锡，在贴近罐壁的食品上留下黑色斑或紫色斑，一般去除色斑部分后可食用。

若罐头出现油脂酸败味、酸味、苦味和其他异味，或伴有汤汁混浊、肉质液化等，应禁止食用。

四、平酸腐败

平酸腐败的罐头内容物酸度增加，而外观完全正常。此种腐败变质由可分解碳水化合物产酸不产气的微生物（平酸菌）引起，低酸性罐头的典型平酸菌为嗜热脂肪芽孢杆菌，而酸性罐头则主要为嗜热凝结芽孢杆菌。平酸腐败的罐头应销毁，禁止食用。

第八节　冷饮食品的卫生及管理

一、冷饮食品原料的卫生要求

冷饮食品包括冰糕、雪糕、冰激凌、汽水、果汁含量不等的饮料、乳饮料、植物蛋白饮料以及矿泉水、纯净水等。冷饮食品使用的原料主要有水、甜味剂、乳类、蛋类、果蔬原汁或浓缩汁、食用油脂、食品添加剂和二氧化碳等。

(一)用水卫生

冷饮食品的用水应符合国家生活饮用水质量标准。加工冷饮食品用水最好为自来水或深井水。若用地面水，须经过处理，达到生活饮用水质量标准。去除水中溶解性杂质的最常用方法为电渗析法和反渗透法。加工中水的硬度不宜过大，以免出现沉淀物。

(二)原、辅料卫生

各种原、辅料应符合国家的卫生标准，不得使用变质、霉变、虫害及危害人体健康的原、辅料。碳酸饮料使用的二氧化碳须经净化系统处理,纯度应大于 99% ,且不允许含有 CO、SO_2、H_2、NH_3、矿物质等杂质。

(三)食品添加剂卫生

各种食品添加剂在使用范围和剂量上均应符合《食品安全国家标准 食品添加剂使用标准》(GB 2760—2014)。

二、冷饮食品加工、储存、运输过程的卫生要求

(一)液体饮料

1.包装容器的卫生

包装容器的种类有玻璃瓶、塑料瓶(袋)、易拉罐(两片罐和三片罐)及纸盒等。各种包装容器所用的材质应无毒、无害、耐酸、耐碱、耐高温、耐老化,必须符合国家有关卫生标准,并在使用前经过消毒、清洗。

2.灌装与杀菌

灌装生产的设备、管道、储料容器等应采用符合卫生要求的不锈钢、塑料、橡胶和玻璃材料。灌装前后均应对设备、管道、储料容器等进行清洗、消毒。

灌装后必须对成品彻底杀菌,杀菌后产品的卫生指标应符合冷饮食品卫生标准。根据产品的性质可选用以下不同的杀菌方法:巴氏消毒法、加压蒸汽杀菌法、臭氧杀菌法。

3.防止污染

灌装多在暴露或半暴露条件下进行,空气不洁常造成微生物对产品的严重污染。因此,灌装间应与其他加工间隔开,避免发生空气交叉污染;另外,应对灌装间进行空气消毒,可采用紫外线或过氧乙酸熏蒸消毒。

4.检验

依据国家标准规定,对产品中的卫生指标应进行必检或抽检。饮料灌装前后均应进行外观检查,其检瓶的光源照度应大于 1000lx,检查空瓶可采用间接灯或减弱的荧光灯,背景应洁白均匀,检查成品应采用光线较强的白炽间接灯。连续检瓶时间不宜超过 30min,否则容易引起视力疲劳而造成漏检。

5.成品储存与运输的管理

饮料在储存、运输过程中,应防止日晒雨淋,不得与有毒或有异味的物品混储、混运。运输车辆应清洁、卫生,搬运时注意轻拿轻放,避免碰撞。饮料应在阴凉、干燥、通风的仓库中储存,禁止露天堆放。饮料在储存期间还应定期检查,以保证产品质量。

(二)冷冻食品

冷冻食品在加工、储存、运输过程中应注意以下七个方面:

(1)冷冻食品由于含有乳、蛋、糖和淀粉等原料,很适合微生物的生长繁殖,因此原料配制后应彻底杀菌。熬料时一般在 $68\sim73℃$ 加热 15min。杀菌后应在 4h 内将温度迅速冷却至 20℃以下,以防止未被杀灭或外界污染的微生物大量繁殖。

(2)生产人员须经健康检查,取得合格证后才可从事此项工作。由于生产人员的手是造成微生物大量污染冷冻食品的主要原因,因此必须对手进行严格消毒,包装时不得用手直接接触冰体。

(3)成品必须经检验合格后方可出厂。

(4)成品应在－10℃以下的冷库或冰箱中储存。冷库或冰箱应定期清洗、消毒。成品应防潮、离地 10cm 以上存放。

(5)运输车辆、容器、工具应专用，保持清洁卫生。

(6)应重视冷饮食品的销售卫生，销售时要有符合卫生要求的冷藏设备并定期清洗、消毒。

(7)冰糕、冰棍的棍棒应完整、无断裂，使用前需消毒、清洗。

(三)固体饮料

固体饮料一般可分为三类。

1.蛋白型固体饮料

蛋白型固体饮料以糖、乳及其制品、蛋及其制品、植物蛋白等为主要原料，加入适量辅料、食品添加剂制成。

2.普通型固体饮料

普通型固体饮料以糖、果汁、食用植物浓缩提取物为主要原料，添加适量辅料、食品添加剂经脱水制成。

3.焙烤型固体饮料(速溶咖啡)

焙烤型固体饮料(速溶咖啡)以焙烤后的咖啡豆磨碎所提取的浓缩物为主要原料，添加适量辅料、食品添加剂经脱水制成。

固体饮料由于密闭包装且含水量少，在这类饮料中微生物不易生长繁殖，尤其是这类饮料常用开水溶解，因此微生物污染不是主要问题，而其水分含量、有毒金属等化学性污染却值得注意。我国卫生标准中规定：固体饮料的水分含量不得大于 4％，蛋白型固体饮料中蛋白质的含量不得小于 3％。

三、冷饮食品的卫生管理

冷饮食品的卫生问题历来是卫生防疫部门关注的重点问题。我国已经颁布多项相关的卫生标准、卫生规范和管理办法，为冷饮食品经营者开展科学管理和食品卫生监督执法提供理论依据和实践依据，在保障食用者安全上发挥着重要作用。

(1)严格执行冷饮食品卫生管理办法的有关规定，实行企业经营卫生许可制度。一般冷饮食品多为季节性生产，新企业正式投产之前或老企业在每年开业之前必须经食品卫生监督机构检查、审批，合格方可生产。

(2)冷饮食品从业人员，包括销售摊贩每年进行一次健康检查，凡患痢疾、伤寒、病毒性肝炎、活动性肺结核、化脓性或渗出性皮肤病者均不得直接参与饮食业的生产和销售。同时，要建立健全从业人员的培训制度和个人健康档案。

(3)冷饮食品生产单位应远离污染源，周围环境应经常保持清洁。生产车间应设不用手开关的洗手设备和配备供洗手用的清洗剂，入门处设鞋靴消毒槽，门窗应有防蝇、防虫、防尘设施，地面、墙壁应便于冲刷清洗；生产工艺和设备布置要合理，避免交叉污染；机械设备、管道、盛器和容器等在生产前应彻底清洗、消毒；原料库和成品库要分开，并应有防鼠设施。冷冻饮品企业必须有可容纳 3d 产量的专用成品库、专有的产品运输车。

(4)冷饮食品企业应有与生产规模和产品品种相适应的质量和卫生检验能力，做到批批检验，确保合格产品出厂。冷冻食品的不合格成品可分别视情况加工复制，复制后的产品应增加 3 倍采样量复检,若仍不合格,应废弃。

(5)产品包装要完整严密,做到食品不外露。商品应有产品名称、生产厂名、厂址、生产日期、保存期等标志,以便监督检查。

第九节　奶及奶制品的卫生及管理

一、奶的卫生及管理

刚挤出的乳汁中含有乳素,是一种蛋白质,有抑制细菌生长的作用。其抑菌作用的时间与奶中存在的菌量和存放的温度有关。菌数多,温度高,抑菌作用时间就短。

（一）奶的腐败变质

奶是天然的培养基。微生物污染奶后,在奶中大量繁殖并分解营养成分,造成奶的腐败变质。如奶中的乳糖分解成乳酸,使奶的 pH 值下降呈酸味,并导致蛋白质凝固。蛋白质分解产物(如硫化氢、吲哚)使奶具有臭味,不仅影响奶的感官性状,而且失去食用价值。

引起奶腐败变质的微生物主要来自乳腔管、乳头管、挤奶人员的手和外界环境。因此,做好挤奶过程各环节的卫生工作,是减少微生物对奶的污染、防止腐败变质的有效措施。

（二）病畜奶的处理

奶中的致病菌主要是人畜共患传染病的病原体。乳畜患有结核、布氏杆菌病及乳腺炎时,其致病菌通过乳腺排出并污染到奶中,人食用这种未经卫生处理的奶时可感染患病。因此,对各种病畜乳,必须分别给予卫生处理。

(1)结核病畜奶的处理　结核病是牧场牲畜易患疾病。有明显结核症状的乳畜奶应禁止食用。对结核菌素试验呈阳性而无临床症状的乳畜奶,经巴氏消毒(70℃维持 30min),或煮沸 5min 后,可制成奶制品。

(2)布氏杆菌病畜奶的处理　羊布氏杆菌对人的易感性强,威胁大,凡有症状的奶羊,禁止挤奶,并应予以淘汰。布氏杆菌病乳牛的奶,经煮沸 5min 后可利用。对凝集反应阳性但无明显症状的奶牛,其奶经巴氏消毒后,允许作食品工业用,但不得制奶酪。

(3)口蹄疫病畜奶的处理　如发现个别患口蹄疫的乳畜,应不挤奶,急宰后进行严格消毒,尽早消灭传染源。如已蔓延成群,应在严格控制下对病畜奶分别进行处理:凡乳房外出现口蹄疫病变(如水泡)的乳畜奶,禁止食用,并就地进行严格消毒,处理后废弃;体温正常的病畜乳,在严格防止污染的情况下,其奶煮沸 5min 或经巴氏消毒后,允许利用,喂饲犊牛或其他禽畜。

(4)乳腺炎奶的处理　不论是乳房局部炎症的奶,还是乳畜全身疾病在乳房局部表现有症状的乳畜奶(如口蹄疫病乳畜乳房病变、乳房结核病),均应消毒废弃,不得利用。

(5)其他病畜奶的处理　患炭疽病、牛瘟、传染性黄疸、恶性水肿、沙门氏菌病等病的病畜奶,均严禁食用和工业用,应予消毒后废弃。

除此之外,病乳畜应用的抗生素、饲料中的农药残留及霉菌和霉菌毒素对奶的污染,也应给予足够的重视。

二、牛奶生产、贮运的卫生

(一)奶的生产卫生

1.乳品厂、奶牛的卫生要求

乳品厂的厂房设计与设施的卫生应符合《食品安全国家标准 乳制品良好生产规范》(GB 12693—2010)。乳品厂必须建立在交通方便,水源充足,无有害气体、烟雾、灰沙及其他污染地区。供水除应满足生产需要外,水质应符合《生活饮用水卫生标准》(GB 5749—2022),有健全配套的卫生设施,如废水、废气及废弃物处理设施,清洗消毒设施,良好的排水系统等。乳品加工过程中,各生产工序必须连续进行,防止原料和半成品积压变质而导致致病菌、腐败菌的繁殖和交叉污染。乳牛场及乳品厂应建立化验室,对投产前的原料、辅料和加工后的产品进行卫生质量检查。乳制品必须做到检验合格后再出厂。

乳品加工厂的工作人员应保持良好的个人卫生,遵守生产时的卫生制度,定期接受健康检查,取得健康合格证后方可上岗工作。传染病及皮肤病患者应及时调离工作岗位。

为防止人畜共患传染病的发生及对产品的污染,奶牛应定期预防接种及检疫,发现病牛后及时隔离饲养,其用具等须严格分开。

2.挤奶的卫生要求

挤奶的操作是否规范,直接影响到奶的卫生质量。挤奶前应做好充分的准备工作,如挤奶前1h停止喂干料,并对乳房进行消毒,保持乳畜的清洁干净和挤奶环境的卫生,防止不良气味进入奶中和微生物的污染。挤奶的容器、用具应严格执行卫生要求,挤奶人员应穿戴清洁干净的工作服,洗手至肘部。挤奶时应注意,每次开始挤出的第一、二把奶应废弃,以防乳头部细菌污染乳汁。此外,产犊前15d的胎乳、产犊后7d的初乳、应用抗生素期间和停药后5d内的乳汁、患乳腺炎的乳汁等应废弃,不得供食用。

挤出的奶,应立即进行净化处理,除去奶中的草屑、毛、乳块等非溶解性的杂质。净化可采用过滤净化或离心净化等方法。通过净化可降低奶中微生物的数量,有利于奶的消毒。净化后的奶应及时冷却。

3.奶的消毒

对奶进行消毒的目的是杀灭致病菌和多数繁殖型微生物。一般可以采用以下方法进行消毒:

(1)巴氏消毒法 ①低温长时间巴氏消毒法是将奶加热到62.8℃,保持30min;②高温短时间巴氏消毒法是将奶在71.7℃下加热15s或在80～85℃下加热10～15s。

(2)超高温瞬间灭菌法 在137.8℃加热2s。

(3)煮沸消毒法 将奶直接加热煮沸。此方法简单,但对奶的理化性质和营养成分有影响,且煮沸时泡沫部分温度低,影响消毒效果。若泡沫层温度提高3.5～4.2℃,可保证消毒效果。

(4)蒸汽消毒法 将瓶装生奶置蒸汽箱或蒸笼中加热至蒸汽上升维持10min,奶温可达85℃,营养损失也小,适于在无巴氏消毒设备的条件下使用。

牛奶的消毒,一般在杀菌温度有效范围内,温度每升高10℃,奶中细菌芽孢的破坏速度增加约10倍,而奶褐变的化学反应增加2.5倍,故常采用高温短时间巴氏消毒法,其消毒效果好,且奶的质量变化小;也可采取其他卫生主管部门认可的有效消毒方法,禁止生牛奶上市。

（二）奶的贮运卫生

为防止微生物对奶的污染和奶的变质，奶的贮存和运输均应保持低温，贮奶容器应经清洗消毒后才能使用。运送奶应有专用冷藏车辆。瓶装或袋装消毒奶夏天自冷库取出后，应在 6h 内送到用户，奶温不高于 15℃。

三、奶及奶制品的卫生质量要求

奶制品包括炼奶、各种奶粉、酸奶、复合奶、奶酪和含奶饮料等。为提高奶及奶制品的卫生质量，维持人民的身体健康，我国制定了乳与乳制品卫生相关法规与标准，保证奶及奶制品卫生标准的切实执行。

各种奶制品均应符合相应的卫生标准，只有这样卫生质量才能得以保证。在乳汁中不得掺水和加入其他任何物质；奶制品使用的添加剂应符合《食品安全国家标准　食品添加剂使用标准》（GB 2760　2014）；用作酸奶的菌种应纯良、无害；奶制品包装必须严密完整，商标必须与内容相符，必须注明品名、厂名、生产日期、批量、保存期限及食用方法。

（一）消毒牛奶的卫生质量

1. 感官指标

消毒牛奶为乳白色或稍带微黄色的均匀液体。无沉淀、无凝块、无机械杂质、无黏稠和浓厚现象，具有牛奶固有的醇香味，无异味。

2. 理化指标

消毒牛奶的理化指标为：相对密度 1.028～1.032；脂肪≥3％；全乳固体≥11.2％；杂质含量≤2mg/kg；酸度（°T）≤18；汞（以 Hg 计）≤0.01mg/kg；六六六、滴滴涕含量小于＜0.1mg/kg；黄曲霉毒素含量≤0.5μg/kg。

3. 微生物指标

消毒牛奶的微生物指标为：菌落总数≤30000cfu/mL；大肠菌群的最大可能数≤90 个/100mL；致病菌不得检出。

凡不符合消毒牛奶质量标准者，不能供食用。

（二）奶制品的卫生质量

1. 全脂奶粉

全脂奶粉应为浅黄色、无结块、颗粒均匀的干燥粉末；冲调后无团块，杯底无沉淀物并具有牛奶的醇香味。当具有苦味、腐败味、霉味、化学药品味和石油产品味等气味时，禁止食用，应作废品处理。其理化指标与消毒牛奶相同，菌落总数≤50000cfu/g；大肠菌群的最大可能数≤40 个/100g；致病菌不得检出。

2. 炼乳

甜炼乳为乳白色或微黄色、均匀、有光泽、黏度适中、无异味、无凝块、无脂肪漂浮的黏稠液体。酸度（°T）≤48，每千克奶中重金属的含量铅≤0.5mg、铜≤4mg、锡≤10mg，其他理化指标及微生物指标与消毒牛奶相同。凡具有苦味、腐败味、霉味、化学药品味和石油产品味等气味或真胖听甜炼乳应作废品处理。

淡炼乳的感官及理化指标与甜炼乳相同，在淡炼乳中不得含有任何杂菌。

3. 酸牛奶

酸牛奶是以牛奶为原料,添加适量砂糖,经巴氏杀菌和冷却后,加入纯乳酸菌发酵剂,经保温发酵而制成的产品。呈乳白色或稍带微黄色,具有纯正的乳酸味,凝块均匀细腻,无气泡,允许少量乳清析出。制成果味酸牛奶时,允许加入各种果汁,加入的香料应符合食品添加剂使用标准的规定。酸牛奶在出售前应贮存在 $2\sim 8\,^{\circ}\mathrm{C}$ 的仓库或冰箱内,贮存时间不应超过 72h。当酸奶表面生霉、有气泡和大量乳清析出时,不得出售和食用。

4.奶油

正常奶油为均匀一致的浅黄色,组织状态正常,具有奶油的醇香味。凡有霉斑、腐败、异味(苦味、金属味、鱼腥味等)应作废品处理。其他理化与微生物指标与消毒牛奶相同。

第十节　调味品的卫生安全问题

一、酱油类调味品的卫生及管理

(一)原料的卫生及管理

不得使用变质或未去除有毒物质的原料来加工制作酱油类调味品,大豆、脱脂大豆、小麦、麸皮等必须符合《食品安全国家标准　粮食》(GB 2715—2016)的规定;生产用水应符合《生活饮用水卫生标准》(GB 5749—2022);不得用味精废液配制酱油。

(二)添加剂的卫生及管理

防腐剂和色素的使用必须符合《食品安全国家标准　食品添加剂使用标准》(GB 2760—2014)。

焦糖色素的卫生问题:生产酱油时产生酱色的主要物质是焦糖色素,我国传统的焦糖色素是用食糖加热聚合生成的一种深棕色色素,是安全的。如果以加胺法生产焦糖色素,不可避免地会产生 4-甲基咪唑,这是一种可引起人和动物惊厥的物质。因此,严格禁止以加胺法生产焦糖色素。

化学法生产酱油的卫生问题:以化学法生产酱油时用于水解大豆蛋白质的盐酸必须是食品工业用盐酸,并限制酱油中砷、铅的含量,分别为小于或等于 0.5mg/kg、小于或等于 1mg/kg。用化学法生产酱油,需经省级食品卫生监督部门批准。

(三)人工发酵酱油的曲霉菌种管理

生产人工发酵酱油所接种的曲霉菌是专用曲菌,是一种不产毒的黄曲霉菌。鉴于黄曲霉菌产毒的不专一性和变异性,需定期对菌种进行筛选、纯化和鉴定,防止杂菌污染、菌种退化和变异产毒。使用新菌种时,应按《新资源食品卫生管理办法》进行审批后,方可投产。限定酱油中黄曲霉毒素 B_1 的含量小于或等于 $5\mu \mathrm{g/kg}$。

(四)酱油的防腐与消毒

酱油含丰富的可被微生物利用的营养物质和水分。在较高温度下,由于产膜性酵母菌的污染,酱油表面会生成一层白膜,使酱油失去食用价值,因此酱油的生产、包装、消毒、灭菌极为重要。酱油生产应采用机械化、密闭化生产系统,压榨或淋出的酱油必须先经加热灭菌,然后注入沉淀罐储存沉淀,取其上清液灌装。酱油的消毒多采用高温巴氏消毒法,即 85 $\sim 90\,^{\circ}\mathrm{C}$ 瞬间灭菌,灭菌后的酱油需符合《食品安全国家标准　酱油》(GB 2717—2018)的规定。对容器,特别是回收瓶、滤布等可采用蒸煮或漂白粉上清液消毒,为卫生安全,应不使用回收瓶而提倡采用一次性独立小包装。此外,酱油生产人员必须例行每年至少一次的健康检查,以排除痢疾、伤寒、病毒性肝炎等消化道传染病、活动性肺结核、化脓性或渗出性皮肤病等疾病,以保证酱油的卫生质量。

(五)酱油中的食盐浓度

《食品安全国家标准　酱油》(GB 2717—2018)规定食盐浓度不得低于 15%。所用食盐必须符合《食品安全国家标准　食用盐》(GB 2721—2015)的规定。

(六)酱油中的总酸

酱油、酱应有一定的酸度。当酱油或酱制品受微生物污染时,其中的糖可被微生物发酵成有机酸,使酱油或酱的酸度增加,这意味着酱油的酸败。酸败的酱油品质下降,甚至失去食用价值。因此,《食品安全国家标准　酱油》(GB 2717—2018)规定其总酸度应小于或等于 2.5g/100mL。

二、食醋的卫生及管理

食醋因具一定的酸度(3%～5%),对不耐酸的细菌有一定的杀菌能力。但生产过程可污染醋虱和醋鳗,耐酸霉菌也可在醋中生长而形成霉膜,故食醋常添加防腐剂。

食醋生产按《食醋厂卫生规范》执行。规范的内容包括生产原料采购、运输、贮藏的卫生,工厂设计及设施的卫生,工厂的卫生管理,个人卫生与健康要求,生产过程中的卫生,产品出厂前的卫生与质量管理以及产品贮藏、运输的卫生管理等。符合《食品安全国家标准　食醋》(GB 2719—2018)的产品方可出厂销售:①原料:生产食醋的粮食原料应无霉变、无杂质及无污染,符合《食品安全国家标准　粮食》(GB 2715—2016);生产食醋的用水需严格执行《生活饮用水卫生标准》(GB 5749—2022);添加剂的使用应严格执行《食品安全国家标准　食品添加剂使用标准》(GB 2760—2014)。②发酵菌种:食醋生产用发酵菌种应定期筛选、纯化及鉴定。菌种的移接必须按无菌操作规范进行,种曲应贮藏于通风、干燥、低温、洁净的专用房间,以防霉变。③容器、包装:食醋含酸,具一定的腐蚀性,故不可用金属或普通塑料容器酿造或存放食醋,以防止金属或塑料单体毒物溶出;包装瓶应清洗、消毒,包装后应消毒灭菌以防止二次污染。

三、食盐的卫生及管理

食盐的主要成分是氯化钠,包括海盐、地下矿盐或以天然卤水制成的盐。以化学工业的副产品生产的工业盐,因不可食用,不包括在内。

(一)井盐、矿盐的卫生

矿盐中的硫酸钠含量通常过高,使食盐有苦涩味,并影响食物的吸收,应经脱硝法除去。此外,矿盐、井盐还含有钡盐,钡盐是肌肉毒,长期少量食入可引起慢性中毒,临床表现为全身麻木刺痛、四肢乏力,严重时可出现弛缓性瘫痪。国家规定钡的含量应小于 20mg/kg。

(二)精制盐中的抗结剂

食盐常因水分含量较高或遇潮而结块,传统的抗结剂是铝剂,现已不用,目前食盐的抗结剂主要是亚铁氰化钾,其最大使用量为 0.005g/kg。

(三)营养强化食盐的卫生

按营养强化剂的卫生标准,碘盐中碘化钾的量为 30～70mg/kg。目前市售碘盐在生产时通常以 40mg/kg 进行强化,此量稍高于碘的推荐供给量,这是因为已考虑到碘盐在贮藏时碘化钾的分解及碘挥发的损失。

本章小结

食用油脂的加工方法主要有压榨法和浸出法。油脂酸败是常见的安全问题。酸价、过氧化值等是反映油脂酸败的常用指标。黄曲霉毒素、多环芳烃类化合物、棉酚、芥子甙、芥酸等都可对油脂造成污染。确保油脂纯度、适宜的贮存条件及抗氧化剂的应用可防止酸败。霉菌和霉菌毒素的污染、农药残留及有害毒物的污染、仓储害虫等是粮豆类的主要卫生问题。粮豆的卫生管理主要通过控制粮豆的安全水分,达到贮存、运输、销售的卫生要求及防止农药、有害金属、无机夹杂物及有毒种子的污染等措施。蔬菜、水果的污染因素主要来自于人畜粪便及有害化学物质,其卫生管理措施有:防止肠道致病菌及寄生虫卵的污染,施用农药符合卫生要求,工业废水灌溉符合卫生要求,蔬菜、水果贮藏符合卫生要求。畜肉的主要卫生问题有肉的腐败变质,炭疽、鼻疽等常见人畜共患传染病畜肉的出现,囊虫病、旋毛虫病等常见人畜共患寄生虫病畜肉的出现及情况不明死畜肉的出现、肉制品的卫生等。屠宰场、屠宰及运输销售是畜肉卫生管理的关键环节。微生物污染是禽肉主要的卫生问题,加强卫生检验、合理宰杀及宰后冷冻保存是主要的管理措施。鲜蛋的主要卫生问题是致病菌(沙门氏菌、金黄色葡萄球菌)和引起腐败变质微生物的污染,加强禽类饲养场所的卫生管理、严格遵守蛋制品卫生制度是有效的应对措施。腐败变质、污染是鱼类食品的主要卫生问题,保鲜及科学的运输销售是对鱼类食品进行卫生管理的主要措施。锈听、胖听、变色和变味、平酸腐败是罐头食品主要的卫生问题。冷饮食品原料的卫生要求包括用水卫生、原辅料卫生及食品添加剂卫生。其加工、储存、运输过程有特定的卫生要求。腐败变质奶、病畜奶是奶的主要卫生问题,其生产、贮运及奶制品都有严格的质量要求。本章还对酱油类、食醋、食盐等调味品的卫生及管理进行了阐述。

复习思考题

一、名词解释

过氧化值　　　酸价　　　羰基价

二、判断题

1.食品生产用水必须符合《生活饮用水卫生标准》。　　　　　　　　　　　　(　　)

2.转基因食品是绝对安全的。　　　　　　　　　　　　　　　　　　　　　(　　)

3.我国规定食用油脂的含水量应低于 0.2%。　　　　　　　　　　　　　　(　　)

4.市售碘盐在生产时通常以 40mg/kg 进行强化,此量稍高于碘的推荐供给量。(　　)

5.不论是乳房局部炎症的奶,还是乳畜全身疾病在乳房局部表现有症状的乳畜奶(如口蹄疫病乳畜乳房病变、乳房结核病),均应消毒废弃,不得利用。　　　　　　(　　)

三、选择题

1.肉、蛋等食品腐败变质后有恶臭味，是食物中的（　　）成分分解而致。

A.脂肪　　　　　　　B.碳水化合物　　　　　C.蛋白质　　　　　　D.纤维素

2.黄曲霉毒素污染最重的食品是（　　）。

A.奶类　　　　　　　B.畜、禽肉类　　　　　C.粮油及其制品　　　D.水产品

3.在食品腐败变质过程中起主要作用的因素是（　　）。

A.水分　　　　　　　B.温度　　　　　　　　C.微生物　　　　　　D.湿度

4.食物中毒与其他急性疾病最本质的区别是（　　）。

A.潜伏期短　　　　　　　　　　　　　　　B.很多人同时发病

C.以急性胃肠道症状为主　　　　　　　　　D.病人曾进食同一批某种食物

5.食品中检出大肠杆菌的正确含义是（　　）。

A.食品清洁状态的标志

B.食品曾受到人与温血动物粪便的污染

C.可预测食品的耐保存期

D.检出埃希氏菌属为粪便陈旧污染

四、填空题

1.污染粮豆常见的霉菌有_____、_____、毛霉、_____和镰刀菌等。

2.我国卫生标准明确规定蔬菜、水果中不得检出_____。

3.引起肉的腐败变质的细菌，最初在需氧条件下皮层出现各种_____菌，以后为_____、普通变形杆菌、化脓性球菌、兼性厌氧菌（如产荚膜杆菌、产气芽孢杆菌），最后是_____菌。

4.牛奶的消毒，常采用_____消毒法，其消毒效果好，且奶的质量变化小。

五、简述题

1.我国对畜肉的卫生管理有哪些要求？

2.我国对冷饮食品的卫生管理有哪些要求？

六、技能题

2017年9月29日上午，某学校校医室陆续接到就诊的学生若干，经询问情况得知，约13名学生出现腹痛、恶心、呕吐症状。

该学校共有26个教学班，食堂仅提供课间餐，就餐时间为上午9时，当天的课间餐为扬州炒饭，就餐人数为1062人，学生就餐场所为各班教室；出现症状的学生均集中在两个班级。这两个班级共有学生88名，分设在不同楼层。初步判定病例数为13名。患者主要症状为呕吐，多为2～5次，个别出现腹痛，无腹泻、发热、头晕、头痛、视力模糊、手脚麻痹等症状，无危重、死亡病例。患者集中发病时间为当日10～11时，最早发病时间是10时15分。扬州炒饭所用的米饭为9月28日晚蒸煮，后用塑料盆盛装，然后放置在食堂就餐大厅内的就餐台上存放。

试述这次事故发生的原因和预防措施。

第十一章 实　训

实训一　食品标签的分析方法

一、实训目的

明确食品标签的意义。

二、实训案例

对几种食品标签进行分析。

(一)准备工作

准备几种包装食品的标签;《预包装食品标签通则》(GB 7718);记录用具等。

阅读《预包装食品标签通则》(GB 7718),明确用于预包装食品的术语、相关规定、基本要求、标示内容等。标示内容包括直接向消费者提供的预包装食品标签标示内容,如食品名称、配料表、净含量和规格,生产者和(或)经销者的名称、地址和联系方式,生产日期和保质期,贮存条件,食品生产许可证编号,产品标准代号及其他需要标示的内容;非直接提供给消费者的预包装食品标签标示内容;标示内容的豁免;推荐标示内容,包括产品的批号、食用方法、致敏物质等。

通过阅读《预包装食品标签通则》(GB 7718),明确配料清单、净含量、生产日期的标示常识,能对其进行分析,如配料清单应以"配料"或"配料表"为引导词,各种配料应按制造或加工食品时加入量的递减顺序一一排列,加入量不超过 2％的配料可以不按递减顺序排列,如果某种配料是由两种或两种以上的其他配料构成的复合配料,应在配料清单中标示复合配料的名称,再在其后加括号,按加入量的递减顺序标示复合配料的原始配料;食品添加剂应当标示其在《食品添加剂使用标准》(GB 2760—2011)中的通用名称,其通用名称可以标示为食品添加剂的具体名称,也可以标示为食品添加剂的功能类别名称,并同时标示食品添加剂的具体名称或国际编码(INS 号);净含量的标示应由净含量、数字和法定计量单位组成,且净含量与食品名称应排在包装物或容器的同一展示版面。

(二)阅读食品标签并记录

将不同食物标签对照《预包装食品标签通则》(GB 7718),分别对标签总体状况、食品名称、食品的保健作用标示、食品净含量、生产日期、批号、保质期、适宜人群相关信息、食用方法、贮藏方法、食用量、等级、规格等进行观察、记录、分析,确定该食品是否属于正规产品,判断其属于哪类食品,明确食品中营养素的特点,了解该食品的重量和安全食用期限以及适合哪类人群食用等信息,将观察、记录、分析结果填写在表11-1 中。

(三)配料表阅读分析

通过阅读食品配料,得到食品中添加最多和最少的原料,并根据其指出食品的主要原料,同时判断不同食品中主要原料的来源及优劣,并据此判断食品可能的营养特点、提供营养素的来源以及对人体健康可能有哪些不利的影响等,分析结果填写于表 11-2、表 11-3 中。

表 11-1　一般食品标签记录分析表

阅读项目	阅读结果	获得信息	备注
标签总体外观			
食品名称			
作用			
净含量			
食用方法			
生产日期			
保质期			
贮藏方法			
产品标准号			
质量等级			
有无内外包装			

表 11-2　单一食品配料表记录分析表

分析内容	分析结果	提示
主、辅料		
营养特征及预测		
可能对健康的不利影响		
其他		

表 11-3　同一食品配料表记录分析

食品名称			
食品性质			
主料			
主料来源			
含量及价格			
预测信息			
推荐建议			

三、实操训练

分析几种不同食品的标签。

实训二 食物蛋白质营养价值评价

一、实训目的

能利用 AAS（氨基酸评分）法和 PDCAAS（消化率校正后的氨基酸评分）法评价食物蛋白质的营养价值。

二、实训案例

案例一：已知大豆的真消化率为 78%，用 AAS 法和 PDCAAS 法评价大豆蛋白质的营养价值。

（一）查找食物成分表，确定大豆中蛋白质的含量

大豆中蛋白质的含量为 35.0g/100g。

（二）确定大豆必需氨基酸的含量

查找食物营养成分表，将得到的每 100g 大豆必需氨基酸的质量（mg/g）换算为每 1g 大豆蛋白质中氨基酸的质量（mg/g），结果见表 11-4。

表 11-4 大豆必需氨基酸及 AAS、PDCAAS 计算结果

必需氨基酸	参考蛋白氨基酸模式（mg/g 蛋白质）	大豆氨基酸含量			
		mg/100g 大豆	mg/g 蛋白质	mg/gAAS	PDCAAS
异亮氨酸	40	1853	53	132	103
亮氨酸	70	2819	81	116	90
赖氨酸	55	2237	64	116	90
蛋氨酸＋胱氨酸	35	902	26	74	58
苯丙氨酸＋酪氨酸	60	3013	86	143	112
苏氨酸	40	1435	41	103	80
色氨酸	10	455	13	130	101
缬氨酸	50	1726	49	98	76
总计	360	—	413	—	—

（三）计算 AAS 和 PDCAAS。

计算结果见表 11-4。

（四）评价食物蛋白质的营养价值

大豆蛋白质含量较高，与参考蛋白质比较接近，其第一限制性氨基酸是含硫氨基酸，大豆蛋白质氨基酸评分（AAS 和 PDCAAS）分别为 74 和 58。

案例二：已知某人早餐的食物为燕麦片 30g、牛乳 250mL、面包 150g，用 AAS 法评价混合食物蛋白质的营养价值。

（一）确定混合食物中蛋白质的含量和质量比

查找食物营养成分表，确定每种食物中蛋白质的含量，并根据食物消费量确定每种食物提供蛋白质的实际量和总量，同时计算混合食物中各食物提供的蛋白质的质量分数，见表 11-5。

（二）混合食物蛋白质氨基酸评价

查询食物营养成分表，得到必需氨基酸含量，并计算混合食物中各配料的必需氨基酸评分，确定各自

的限制性氨基酸和食物蛋白质 AAS(为简便计算,通常选取含量较低的必需氨基酸),见表 11-6。

表 11-5　混合食物蛋白质含量和质量分数

食物名称	蛋白质含量	数量	实际含量(g)	蛋白质质量分数(%)
燕麦片	15.0g/100g	30g	4.5	18.9
牛乳	3.0g/100g	250mL	7.5	31.5
面包	7.9g/100g	150g	11.8	49.6
合计	—	—	23.8	—

表 11-6　混合食物中各食物的 AAS

食物名称	氨基酸含量(mg/g 蛋白质)								蛋白质氨基酸评分
	赖氨酸		含硫氨基酸		苏氨酸		色氨酸		
	含量	AAS	含量	AAS	含量	AAS	含量	AAS	
燕麦片	34.9	63	43.3	124	32.1	80	16.9	169	63
牛乳	71.3	130	32.0	91	34.7	87	13.0	130	87
面包	19.1	35	42.4	121	25.6	64	10.5	105	35

将各种食物的氨基酸含量乘以相应的蛋白质质量分数,加和计算出混合食物中每种氨基酸的总量,再计算混合食物的 AAS,见表 11-7。

表 11-7　混合食物的 AAS

食物名称	混合后的氨基酸含量(mg/g 蛋白质)				混合食物蛋白质 AAS
	赖氨酸	含硫氨基酸	苏氨酸	色氨酸	
燕麦片	6.6	8.2	6.1	3.2	
牛乳	22.5	10.1	10.9	4.1	
面包	9.5	21.0	12.7	5.2	
合计	38.6	39.3	29.7	12.5	
混合食物的 AAS	70	112	74	125	70

(三)评价该膳食蛋白质的营养价值

该早餐包括谷类、牛乳,其蛋白质 AAS 较单纯谷类食品有所提高,说明蛋白质营养价值有所提高,但赖氨酸、苏氨酸不足,应该增加含上述两种必需氨基酸丰富的食物,如大豆、玉米等。

三、实操训练

比较两种食物蛋白质的营养价值。

实训三　评价几种油脂的营养价值,计算混合食物的脂肪含量

一、实训目的

学会评价不同油脂的营养价值。

二、实训案例

案例一:评价大豆油、猪油、调和油的营养价值。

(一)确定各种油脂中的脂肪总量、必需脂肪酸含量以及含量较高的脂肪酸及其含量

查食物营养成分表,确定三种油脂的脂肪总量、必需脂肪酸含量以及含量较高的脂肪酸及其含量,结果见表 11-8。

表 11-8 食物中的脂肪及脂肪酸含量

食物名称	脂肪总量 (g/100g 蛋白质)	含量较高的脂肪酸 (占脂肪总量的百分比,%)		必需脂肪酸(%)	
				亚油酸	亚麻酸
大豆油	99.8	油酸 39.2	亚油酸 34.3	34.3	6.9
猪油	99.6	油酸 44.2	棕榈酸 26.0	8.9	—
调和油	99.9	油酸 54.0	亚油酸 18.0	18.0	6.4

(二)计算各种油脂脂肪酸比例

查表得出食物中饱和脂肪酸(S)、单不饱和脂肪酸(M)、多不饱和脂肪酸(P)占总脂肪的比例,以饱和脂肪酸为 1.0,计算 S∶M∶P 比值。具体结果见表 11-9。

表 11-9 脂肪酸在总脂肪酸中的含量与比值

食物名称	S		M		P	
	含量(%)	比值	含量(%)	比值	含量(%)	比值
大豆油	14.4	1.0	45.1	3.1	41.2	2.9
猪油	43.2	1.0	47.9	1.1	8.9	0.2
调和油	20.2	1.0	55.2	2.7	24.4	1.2

(三)评价三种油脂的营养价值

对上述三种油脂的脂肪酸进行分析,可以看出大豆油的油酸(M)和亚油酸(P)含量较高,并且数量接近;调和油中油酸(M)含量较高;猪油中油酸(M)和棕榈酸(S)含量较高,并且基本不含亚麻酸。从必需脂肪酸含量可以得出三者营养价值从高到低依次是大豆油、调和油、猪油。

从三种油脂脂肪酸构成及比例也可以看到,大豆油中单不饱和脂肪酸、多不饱和脂肪酸含量都较高,是非常好的多不饱和脂肪酸来源;调和油中单不饱和脂肪酸含量高,是油酸的重要来源;而猪油中饱和脂肪酸含量高,多不饱和脂肪酸含量极低,比例不合适。按照三种脂肪酸在总脂肪酸中的比例考虑,猪油各种脂肪酸的比例最不合理,故营养价值在三者中最低。

(四)建议

考虑到通常饱和脂肪酸、单不饱和脂肪酸、多不饱和脂肪酸的比例以 1∶1∶1 为合理,因此日常饮食中应合理搭配使用油脂,以相互弥补脂肪酸组成,提高油脂的营养价值。

案例二:计算某一混合食物中的脂肪含量。

已知某份菜肴中用牛肉(肥瘦兼有)50g、鸡蛋 100g、菜籽油 10g,计算该食物中的脂肪含量。

(一)确定各食物中的脂肪含量。

查食物营养成分表可知牛肉、鸡蛋、菜籽油中的脂肪含量分别为 13.5%、11.1%、99.9%。

(二)根据各种食物的质量比加权相和后计算食物的脂肪含量

食物总质量=50+100+10=160(g)

混合后的脂肪含量(脂肪 g/100g 食物)=(13.5×50)/160+(11.1×100)/160+(99.9×10)/160=17.4

三、实操训练

比较几种食物油脂的营养价值。

实训四　计算混合食物的血糖指数和血糖负荷，并进行评价

一、实训目的

学会利用血糖指数(GI)和血糖负荷(GL)评价食物的碳水化合物含量。

二、实训案例

某人早餐摄取了 200mL 牛乳、50g 油条、50g 花卷，计算并评价该食物的血糖指数和血糖负荷，并提出建议。

（一）确定食物中碳水化合物的含量和质量比

查食物营养成分表得到每种食物中碳水化合物的含量和膳食纤维的含量，二者之差便为该食物中可利用碳水化合物的含量。

根据上述值计算得到混合食物中每种食物提供碳水化合物的量，并得出碳水化合物总量。

计算每种食物中的碳水化合物占总碳水化合物的质量比，见表 11-10。

表 11-10　该餐食物中各类食物碳水化合物的含量及质量比

食物名称	碳水化合物含量(g/100g)	膳食纤维含量(g/100g)	可利用的碳水化合物含量(g/100g)	实际利用碳水化合物质量(g/100g)	占总碳水化合物的质量比(g/100g)
牛乳	3.4	—	3.4	6.8	12.6
油条	51.0	0.9	50.1	25.05	46.5
花卷	45.6	1.5	44.1	22.05	40.9
总计	—	—	—	53.9	—

（二）计算混合食物的血糖指数

查阅资料得到各种食物的 GI。

将每种食物的血糖指数乘以占总碳水化合物的质量比，得到该食物对总血糖指数的贡献。

计算总血糖指数，见表 11-11。

表 11-11　混合食物血糖指数的计算

食物名称	血糖指数	占总碳水化合物质量比(%)	对总血糖指数的贡献
牛乳	27.6	12.6	27.6×12.6%＝3.5
花卷	74.9	46.5	74.9×46.5%＝34.8
油条	88.1	40.9	88.1×40.93%＝36.1
总计	—	—	74.4

（三）确定混合食物的血糖负荷

$GL＝74.4\%×53.9＝40.1$

（四）对该食物的碳水化合物进行评价

该食物的 $GI>70$，属于高 GI 膳食，同时 $GL>20$，属于高 GL 膳食。

三、实操训练

计算某一混合食物的血糖指数和血糖负荷，并进行评价。

实训五　选取一日食谱并对其所含能量进行分析评价

一、实训目的

掌握膳食能量分析与评价方法。

二、实训案例

某 25 岁轻体力活动女士一日摄取的食物如下：面粉 150g、大米 200g、鸡蛋 60g、北豆腐 200g、芹菜 200g、白菜 200g、猪肉（肥瘦）50g、豆油 20g。根据以上数据计算其一天摄入总能量、三种产热营养素供能比，并进行评价。

（一）计算食物所含能量和三大产热营养素的质量

查找食物营养成分表，确定食物所含能量及三大产热营养素的质量，见表 11-12。

表 11-12　食物能量及产热营养素质量

食物名称	质量（g）	能量（kcal）	蛋白质质量（g）	脂肪量（g）	碳水化合物量（g）
面粉	150	510	15.6	2.2	107.7
大米	200	690	16.8	1.4	152.6
鸡蛋	60	83.7	7.0	5.7	1.2
北豆腐	200	220	30.2	11	2.2
芹菜	200	13.2	1.2	0.2	1.8
白菜	200	32	2.8	0.2	5
猪肉（肥瘦）	50	198	5.5	19.2	0.8
豆油	20	179	0	20	0
合计		1925.9	79.1	59.9	271.3

（二）计算三大产热营养素供能比

由蛋白质、脂肪、碳水化合物三种营养素的能量折算系数可以算得：

蛋白质供能比＝79.1g×4kcal/g/1925.9kcal×100％＝16.4％

脂肪供能比＝59.9g×9kcal/g/1925.9kcal×100％＝28％

碳水化合物供能比＝271.3g×4kcal/g/1925.9kcal×100％＝56.3％

查表得该女士的能量 RNI 为 2100kcal。

（三）评价

总能量＝（2100－1925.9）/2100×100％＝8.3％＜10％。该食谱总能量摄入合适。

三大产热营养素的分配比例：蛋白质、脂肪、碳水化合物适宜的供能比分别为 10％～15％、20％～30％、55％～65％。该例食谱三大产热营养素供能比除蛋白质高于推荐比例外，其余均较合理。

三、实操训练

对自己一天的食物摄取进行能量摄入分析评价。

实训六　某种维生素缺乏症的分析、判断及建议

一、实训目的

掌握维生素缺乏分析、判断与评价的方法。

二、实训案例

某成人由于维生素 D 缺乏，怀疑患有软骨症，试进行分析、判断并提出建议。

（一）掌握骨软症的判定标准

病因：多为维生素 D 和钙、磷缺乏。

主要表现：骨质软化，骨样组织增生，骨骼变形。早期表现为腰酸腿痛、行动不便、骨骼压痛，偶尔抽搐或麻木，骨质疏松、骨骼变形，并出现骨折或假性骨折或成人的青枝骨折。椎体受压而成楔形骨折或双凹形变形。

治疗：营养因素引起的可通过改善饮食，补充维生素 D 及钙剂，增加室外活动来治疗；其他因素引起的治疗方法各异。

（二）了解患者的基本情况

个人情况：包括年龄、性别、籍贯等。

膳食史：最近饮食是否规律，食欲如何，往常摄取的食物种类，是否偏食。

个人健康状况基本资料：有无患病史（如胃肠道慢性疾病）、手术史等，儿童时是否患有佝偻病，日照是否足够，是否嗜酒等；若为妇女，需询问生育史。

相关症状：是否出现过腰疼、肌无力、骨压痛以及手足痉挛、抽搐等。

（三）进行相关体格检查

检查内容包括身高、体重、骨骼系统、神经系统等。观察被检查者的体型，看是否有佝偻病体征；主要检查牙齿和骨骼，看发育是否正常。

（四）询问病史，获得相关信息

询问骨折、摔伤等相关情况，维生素 D、钙补充情况，是否晒太阳等。

（五）分析考虑要点

软骨症的判断要点见表 11-13。

（六）建议

通过改善饮食结构、补充维生素 D 制剂及钙剂、增加室外活动等方法进行治疗。

三、实操训练

某人长期食用素食，很少食用动物性食物，最近经常出现口腔溃疡、口角糜烂、结膜充血及怕光流泪等症状，分析其膳食中可能缺乏哪种维生素，并提出建议。

表 11-13 软骨症的判断要点

营养评价	判断要点（必须包括一项或更多）
个人史	吸收不良 其他代谢疾病或消化疾病 服用影响维生素 D 吸收的药物或食物 骨质疏松、骨质软化、骨折次数 日光照射不足 生育次数
人体测量	身高是否有改变
体检结果	手足痉挛症:抽搐、惊厥 肌无力 X 射线检查
食物/营养史	报告或观察 富含维生素 D 或钙的食物长期摄入不足 食物选择不当和/或不良的膳食行为
生化数据、临床检验	低血钙、低血磷、维生素 $1,25-(OH)_2-D_3 < 20nmol/mL$

实训七 膳 食 调 查

一、实训目的

了解膳食调查的目的、意义,初步掌握膳食调查的方法,学会对膳食结构进行分析与评价。

二、实训要求

根据具体情况,确定膳食调查场所和膳食结构调查人群,分组进行调查。如对学校食堂和在校大学生进行调查,分成早餐、午餐、晚餐三个小组,分别进行调查;每个小组可根据具体情况按面食、菜肴、其他等项进行分工。也可根据入校时间分成大一学生组、大二学生组,还可根据性别不同分成男生组、女生组等。通过调查一日膳食,汇总各类人群的膳食情况,分析其膳食结构的合理性。

三、实训内容

1.学校膳食供给情况调查
食堂一日三餐供给的食物包括米面、菜肴及其他三个方面。
调查项目包括:具体的种类、名称、质量、配料比例等。
2.食堂卫生状况调查
包括厨房卫生、烹调加工卫生、炊事员个人卫生、进餐环境卫生等状况的调查。
3.膳食情况的调查及分析
对大学生的膳食进行调查,并对蛋白质、能量、脂肪的来源及膳食构成等进行计算与分析。

四、实训考核

1.以小组为单位写出调查报告,包括调查名称、地点、人员、内容、评述、改进建议等。

2.以小组为单位汇总该调查情况,写出分析报告,内容包括调查情况说明、调查结果、原因分析、合理建议等。

3.调查者向被调查者反馈调查结果,并运用营养学知识给予膳食改进建议。

4.试着为被调查者配制食谱。

实训八 膳食的计算与评价

一、实训目的

进一步巩固已学习的膳食调查的目的、意义和方法,学习膳食计算的一般步骤和方法等,通过膳食计算,了解膳食中平均每日摄取的各种营养素是否符合我国制定的营养素参考摄入量标准,以了解居民健康状况,或根据病人的病情为临床营养治疗提供依据。

二、膳食记录

每个学生用回顾法记录过去24h内摄取的各种食物的种类、性质和数量。

三、计算与评价

(一)食物摄入量的计算

(1)学生自己回顾24h内摄入的食物。

(2)给定下列食谱:

早餐:鲜牛奶一杯(150mL)、馒头一个(面粉100g)。

中餐:米饭(大米200g);猪肉炒芹菜:猪肉(瘦肉50g)、芹菜250g、酱油10g、植物油6g、盐2g。

晚餐:米饭(大米200g);菠菜豆腐汤:菠菜50g、豆腐50g、虾皮5g、鱼片(草鱼)150g、葱5g、淀粉5g、糖2g、酱油3g、醋3g、姜1g。

(3)以糖尿病患者的一日食谱进行计算:

患者张三,男,45岁,身高170cm,体重71kg,在办公室工作。

早餐:馒头、粥、炒牛肉(标二籼米50g、富强粉75g、瘦牛肉50g、豆油5g)。

中餐:面条、炒牛肉丝、猪肉焖扁豆(瘦猪肉95g、富强粉150g、扁豆120g、豆油10g)。

晚餐:米饭、肉丝炒芹菜、菠菜豆腐汤(标二籼米150g、瘦猪肉50g、芹菜150g、菠菜100g、豆腐200g、豆油10g)。

以上食物均为可食部分。任选一种或由老师指定食谱进行计算,掌握膳食计算的方法。

(二)计算和评价的内容

(1)食物中各种营养素的含量;

(2)三餐热能分配;

(3)热能来源及百分比;

(4)蛋白质来源及百分比;

(5)根据计算结果,评价膳食中热能及各种营养素的摄取量(与参考摄入量标准相比)能否满足需要。

四、说明

在计算时,应选择5～7日的膳食,算出每人每日平均摄取量,因为每日的膳食都能达到标准要求是很困难的。

实训九 大学生一日食谱制定

一、实训目的

巩固食谱编制的原理及方法,学会编制食谱。

二、实训要求

1. 熟悉各种食物的营养价值。
2. 熟练掌握食谱编制的原理及方法。
3. 会利用计算法编制食谱。

三、实训内容

1. 用计算法为大学生编制一日食谱。
2. 分析说明食谱
(1)分析说明该食谱提供的三大产热营养素;
(2)分析说明该食谱提供的能量;
(3)分析说明该食谱提供的矿物质;
(4)分析说明该食谱提供的餐次比;
(5)分析说明该食谱提供的各类物质比。

实训十 特殊人群一日食谱制定

一、实训目的

巩固食谱编制的原理及方法,学会为特殊人群编制食谱。

二、实训要求

1. 熟悉各种食物的营养特点;
2. 了解特殊人群的营养要求;
3. 巩固食谱编制的原理及方法;
4. 利用计算法或交换法编制食谱。

三、实训内容

1. 用计算法或交换法为特殊人群编制一日食谱
特殊人群可选某种疾病患者(如高血压、贫血、缺钙、糖尿病、癌症等患者),也可选择特殊工作环境的人群(如高温、低温环境工作人群),还可选择特殊时期人群(如老年人、孕妇、幼儿等)。
2. 分析说明食谱
(1)分析说明该食谱提供的三大产热营养素;
(2)分析说明该食谱提供的能量;
(3)分析说明该食谱提供的矿物质;

（4）分析说明该食谱提供的餐次比；

（5）分析说明该食谱提供的各类物质比；

（6）分析说明该食谱的特点。

实训十一　营养食谱分析

一、实训目的

加强对平衡膳食理论知识的理解，提高知识的综合应用能力，增强分析问题、解决问题的能力。

二、实训要求

1.掌握食物搭配的原则；

2.掌握膳食平衡的基本原理；

3.掌握加工方法对营养素的影响；

4.学会分析食谱的合理性。

三、实训内容

1.选择一份宴席食谱或其他套餐食谱，也可选择幼儿园食谱或老年公寓食谱。

2.对选择的食谱进行综合分析评价

（1）分析宴席或套餐食物品种的选择和搭配是否符合平衡膳食的要求；

（2）分析每道菜的搭配是否符合营养学的要求；

（3）计算并分析三大产热营养素所占的比例；

（4）计算并分析动物性蛋白质与植物性蛋白质、动物性脂肪与植物性脂肪的比例是否适宜；

（5）分析加工和烹调方法是否符合平衡膳食的要求；

（6）分析各营养素的比例是否符合中国居民膳食参考摄入量要求；

（7）分析进餐环境是否符合要求；

（8）通过综合评价，找出存在的问题并提出调整方案。

实训十二　伪劣食品的鉴别

一、实训目的

学会运用感官鉴别法鉴定食品的安全性。

二、实训要求

1.熟练掌握视觉鉴别法、嗅觉鉴别法、触觉鉴别法等感官识别法的概念，并且熟练应用感官识别法鉴定食品的安全性。

2.熟练鉴定非食盐调味品是否掺假。

3.熟练掌握掺假食用油的感官鉴别方法。

三、实训内容

(一)通过感官指标鉴别

1.视觉鉴别法

应在白天的散射光线下进行。鉴别时应注意整体外观、大小、形态、块形的完整程度、清洁程度、表面的光泽、颜色的深浅等。在鉴别液态食品时,要将它注入无色的玻璃器皿中,透过光线来观察;也可将瓶子颠倒过来,观察其中有无夹杂物下沉或絮状物悬浮。

2.嗅觉鉴别法

人的嗅觉器官相当灵敏,用仪器分析的方法不一定能检查出来的极轻微的变化,用嗅觉却能够鉴别。当食品发生轻微的腐败变质时,就会有异味产生。食品的气味是一些具有挥发性的物质形成的,所以在进行嗅觉鉴别时可稍稍加热,但最好是在 15～25℃的常温下进行,因为食品中的气味的挥发性常随温度的变化而变化。在鉴别液态食品时,可将其滴在清洁的手掌上进行摩擦,以增加气味的挥发;鉴别畜肉等大块食品时,可将一把尖刀稍微加热后刺入肉的较深处,拔出后立即嗅闻气味。食品气味鉴别的顺序应当是先鉴别气味淡的,后鉴别气味浓的,以免影响嗅觉的灵敏度。

3.触觉鉴别法

通过触觉可以鉴别食品的松、软、硬、弹性(稠度),以评价食品品质的优劣,也是常用的感官鉴别方法之一。例如,根据鱼体肌肉的硬度和弹性,常常可以判断鱼是否新鲜;评价动物油脂的品质时,常通过其稠度来鉴别等。在用感官测定食品的硬度或稠度时,要求温度在 15～20℃之间,因为温度的升降会使食品的状态发生改变。

(二)调味品的优劣鉴别

1.酱油

将优质酱油倒入无色杯内,对光看,其为红褐色或棕褐色,有光亮,倒入白瓷碗,其黏稠度一致。将其倒出时碗壁附着一层酱油,闻其有香气,口尝有鲜味、咸味和甜味。

劣质酱油呈黄褐色,液面暗淡无光,汁液稀薄,对光可见悬浮物和沉淀物,香气淡,有酸、苦、涩、焦、霉味。

2.食醋

优质食醋具有应有的色泽(如熏醋为棕红色或深褐色,白醋为无色透明),有光泽,有香气(为熏醋、熏香醋共有),酸味柔和,回味绵长,浓度适当,无沉淀或悬浮物及霉花浮膜。

劣质食醋色浅淡,无香味,口味单薄,除酸味外还有苦涩味,有沉淀或悬浮物。

假食醋一般由冰醋酸兑水配制,外观颜色浅淡,开瓶时酸气冲眼睛,无香味,口味单薄,除酸味外还有苦涩味,常有沉淀或悬浮物。

3.味精

取少量优质味精放在舌头上,感到冰凉,味道鲜美,有鱼鲜味。从外观上看,颗粒形状一致,色洁白,有光泽,颗粒松散。

劣质味精颗粒大小不一,色发乌、发黄,甚至颗粒成团。

取掺假味精少量品尝,如咸味大于鲜味,则掺有食盐;如有苦味,则掺有氯化镁、硫酸镁;如有甜味,则掺有白砂糖;如难以溶化又有冷滑、黏糊之感,则掺有木薯粉或石膏粉。

4.食盐

(1)颜色鉴别。优质食盐颜色洁白;次质食盐呈灰白色或淡黄色;劣质食盐呈暗灰色或黄褐色。

(2)外形鉴别。优质食盐结晶整齐一致,坚硬光滑,呈透明或半透明状,不结块,无反卤吸潮现象,无杂质。次质食盐晶粒大小不均,光泽暗淡,有易碎的结块。劣质食盐有结块和反卤吸潮现象,有外来杂质。

(3)气味鉴别。用感官鉴别食盐的气味时,需取样约 20g 于研钵中研碎后,立即嗅其气味。优质食盐无气味。次质食盐无气味或夹杂轻微的异味。劣质食盐有异臭或其他外来异味。

（4）滋味鉴别。用感官鉴别食盐的滋味时,可取少量样品溶于 15～20℃蒸馏水中制成 5％的盐溶液,用玻璃棒蘸取少许品尝。优质食盐具有纯正的咸味。次质食盐有轻微的苦味。劣质食盐有苦味、涩味或其他异味。

（三）鉴别掺假花生油

1.闻气味

用一根筷子或小勺,点一到两滴油放至手心,搓至手心发热,拿到鼻前闻,不掺假花生油可以闻出浓郁的花生香味,而掺入香精的花生油开始有微微的花生香味,但随着再次揉搓,花生香味会越来越淡。

2.冷藏法

把冰箱冷藏室调至 10℃左右,将油放至其中约 10min,纯正花生油会有一半开始凝固,掺有大量大豆油的花生油只有底部微微凝固。

3.化学法

取 5 滴油放于试管中,加浓硫酸 5 滴,用 60℃的温水加热 15min,如出现云雾状或块状,可判断有桐油存在。

实训十三　滥用添加剂食品的鉴别

一、实训目的

学会运用感官鉴别法鉴定食品是否滥用添加剂。

二、实训要求

1.熟练掌握视觉鉴别法、嗅觉鉴别法、触觉鉴别法等感官识别法的概念,并且熟练应用感官识别法鉴定食品的安全性。

2.识别水发食品是否受到甲醛污染。

3.识别化肥豆芽。

三、实训内容

（一）辨别加入甲醛的食品

"甲醛"的学名是福尔马林,在医学上是用来保存尸体的防腐剂。食用少量甲醛,会出现头晕、呕吐、腹泻等症状,过量食用还会导致昏迷、休克,甚至致癌。福尔马林是强致癌物。

1.学会通过眼看、鼻闻、手摸、口尝来鉴别食品中是否有甲醛

（1）看。使用甲醛泡发过的海产品外观虽然鲜亮悦目,但色泽偏红。

（2）闻。使用甲醛泡过的食品有刺激性的异味,掩盖了食品固有的气味。

（3）摸。使用甲醛浸泡过的海产品,特别是海参,触摸时手感较硬,而且质地较脆,手捏易碎。

（4）尝。含有甲醛的食品吃在嘴里会感到生涩,缺少鲜味。

不过,仅凭这些方法并不能完全鉴别出水产品是否使用了甲醛。因为若甲醛用量较少,或者已将海产品加工成熟食,并加入了调味料,就很难辨别了。

2.化学方法

将品红硫酸溶液滴入水发食品的溶液中,如果溶液呈现蓝紫色,即可确认浸泡液中含有甲醛。

（二）识别化肥豆芽

1.看一看

自然培育的豆芽菜芽杆挺直稍细,芽脚脆嫩,色白,而用化肥浸泡过的豆芽菜芽杆粗壮发水,色泽灰

白;自然培育的豆芽菜根须发育良好,无烂根、烂尖现象,而用化肥浸泡过的豆芽菜根短、少根或无根;自然培育的豆芽菜豆粒正常,而用化肥浸泡过的豆芽菜豆粒发蓝。

2.闻一闻

如果豆芽菜大量使用了增白剂、"保鲜粉"等硫制剂,二氧化硫一定超标。拿一小把豆芽用开水烫一下,用鼻子闻一闻,如果有臭鸡蛋味,则表示含有大量的硫制剂,不可食用。

3.摸一摸

折断豆芽杆,断面无水分冒出的是自然培育的豆芽,有水分冒出的是用化肥浸泡过的豆芽。

实训十四　食品塑料包装安全性的鉴别

一、实训目的

学会鉴别食品塑料包装的安全性。

二、实训要求

1.练习鉴别安全塑料包装材料。

2.通过实训教师的指点,让学生掌握鉴别安全塑料包装材料的基本方法。

三、实训内容

(一)鉴定问题塑料奶瓶(使用回收光盘和有毒塑料生产)

1.通过视觉:瓶壁不透明。

2.通过触觉:手一捏就变形,强度差。

3.通过嗅觉:打开瓶盖,有异味。

(二)太空杯鉴定

1.看:塑料中是否有杂质,颜色是否均匀。

2.闻:劣质的太空杯有异味,正规太空杯则没有。

(三)鉴别塑料袋是否安全

1.水测法:把塑料袋放在水里,并用手将其按到水底,稍等片刻,浮出水面的即为无毒塑料袋,沉在水底的即为有毒塑料袋。

2.手摸法:用手抚摸塑料袋表面,若很光滑,则是无毒的塑料袋;如果颜色混朦,触之发黏、发涩,就是有毒的塑料袋。

3.抖动法:用手使劲抖动塑料袋,声音很清脆的是无毒塑料袋;而声音发闷或没有什么声音的,便是有毒的塑料袋。

4.燃烧法:将塑料袋剪下一角,放在火上烧,无毒的烧之即燃,离开火后仍继续燃烧,并出现黄色火焰,而且熔塑像蜡烛一样一滴一滴往下掉,发出石蜡气味;有毒的塑料袋不易燃烧,燃烧后火苗呈绿色,并有呛鼻的异味。

5.闻气味:有刺激性和使人恶心等不正常气味的,多为有毒的塑料袋,也可能是增塑剂或其他添加剂过量,质量较差。

(四)鉴别保鲜膜的安全性

1.熟悉塑料包装底部带箭头的三角符号,读懂三角符号内的数字的意义。

(1)聚酯 1PET;

（2）高密度聚乙烯 2HDPE；

（3）聚氯乙烯 3PVC；

（4）低密度聚乙烯 4LDPE；

（5）聚丙烯 5PP；

（6）聚苯乙烯 6PS；

（7）其他塑料代码 7Others。

2.用 PE 材料制成的保鲜膜可以安全使用，而用 PVC 材料制成的保鲜膜不应该接触油脂，也不可以加热，需谨慎使用。

3.用手撕，不容易撕开的是劣质保鲜膜，一般层层之间较难剥离。

4.通过燃烧的方法鉴别保鲜膜的优劣：在燃烧的过程中，滴油、烟雾比较小的是 PE 保鲜膜；烟雾比较大、不滴油的是 PVC 保鲜膜。

（五）鉴别塑料餐盒的安全性

1.视觉：合格的产品光洁度、亮度比较好。

2.触觉：合格的产品强度比较好，手撕不烂。

3.嗅觉：合格的产品无异味。

4.沉水实验：将餐盒剪碎，放入水中，搅一下，沉下去的是不合格的，漂上来的是合格的。

实训十五　食品腐败变质鉴别

一、实训目的

学会鉴别食品是否腐败变质，学会对食品进行保鲜。

二、实训要求

感官鉴定牛奶是否腐败变质。

三、实训内容

1.把一滴牛奶滴在指甲上，呈球状的是新鲜牛奶，落在指甲上后立即流走的则不是新鲜牛奶。

2.取乳样 10mL 于试管中，置沸水中加热 5min 后观察，其颜色应呈乳白色或稍带微黄色，呈均匀的胶态流体状，应无沉淀、无杂质、无凝块和其他异物。加热后嗅其气味，应该具有新鲜奶固有的香味，无其他异味。煮沸后状态均匀的是新鲜牛奶，有凝块或絮片状物产生则表示乳品不新鲜。

3.酒精试验法：在试管内将等量的中性酒精和牛乳混合（一般用 1～2mL 等量混合），振摇后不出现絮片的牛乳为新鲜乳；如出现絮片，则此乳为次鲜或变质乳。

参 考 文 献

1. 王丽琼. 食品营养与卫生. 3 版. 北京：化学工业出版社，2019.

2. 王叔淳. 食品卫生检验技术手册. 3 版. 北京：化学工业出版社，2002.

3. [美]鲍曼，拉塞尔. 现代营养学. 荫士安，汪之顼，译. 北京：人民卫生出版社，2002.

4. 王尔茂. 食品营养与卫生. 北京：科学出版社，2009.

5. 刘志皋. 食品营养学. 2 版. 北京：中国轻工业出版社，2017.

6. 吴坤. 营养与食品卫生学. 5 版. 北京：人民卫生出版社，2005.

7. 张泽生. 食品营养学. 3 版. 北京：中国轻工业出版社，2020.

8. 中国营养学会. 中国居民膳食指南（2007）. 拉萨：西藏人民出版社，2007.

9. 中国就业培训技术指导中心. 公共营养师（基础知识）. 北京：中国劳动社会保障出版社，2008.

10. 中国营养学会. 中国居民膳食营养素参考摄入量. 北京：中国轻工业出版社，2006.

11. 胡冬梅，王芳华，刘兴鹏，等. 运动员运动营养膳食结构探析. 体育成人教育学刊，2008,24(2):72-73.

12. 李世敏. 应用营养学与食品卫生管理. 北京：中国农业出版社，2009.

13. 罗登宏，周桃英. 食品营养学. 北京：中国农业大学出版社，2009.

14. 陈伟. 糖尿病营养康复食谱. 重庆：重庆出版社，2007.

15. 陈炳卿. 营养与食品卫生学. 北京：中国轻工业出版社，2006.

16. 何志谦. 疾病营养学. 2 版. 北京：人民卫生出版社，2009.

17. 钟耀广. 功能性食品. 北京：化学工业出版社，2006.

18. 唐朝枢. 心脑血管疾病发病和防治的基础研究. 生命科学，2006,18(3):199-208.

19. 张玉兰. 解析人体肥胖与减肥. 科技信息（学术研究），2008(9):45.

20. 赵燕茹，倪兆慧. 糖尿病肾病与营养治疗研究进展. 中国血液净化，2008,7(8):433-435.

21. 万晓燕. 肥胖患者的健康教育. 科技资讯，2008,19(7):219.

22. 李静. 人体营养与社会营养. 北京：中国轻工业出版社，1993.

23. 葛可佑. 中国营养师培训教材. 北京：人民卫生出版社，2007.

24. 杨月欣. 中国食物成分表. 3 版. 北京：北京大学医学出版社，2002.

25. 何志谦. 人类营养学. 北京：人民卫生出版社，1988.

26. 葛可佑. 中国营养科学全书 . 北京：人民卫生出版社，2004.

27. 王喜生，殷太安，刘继鹏，等. 人体营养状况的评价方法. 天津：天津科学技术出版社，2005.

28. 孔祥臣，矫莹莹. 保健食品. 3 版. 武汉：武汉理工大学出版社，2021.

29. 李蓉. 食品安全学. 北京：中国林业出版社，2009.

30. 赵笑虹. 食品安全学概论. 北京：中国轻工业出版社，2010.

31. 刘海珍. 营养与食品卫生. 广州：广东旅游出版社，2009.

32. 王红梅. 营养与食品卫生学. 修订版. 上海：上海交通大学出版社，2002.

33. 中华人民共和国国家标准. 预包装食品标签通则，GB 7718—2011.

34. 国家卫生和计划生育委员会. 食品生产通用卫生规范，GB 14881—2013.

35. 李淑琼，张建. 食品营养与卫生安全. 北京：中国商业出版社，2015.

36. 邓泽元. 食品营养学. 4 版. 北京：中国农业出版社，2016.

37. 中国营养学会. 中国居民膳食指南（2022）. 北京：人民卫生出版社，2022.

38. 陈冬梅，周洁. 饮食营养与卫生. 北京：科学出版社，2021.

39. 凌强. 食品营养与卫生安全. 2 版. 北京：清华大学出版社，2022.

40. 孙远明，柳春红. 食品营养学. 3 版. 北京：中国农业大学出版社，2020.